ALTERNATIVE ANSWERS TO ARTHRITIS & RHEUMATISM

監修にあたって 渥美和彦 東京大学名誉教授・JACT理事長

　私たちが手や足を自由に動かせるのは、関節や靭帯、腱などが正常に働いているからです。しかし、関節などに炎症が生じて関節が障害され、慢性的な痛みが生じる病気があります。これを「リウマチ性疾患」といい、慢性関節リウマチが代表的です。その他の関節の病気として、変形性関節症や痛風などがあります。

　たとえば、慢性関節リウマチは、手足や指の関節から発症することが多く、全身の骨や軟骨に及びます。病気が進行すると、関節が変形して動かせなくなり、日常生活にも支障をきたすようになります。

　慢性関節リウマチは、働き盛りの女性に多い病気です。原因ははっきりしませんが、リウマチになりやすい体質の人に、ストレスや感染症など環境要因が加わって発症すると考えられています。原因が完全には解明されていないため、現代西洋医学においても、完治させる治療法がありません。そのため、一般病院での治療に失望して、いわゆる健康食品や民間療法に頼る患者さんも少なくないようです。

　また、変形性関節症や痛風といった関節の病気が増加しつつあります。これらの病気にも体質と環境の両方が関わっているため、現代西洋医学では根本的な治療が難しい場合があります。

　近年、補完代替医療あるいは代替医療と総称される医療（本書では「補完療法」）が、広く利用されています。補完代替医療とは、「一般病院でおこなわれている現代西洋医学以外の医学・医療のすべて」をいいます。具体的には、鍼灸や漢方、サプリメント（栄養補助食品）による栄養療法やハーブ療法、アーユルヴェーダやヨーガ、カイロプラクティック、指圧やマッサージ、ホメオパシーなどです。いわゆる伝統医学や民間療法も、補完代替医療に含まれます。

　これらの医療は、日本でもよく用いられています。たとえば、2002年に東京医科大学で行われた調査によると、65％もの人が、何らかの代替医療を利用しているということです（蒲原ら、第6回JACT大会）。

　本書では、リウマチ性疾患および関節炎の治療法として、現代西洋医学と代替医療（補完療法）の両方からのアプローチを紹介しています。特に、代替医療には多くの種類があり、どれが自分にあった治療法なのか、選ぶのは容易ではありません。その点、本書は、関節炎に対して効果が認められている治療法を、現代西洋医学から代替医療にいたるまで網羅して解説しており、非常に有益な内容となっています。また、必要に応じて、患者さんについての具体例も示されており、わかりやすくまとめられています。

　一般に、リウマチ性疾患や関節炎には、いくつかのタイプがあり、患者さんによって、病気の経過が異なってきます。そのため、ある人に効果のあった治療法が、必ずしも他の人にも効くとは限りません。そこで、自分にあった治療法を選ぶ際、本書が役に立つと思います。

　ただし、本書は、欧米での利用を前提とした内容になっているため、必ずしも日本の現状には当てはまらない事柄があります。

　たとえば、本書には「補完療法士」「ホメオパシー医」「自然療法士」「自然療法医」といった代替医療の専門家が出てきます。欧米では、これらの代替医療（補完療法）の提供者（開業者や施術者）に対して、公的な資格（医師や看護師に準じる国家資格制度による免許）が認められている場合もあります。しかし、日本では、代替医療施術者は、（医師などが実践している場合を除いて）公的な資格を有しているわけではありません。欧米で教育やトレーニングを受けてきた代替医療施術者もいますが、一方では、医学知識や医療技術が不十分な場合もあります。

　ですから、病気を治療する際には、補完代替医療の提供者だけに頼るのではなく、現代西洋医学の医師を主治医（かかりつけ医）としてもつことが大切です。補完（代替）医療にも詳しい、現代西洋医学の医師・専門医に相談しながら、自分に効果のある治療法を選ぶようにしましょう。

　なお、本書の監修に際しては、東京医科大学病院総合健診センターの蒲原聖可医師にご協力いただきました。ここに感謝の意を表します。

もうひとつの選択肢

関節炎とリウマチ

現代医学と補完療法の全てを網羅した決定版

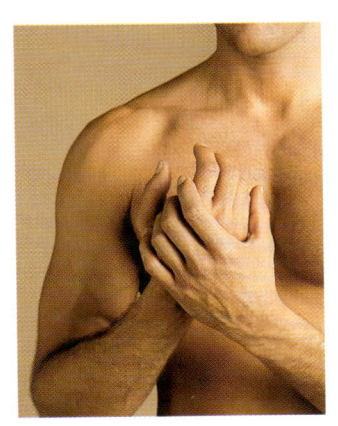

著者　アン・チャーリッシュ
コンサルタント　ピーター・フィッシャー

日本語版監修　渥美和彦
翻訳　河井直子

A Marshall Edition
Conceived, edited and designed by
Marshall Editions Ltd

Copyright © 1999 Marshall Editions
Developments Ltd, London U.K, Mosaik Verlag
GmbH, Munich Germany.

All right reserved.

Printed and bound in Portugal

Illustrations: Mike Saunders and Kuo Kang Chen

Picture credits:
t = top, b = bottom, l = left, r = right, c = centre

All photographs in this book were taken by Andrew Sydenham except:

7 Harry Smith Collection; 10 Lory Adamski Peek/Tony Stone Images; 15 Ken Fisher/Tony Stone Images; 16-17 CNRI/Science Photo Library; 18 A. Edgeworth/The Stock Market; 19 Science Photo Library; 20 Moredun Animal Health Ltd; 25l Dr. P. Marazzi/Science Photo Library; 25r Clive Corless; 27 Amwell/Tony Stone Images; 28l Dr P. Marazzi/Science Photo Library; 28r Michael Keller/The Stock Market; 30 Images Colour Library; 31 Robert Harding Picture Library; 32 Rob Lewine/The Stock Market; 33 Jon Feingersh/The Stock Market; 35 Laura Wickenden; 37 James Darell/Tony Stone Images; 40 P. Hattenberger, Publiphoto Diffusion/Science Photo Library; 41 Ouellette & Theroux, Publiphoto Diffusion/Science Photo Library; 42 David Raymer/The Stock Market; 46 Henrie Arden; 48t Michael Holford; 54–55 Images Colour Library; 57 Images Colour Library; 60 Elizabeth Whiting and Associates; 64 Robert Harding Picture Library; 66-67 Robert Harding Picture Library; 70-73 Laura Wickenden; 81 Steve McAlister/The Image Bank; 82 Ken Scott/Tony Stone Images; 83 Power Stock/Zefa; 85t Richard Marpole/A-Z Botanical Collection; 85b Harry Smith Collection; 86 Peter Chadwick/Reed International Books Ltd; 88 Harry Smith Collection; 89t Daniel J. Cox/Oxford Scientific Films; 89c-89b Harry Smith Collection; 90 Osteopathic Information Service; 91 Laura Wickenden; 93 The Stock Market; 94 Paul Forrester; 99 Laura Wickenden; 101 Power Stock/Zefa; 102-104 Images Colour Library; 108-109 Lory Adamsky Peek/Tony Stone Images; 111 Nigel Francis/Robert Harding Picture Library; 119 Images Colour Library; 121l CC Studio/Science Photo library; 121r Power Stock/Zefa; 127 Power Stock/Zefa; 129 SIU/Science Photo Library; 131 Chris Bjornberg/Science Photo Library; 132 Princess Margaret Rose Orthopaedic Hospital/Science Photo Library; 133 Power Stock/Zefa; 134 Princess Margaret Rose Orthopaedic Hospital/Science Photo Library; 135 Mike Devlin/Science Photo Library; 136 Rick Rusing/Tony Stone Images; 138 Andre Perlstein/Tony Stone Images; 151 David Madison/Tony Stone Images

注意

本書で紹介されているテクニック、情報、助言などは、医師による診察に代わるものではありません。これらについては、すべて読者自身の判断と責任の上でご利用いただくよう、お願いします。ご自分の体調に不安がある場合は、必ず、かかりつけの医師に相談して下さい。

目　次

監修にあたって 2
はじめに 6
本書の使い方 8

1 関節炎を理解する 10
関節炎とは何か？ 12
関節炎はどれだけ
一般に広まっているか 14
変形性関節症 16
慢性関節リウマチ 20
痛風 24
その他の関節炎 26
関節炎の原因は？ 30

2 補完療法 38
なぜ補完療法を？ 40
補完療法を選ぶ 42
ヨガ 44
太極拳 48
アロマセラピー 50
瞑想 54
イメージ療法 56
リラクセーション 58
自己催眠 60
専門家による治療 62
自然療法 64
水治療法 66
マッサージ 68
アレクサンダー法 74
鍼と按摩 78
薬草学 82
ホメオパシー 86
オステオパシー 90
カイロプラクティック 92
指圧 94
リフレクソロジー 96
バイオフィードバック 99
ダンスセラピー 100
カラーセラピー 102
カウンセリングと
心理療法 104
療法士を選ぶ 106

3 現代医学による治療 108
薬物療法 110
理学療法 116
理学療法と運動 118
電気療法 120
作業療法 122
禁煙 124
手術 126
関節置換術 130

4 関節炎とともに暮らす 136
痛みの管理 138
食事 142
運動 148
補助器具装置 152
用語解説 154
日本の関連情報 155
索引 156

はじめに

　関節炎といえば、高齢者の病気だと考える人は多いでしょう。しかし、決してそうではありません。年齢にかかわらず発症します。20代、30代でも、子供でも例外ではありません。だからこそ、効果的な治療法を積極的に見つける必要があります。20世紀、関節炎の治療は大きく進歩しました。関節炎と診断されたからといって、車椅子で一生を終える恐れや不安を抱かなくてもよいのです。

　本書では、関節炎に悩む人にとって選択可能な、多くの種類の治療法や痛みの緩和手段について解説します。現代西洋医学による治療法、つまり薬物療法、理学療法、手術の効果を検証します。簡単に利用できる補完療法をすべて考慮したうえで、関節炎治療に最も適切なものを提案します。さらに、どうすれば日常生活にまつわる困難をすべて楽にできるか、関節炎とともに生活する方法を分析します。

　ここ10年で、関節炎の治療は飛躍的な進歩を遂げています。ですから、今後の治療法を考察するのは有意義なことです。例えば、多くの分野で、治療法が変化や進歩を遂げると思われます。

- 従来広く知られた外科的手段のなかには、すでに行われていないものもあります。例えば、手術の最近の傾向としては、関節をもはや修復せず、置換します。
- 現在、関節置換術には、大きな課題が2点あります。第1に、さらに耐久性のある人工関節を開発する必要性。第2に、人工関節を骨に装着するもっと有効な手段を見出す必要性です。こうした課題が克服されて初めて、再置換手術が不要になるのです。
- 薬物については、特効性がさらに増していき、副作用は少なく、また軽くなるでしょう。薬理学的に「特効薬」と呼ばれるものです。

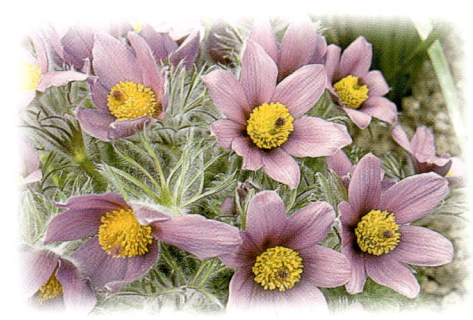

● 補完療法は、おそらく一般にさらに普及するでしょう。かかりつけの医師によって、また病院のペインクリニックですでに実施されている補完療法がありますし、なかには保険が適用されるものもあります。

マッサージ、オステオパシー、鍼、薬草学、ホメオパシーの有効性については、すでに多くの方がご存知ですが、新たな補完療法についてはどうでしょう？ 太極拳やカラーセラピーなど体にやさしい治療法は、関節炎に悩む人に間違いなくお勧めできます。まだ一度も補完療法を試したことがない、詳しくはわからないという方はすぐに第2章を読んでください。

関節炎で最もよく聞くのが、痛みの辛さです。体の障害については、関節が動かない場合でも徐々に対処法を身につけることができますが、痛みは常にストレス、疲れ、憂鬱、不満を引き起こします。こうした理由から、本書で提案する治療法、環境や生活習慣の改善は、ほとんどが関節炎の痛みを最も効果的にコントロールし、緩和するものです。

関節炎に悩む人たちの将来は明るいのです。本書で紹介する治療法を最大限に活用して、関節炎をコントロールし、治療しましょう。

本書の使い方

本書にはいくつかの活用法があります。最初から通して読むと、関節炎とは何か、補完療法や従来の治療法がどのように関節炎に効果があるのか、日常生活でどうすれば痛みや症状を緩和できるのかを理解できます。また、本書全体にある参照箇所の指示、「さらに知るには」に従えば、特定の症状に関して必要な情報を得ることも可能です。

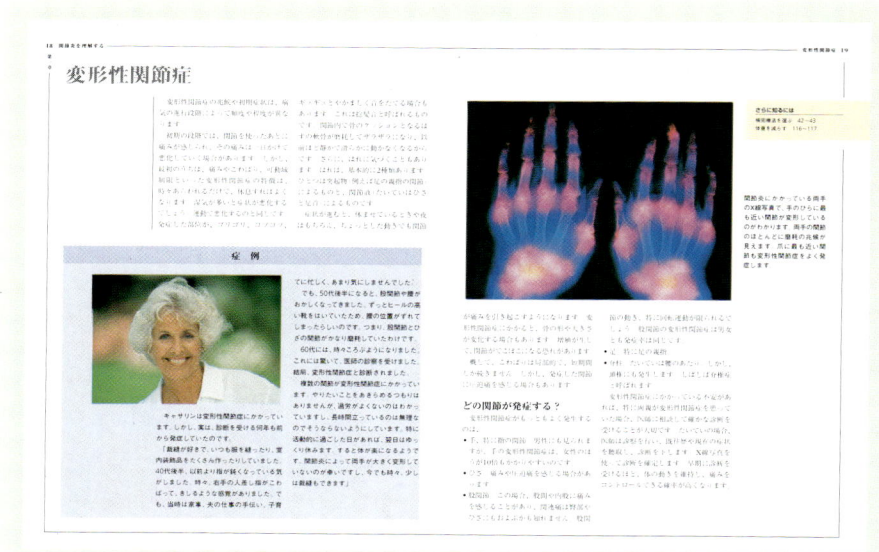

1 第1章は、どんな症状が関節炎と呼ばれるのか、その多くを解説し、関節炎がいかに一般化しているか、どんな人たちが最もかかりやすいのか、そして、関節炎を発症する原因として現在何がわかっているのかを説明します。

2 第2章は、関節炎患者に役立つと思われる補完療法を紹介します。鍼や薬草学といった痛みの緩和を促す療法に加えて、太極拳など、関節の動きを維持・改善するためにやさしい動作を用いる療法も説明します。治療法がもつ理論や関節炎との関連などを、それぞれ詳しく解説しています。

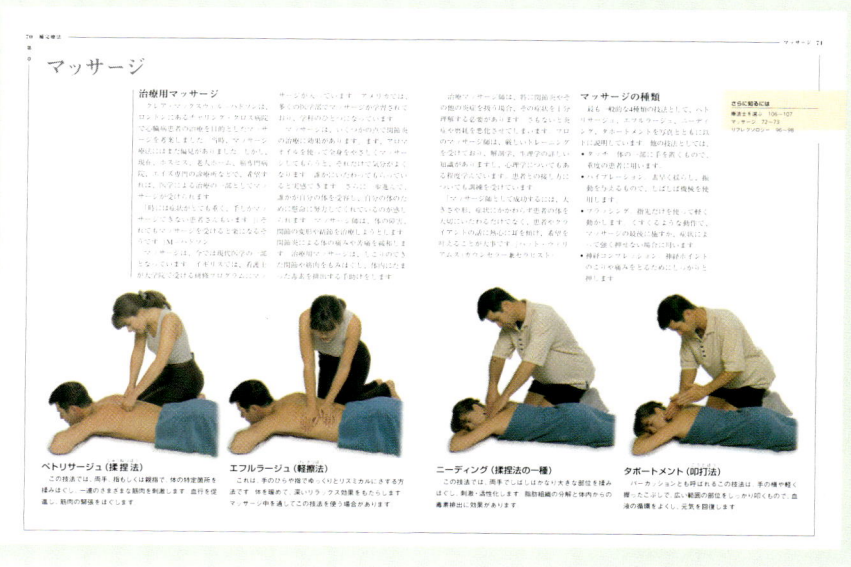

3 第3章は、関節炎の治療やケアに対する現代医学のアプローチに目を向けます。理学療法や作業療法などそれぞれのニーズに応える実践的な療法から、手術に至るまでを紹介します。例えば、関節置換術は、関節の動きを改善し、痛みから解放し、生活の質を向上させます。

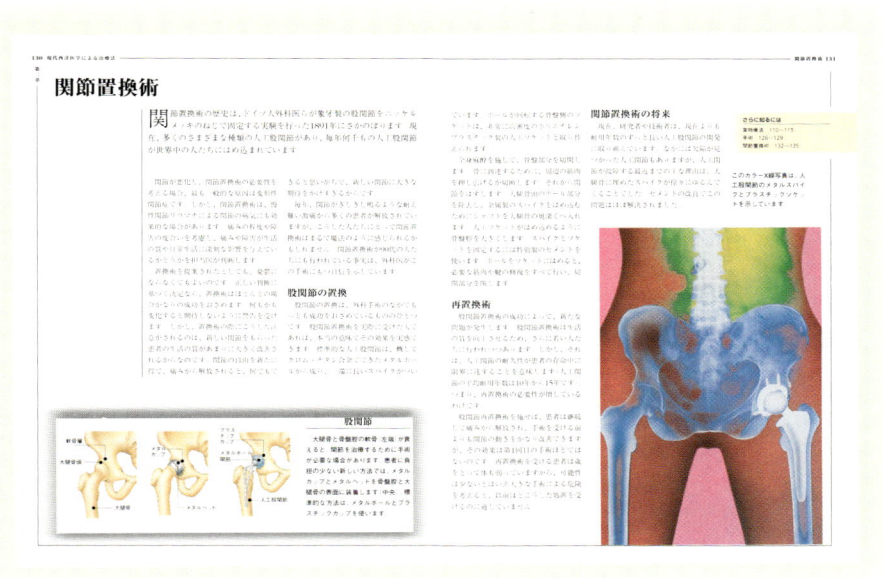

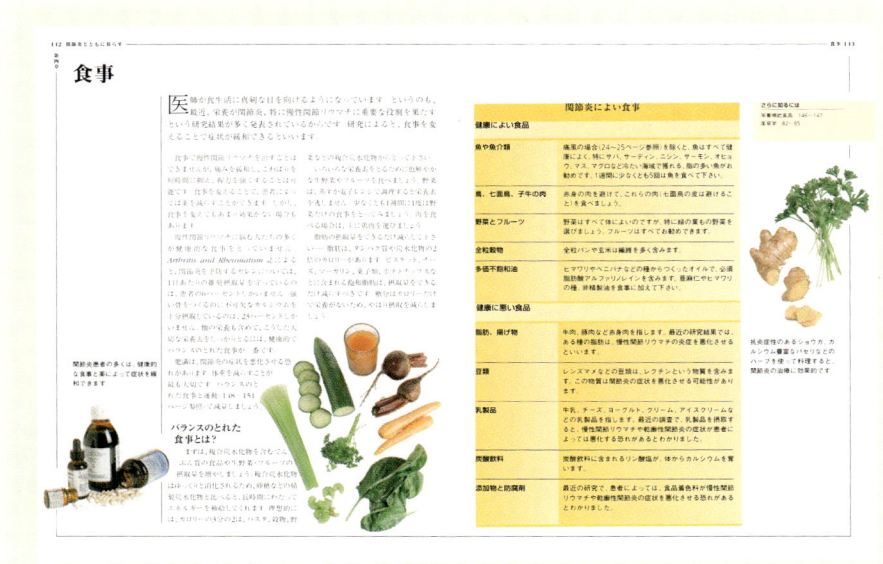

4 第4章は、毎日の生活で関節炎にどう対処するか、実践的方法を解説します。日常の動作にまつわる不便さを解決する方法、さらに食事や運動で生活の質を改善する方法や痛みを日夜コントロールする方法についても解説します。

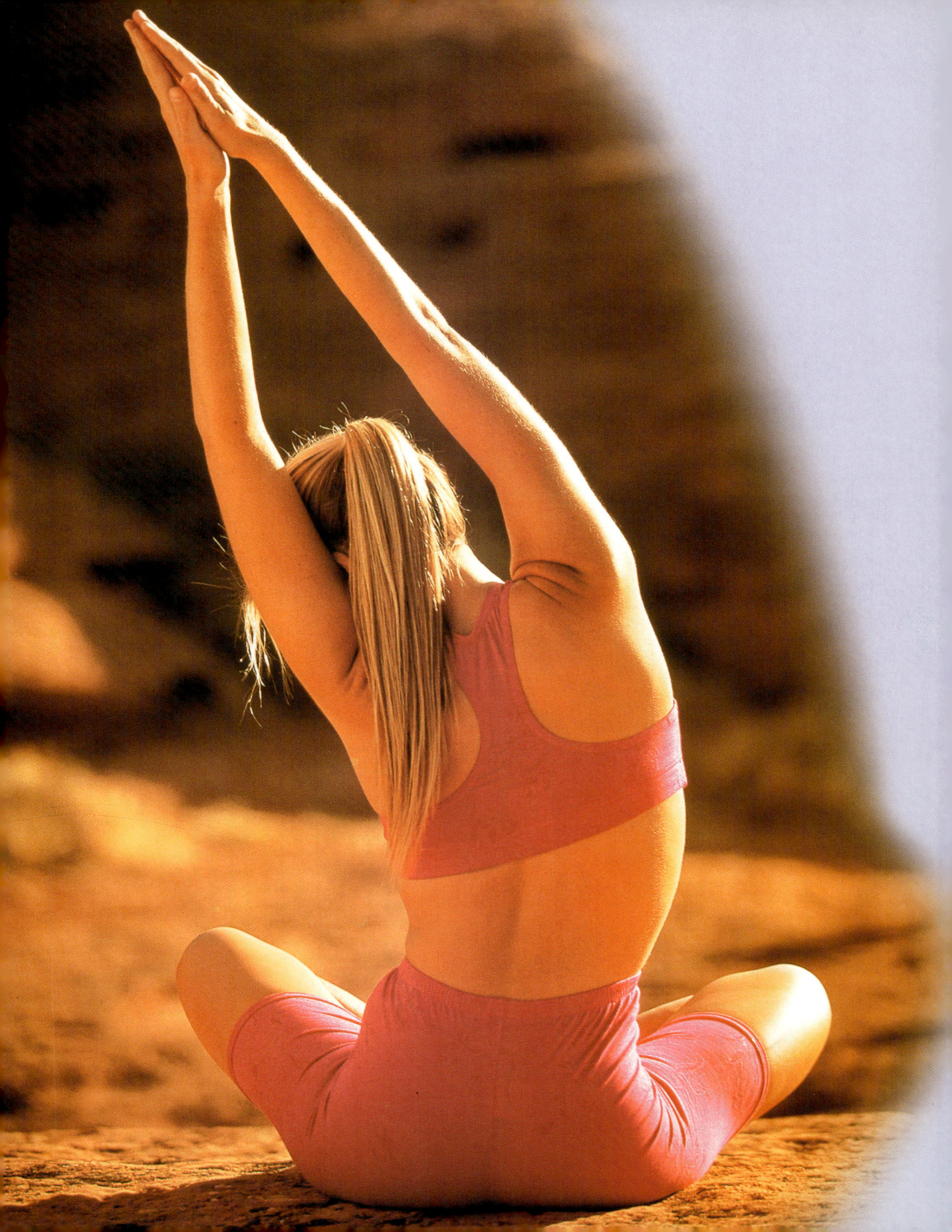

1

関節炎を
理解する

骨格とは、関節によって結合された骨組みであり、体を支え、自由な動きを可能にします——その動きを制御するのは、骨に付着している筋肉であり、腱や靭帯なのです。関節とは、骨と骨が互いに接して動く箇所を指します。人間の体には200を超える関節が存在し、主要なものに、ひじ、手、腰、ひざ、足、背中の関節があります。

関節炎は、どれかひとつもしくは複数の関節に発生する可能性があります。一般的な症状として、痛み、こわばりやはれが関節もしくはその周辺に発生し、2週間を超えて続くと定義されます。関節炎の種類が200を上回ると聞けば、関節炎がなぜ多くの人たちを苦しめているのか簡単に理解できるはずです。

関節炎とは何か？

関節炎とは、その名の通り「関節の炎症」を意味します。しかし、関節炎は、それだけを指すわけではありません。関節の傷、疲労、感染、損傷、磨耗も含まれます。

関節炎が発生すると、どの関節であれ、かなりの不快感や痛みが起こります。これは、関節の神経が痛みのメッセージを脳に送るからです。関節が正常でない状態に陥ったり、加齢の影響を受けたりすると、スムーズに機能しなくなるのです。

変形性関節症では、軟骨——骨の先端を覆っている線維質の組織——が薄く、はがれ落ちやすくなり、裂け始めます。軟骨下にある骨が増殖し、関節の先端で突起して、可動域が狭くなってしまいます。関節の分泌液が増えて、はれやこわばり、痛みを引き起こします。関節を包む膜（関節包）が引き伸ばされます。深刻なケースでは、軟骨が完全に磨耗してしまい、骨が露出することもあります。白亜質の堆積物が結晶となって骨に形成され、折れて分泌液に浮遊する場合もあります。関節が変形して戻らない恐れがあります。

慢性関節リウマチでは、関節を取り巻く膜組織（滑膜）で炎症が起こり、滑膜が厚みを増して関節内ではれ始めます。炎症は関節包の他の部分へと広がり、関節包をとり巻いて支えている靭帯や腱が引っ張られた結果、関節そのものが不安定になる恐れがあります。炎症を放置すると、関節の軟骨が縮み、骨の先端が露出して削りとられ、変形してしまいます。

体の関節はそれぞれ構造が大きく異なります。肩や腰など、あらゆる方向に動く関節もあれば、ひじのように前後にしか動かない関節もあります。脊柱の椎骨では、独立した動きはさらに少なく、関節包や潤滑油の関節液なしに結合されています。そのため、椎骨と椎骨の間には衝撃を吸収する軟骨の椎間板がありますが、この軟骨がより重要な役割を果たしています。ですから、関節のなかでも背骨の痛みは最もよく頻繁に発生し、また最もやっかいなのです。

関節炎の種類

関節炎には多くの種類があります。最も一般的なのが変形性関節症、慢性関節リウマチ、痛風です。これらについては16ページから詳しく解説しています。あまり一般に見られない関節炎については、26ページから29ページにかけて述べています。

関節炎の種類は、以下の主な原因によって分類されます。

磨耗

変形性関節炎には、最も一般的な関節炎である変形性関節症が含まれます。どんな機械も可動部分はそうですが、関節も使いすぎや老化によって磨耗し、動作が安定性を欠くようになります。人間の関節はただ磨耗していくのです。年齢とともに軟骨が薄くはがれやすくなると、関節炎を発症する危険がありますし、スポーツなどで関節を酷使していた場合や太りすぎで関節に負担をかけていた場合にも、歳をとってから関節炎にかかる恐れがあります。また、片脚がもう一方に比べて長い場合、片方の股関節が極端に磨耗してしまうことがあります。

炎症

炎症性の関節炎については、最も一般的なものは慢性関節リウマチですが、その炎症の原因は不明な場合が多いのです。ウイルスによって炎症が突然発生することがあります。この場合、体の自己防衛メカニズムが自分の体を突然攻撃し、有害物が体に存在しなくなっても炎症を起こし続けます。強直性脊椎炎は、炎症性関節炎の一例です。

生体化学反応の異常

このタイプで最も多いのが、痛風です。痛風は、関節内に形成された有害な尿酸結晶を体が排出できず、激しい痛みを引き起こします。

その他

関節炎のなかには、炎症と磨耗の両方が見られるものもあります。また、バクテリアやウイルスによる感染でも関節炎は発生します。

さらに知るには	
変形性関節症	16～19
慢性関節リウマチ	20～23
痛風	24～25

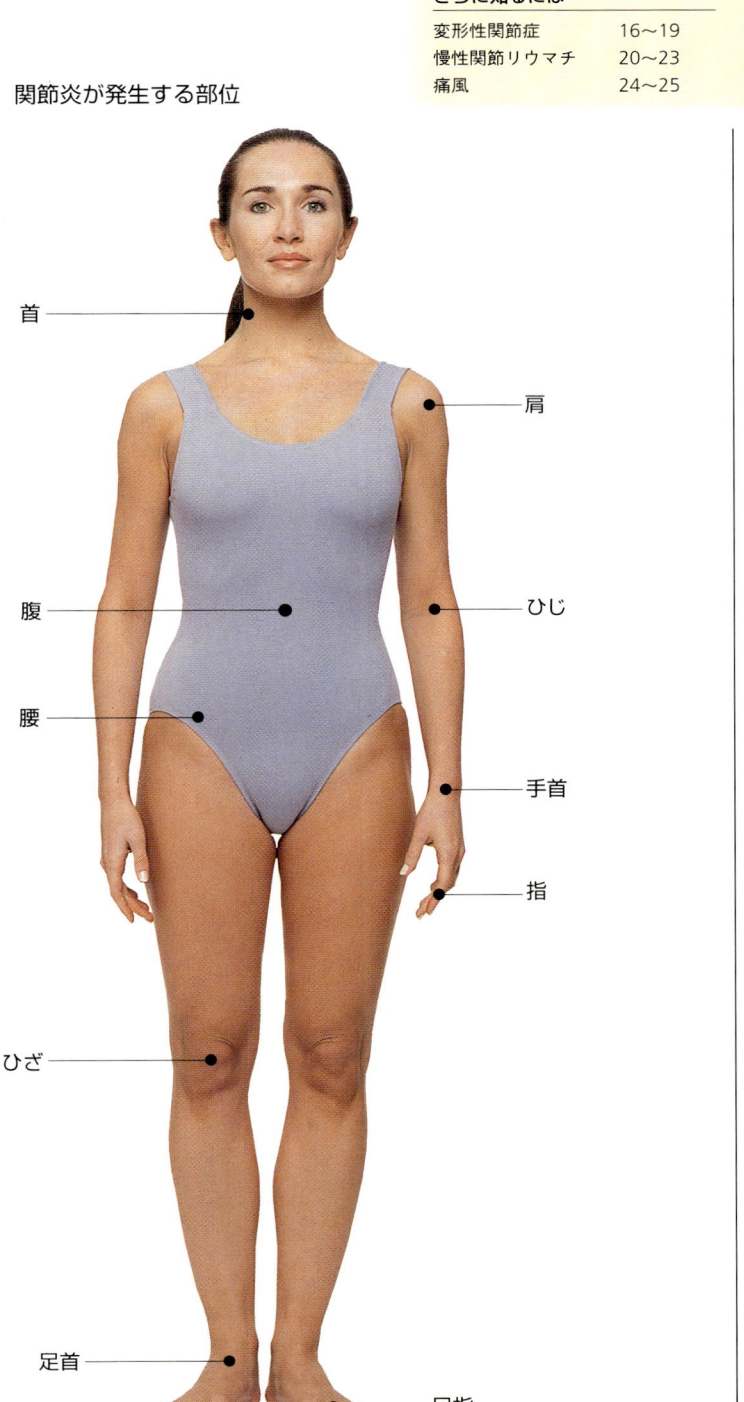

関節炎が発生する部位

首／肩／腹／ひじ／腰／手首／指／ひざ／足首／足指

リウマチとは？

リウマチとは、線維筋痛やリウマチ性多発筋痛症を含めて、筋肉や関節、腱といったいずれも結合組織の炎症を特徴とする病気を指します。よく見られる症状としては、痛みやこわばりがあります。慢性関節リウマチなどの症状はリウマチと関節炎が組み合わさったものです。

関節炎はどれだけ一般に広まっているか

世界人口の90パーセントの人たちは、いずれ何らかの関節炎を患うことになるでしょう。しかし、ほとんどの人は年齢とともに体を使う機会が減ってくるため、多くの場合、関節炎を発症しても大して不自由はないかもしれません。

関節炎はしばしば老化の兆候と見なされます。しかし、高齢者だけでなく、若者も例外ではありません。実際、関節炎は人間にとって最も一般的な病気のひとつです。どれだけ一般的かを示すための一例として、米国では、28万5,000人の子供たちが関節の痛みに毎日苦しんでいます。

イギリスでは、およそ2,000万人が関節炎を患っており、そのうち800万人が医師のもとで治療を受けています。2,000万人の関節炎患者のうち、500万人が変形性関節症にかかっており、さらに100万人が慢性関節リウマチにかかっています。約15,000人の子供たちが若年性関節炎を患っています。

最も多様な人種が集まる米国では、およそ4,000万人（7人にひとり）が何らかの関節炎をもっています（この数は2020年までにほぼ6,000万人にまで上昇すると予測されています）。そのうち約2,300万人が女性で、あらゆる年齢層を含みます。若年性慢性関節リウマチには、61,000人の女子がかかっており、全体の86パーセントを占めます。他の国々でも、同様の統計を入手すると、内訳はほぼ同じとなっています。

下のグラフは、アメリカの関節炎患者数を、関節炎の種類別に示しています。関節炎患者に最も一般的にみられる種類の関節炎のみ表示し、その総患者数は2,300万人を超えます。しかし、その他のあまり一般的ではない関節炎も、1,600万人以上が患っているのです。

＊線維筋痛は、厳密には関節炎というよりはリウマチの一種です。

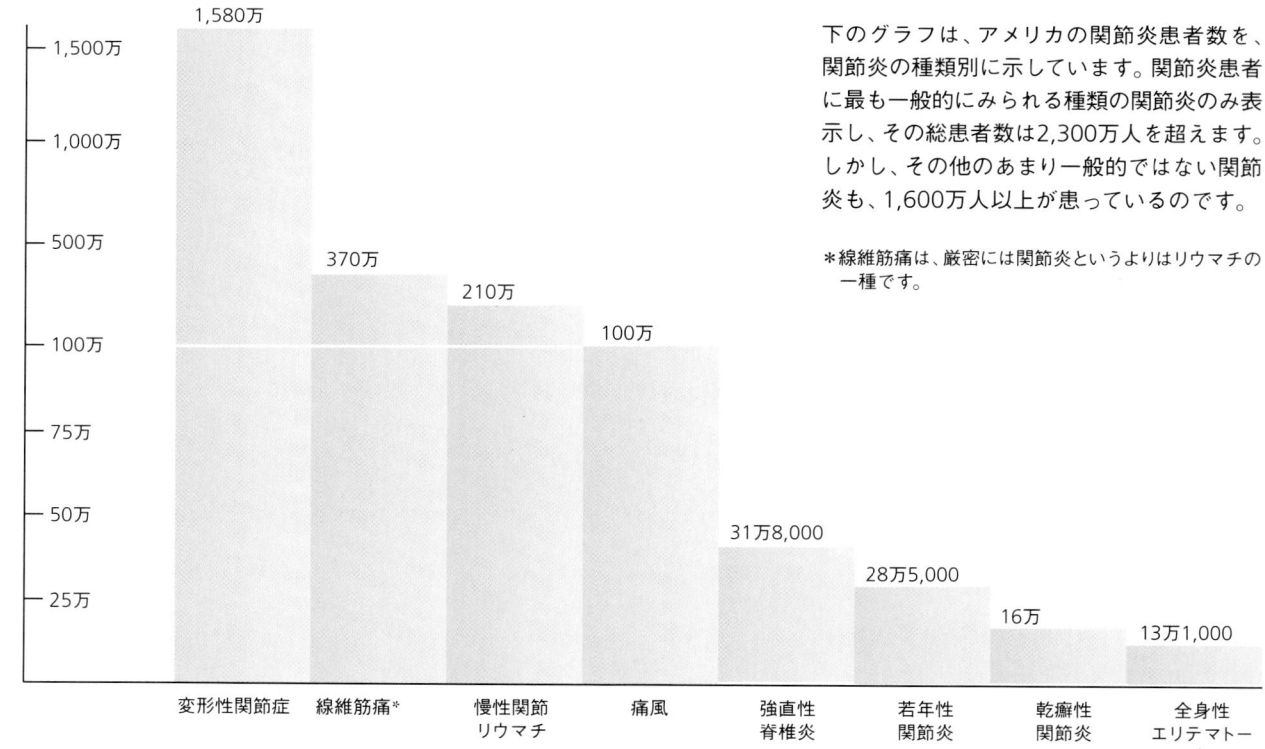

関節炎はどれだけ一般に広まっているか

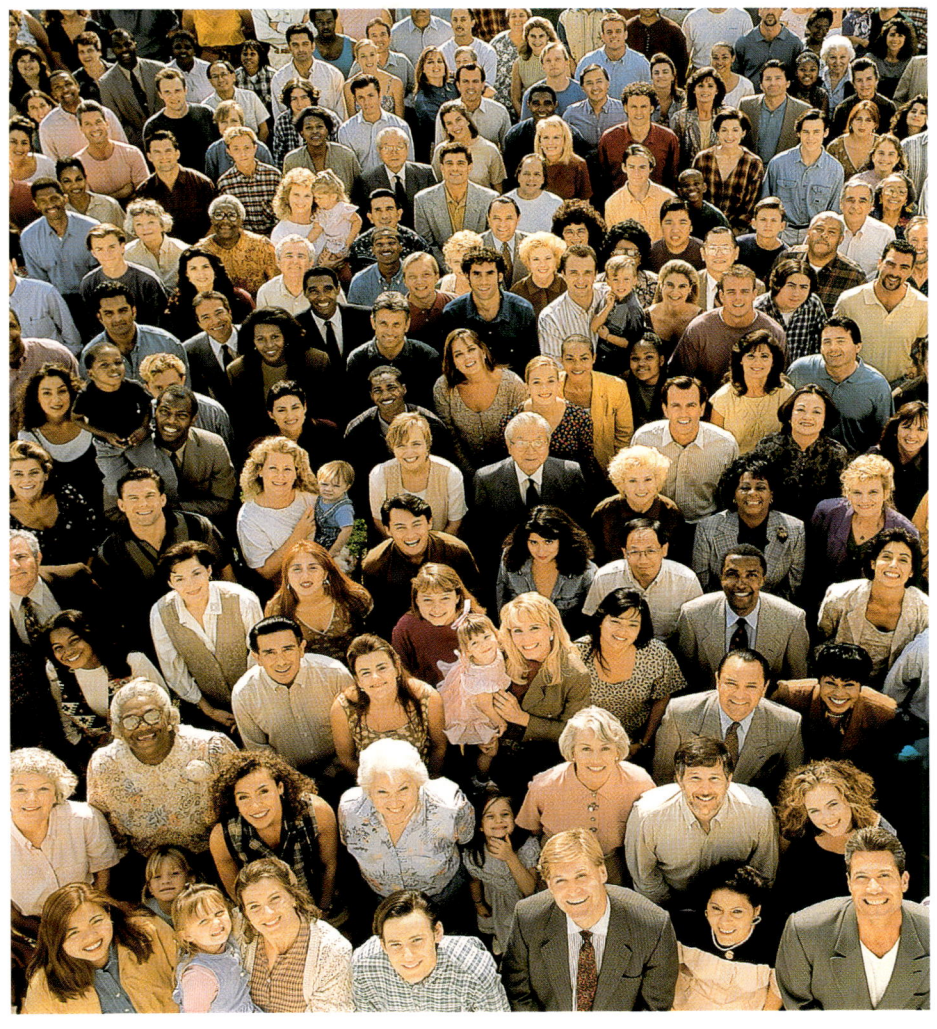

さらに知るには
関節炎とは何か？　12〜13
関節炎の原因は？　30〜37
関節炎とともに暮らす　134〜153

年齢、性別、人種、社会的地位にかかわらず、あらゆるひとが関節炎にかかる可能性があります。世界中で10人に9人と多くの人々が何らかの関節炎に苦しんでいるのです。

関節炎の影響は？

医療制度や健康保険による財政負担は深刻なものがあります。社員がたびたび欠勤することによって生産性が落ちたり、欠員を補充する必要性が生じたりするため、企業経営者にとっての損失も無視できません。医療費や常習欠勤による間接コストを計算すると、アメリカ経済における損失は、毎年およそ546億ドルにも達します。また両親や祖父母から幼い子供や孫と楽しく過ごす時間を奪うのも明らかです。

欧米において関節炎は、体に障害を起こす原因として最も一般的です。ベッドに入る、ベッドからおりる、身支度を整える、階段を昇るといった日常動作が制限され、歩くことさえ困難になります。活動的な生活が奪われ、職を失い、人間関係や結婚生活に支障をきたし、慢性的な痛みや疲れ、鬱状態に悩まされる可能性があります。重度の症状が見られる場合、訪問看護による掃除や買い物の補助が必要でしょう。24時間の介護を要する場合もあります。

変形性関節症

変形性関節症は、最も一般的な関節炎で、主に中高年者層に見られます。首、腰、ひざ、股関節、指関節などが主に影響を受けます。足の親指が関節炎になる場合もあります。痛風と混同しないよう注意して下さい。

X線写真を見ると、70歳以上のほぼ70パーセントに、変形性関節症が発見できます。しかし、実際に症状があらわれるのはその半数でしかありません。年齢だけでなく、けが、長期にわたる酷使や、感染症や炎症性関節炎による損傷でも変形性関節症は起こります。変形性関節症にかかると、発症部位に痛みや機能低下が発生します。

変形性関節症の原因は？

変形性関節症は、関節の骨の表面をおおってクッションの役割を果たす軟骨が徐々に衰えることで発症します。

関節で骨の先端をおおっている軟骨は、正常な場合は非常に滑らかで強く、柔軟性があります。しかし、変形性関節症になると、軟骨に穴があいて、ザラザラでもろくなってしまいます。軟骨が衰える

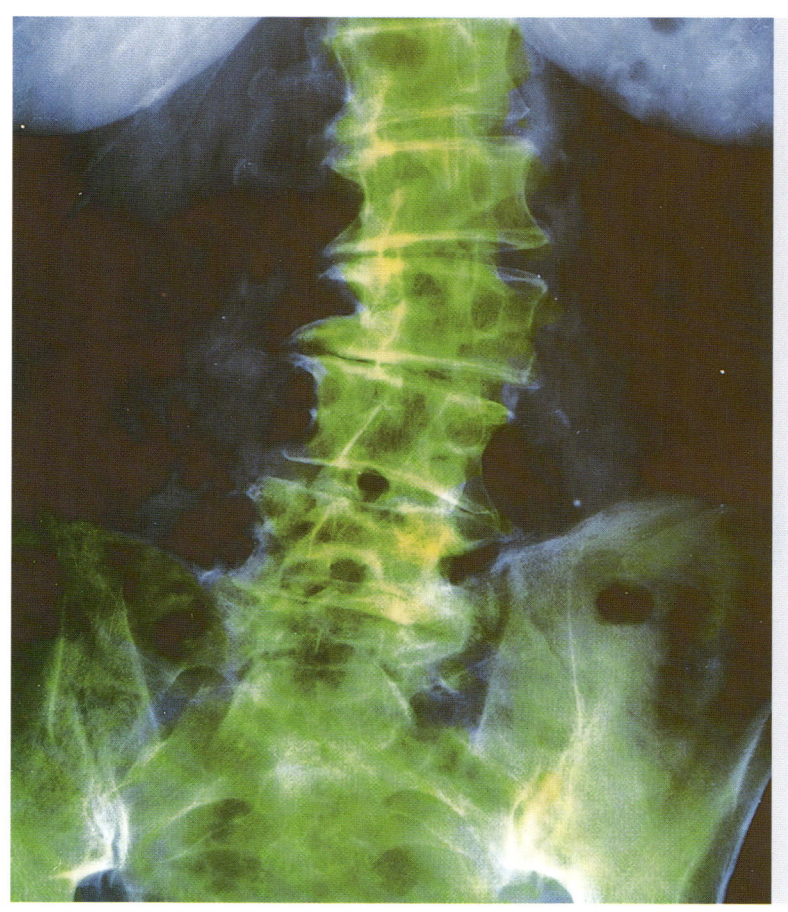

椎間板と椎骨

脊柱は、椎骨というブロック形の骨で構成されます。椎骨は、骨と骨の間にある軟骨をクッションにして、ひとつずつ上に積み上げたようになっています。普通、脊柱は背中の中心をまっすぐ伸びています。左の写真はある高齢女性のもので、かなり進んだ変形性関節症が見られるとともに、脊柱が側方へ大きくねじれて曲がっており、脊柱側湾症と呼ばれる症状が発見できます。脊柱側湾症は、一方の脚が片方より短い場合や、背骨や脚の痛みで体を一方に傾けている場合に発症する可能性があります。

軟骨の磨耗に加えて、変形性関節症の特徴として、骨棘（こっきょく）という突起物が形成されます。骨棘が伸びて、椎骨と椎骨が癒着してしまう場合もあります（左のエックス線写真の一番下、上から5番目の椎骨）。

原因はいろいろあります。

　骨の先端に位置する軟骨の薄い層は、衝撃を吸収する役割を果たし、関節の動きを助けます。関節は、滑膜と呼ばれる膜で覆われています。この滑膜には、血管や神経終末が多く見られます。関節が正常であれば、滑膜は関節に栄養を与えて保護し、分泌液──関節液──を送ります。この関節液が、潤滑油の役目をするのです。

　軟骨がすり減ると、その下にある骨が増殖して外側に向かって伸び、関節が大きくなってしまいます。また関節の先端に、とげ状の突起──骨棘──が形成される場合もあります。高齢者が変形性関節症にかかると、手にこぶのようなものが時々見られますが、それはこうしたとげ状の突起物が原因の一部なのです。

　変形性関節症の発症には多くの年数を要します。たいていは、一度にどこか1ヶ所の関節──最も多いのは体重のかかっている関節──に発症します。こわばりを感じるに過ぎない場合もあれば、かなりの不快感や不自由を伴う場合もあります。

遺伝による？

　変形性関節症のなかには、遺伝性のものがあります。一般的な例として、指の第一関節がはれる症状がそのひとつですが、こうした突起は、最初に発見したイギリス人医師の名前から、ヘバーデン結節と呼ばれています。特定の遺伝子の異常が発見されており、特に母から娘へと遺伝する可能性があります。遺伝子の異常によって、アミノ酸（あらゆるタンパク質の主要構成成分）の1種類が変化を起こし、その結果、軟骨が早期に衰えてしまいます。現在、細胞、化学反応、軟骨の機能を調べる新たな方法に加えて、遺伝子の異常にも焦点をあてた研究が行われています。

さらに知るには	
変形性関節症	18～19
関節炎の原因は？	30～37

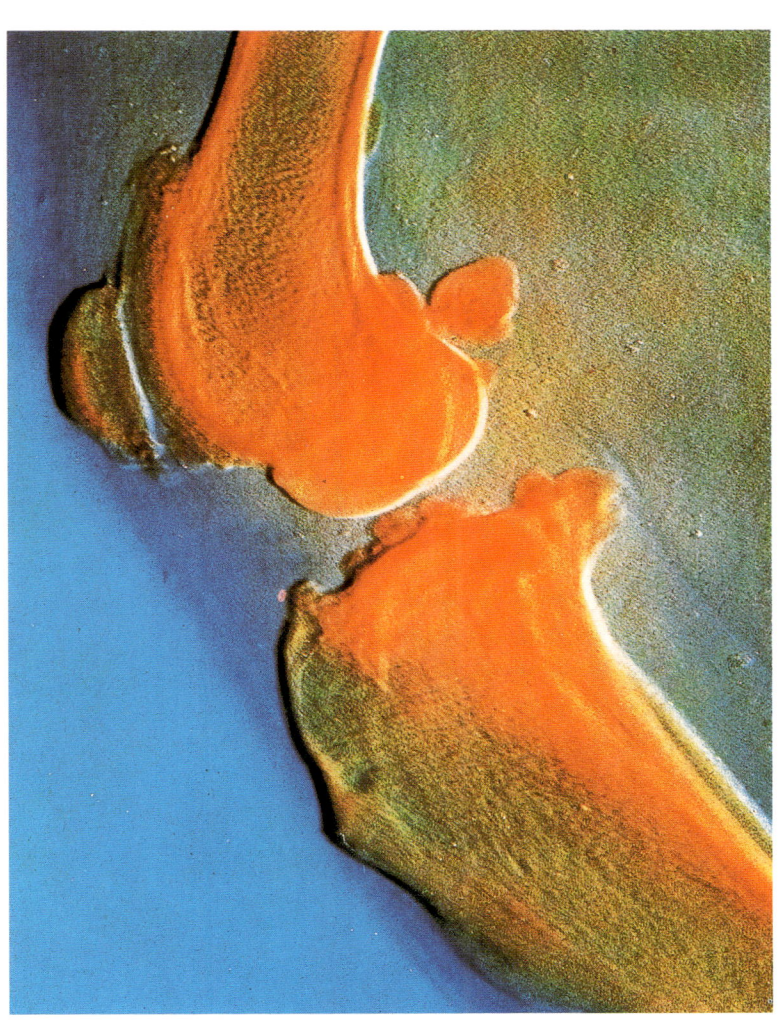

これは、ひざが重度の関節炎を発症したケースで、X線写真を見ると、太ももの骨の大腿骨（写真上）と脛骨（写真下）をおおう軟骨が磨耗しています。骨自体が磨耗し始める可能性もあります。この写真では骨の破片（大腿骨の左）が遊離しているようです。

変形性関節症

変形性関節症の兆候や初期症状は、病気の進行段階によって頻度や程度が異なります。

初期の段階では、関節を使ったあとに痛みが感じられ、その痛みは一日かけて悪化していく場合があります。しかし、最初のうちは、痛みやこわばり、可動域制限といった変形性関節症の特徴は、時々あらわれるだけで、休息すればよくなります。湿気が多いと症状が悪化するでしょう。運動で悪化するのと同じです。発症した部位が、ゴリゴリ、コツコツ、ギュギュとやかましく音をたてる場合もあります。これは捻髪音と呼ばれるものです。関節内で骨のクッションとなるはずの軟骨が磨耗してザラザラになり、以前ほど静かで滑らかに動かなくなるからです。さらに、はれに気づくこともあります。はれは、基本的に2種類あります。ひとつは突起物（例えば足の親指の関節）によるものと、関節液（たいていはひざと足首）によるものです。

症状が進むと、休ませているときや夜はもちろん、ちょっとした動きでも関節

症 例

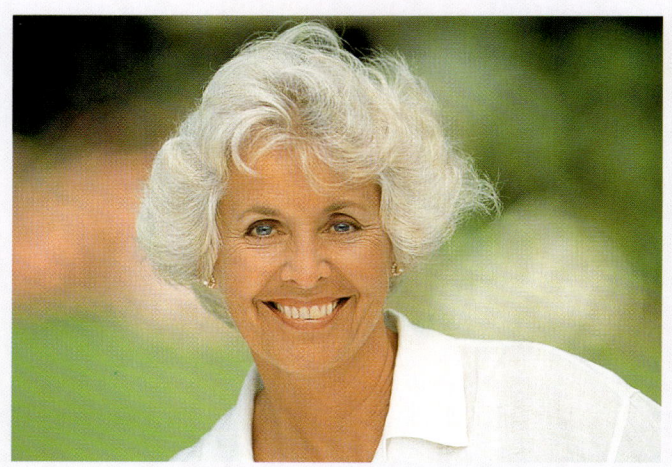

キャサリンは変形性関節症にかかっています。しかし、実は、診断を受ける何年も前から発症していたのです。

「裁縫が好きで、いつも服を縫ったり、室内装飾品をたくさん作ったりしていました。40代後半、以前より指が鈍くなっている気がしました。時々、右手の人差し指がこわばって、きしるような感覚がありました。でも、当時は家事、夫の仕事の手伝い、子育てに忙しく、あまり気にしませんでした。

でも、50代後半になると、股関節や腰がおかしくなってきました。ずっとヒールの高い靴をはいていたため、腰の位置がずれてしまったらしいのです。つまり、股関節とひざの関節がかなり磨耗していたわけです。

60代には、時々ころぶようになりました。これには驚いて、医師の診察を受けました。結局、変形性関節症と診断されました。

複数の関節が変形性関節症にかかっています。やりたいことをあきらめるつもりはありませんが、過労がよくないのはわかっていますし、長時間立っているのは無理なのでそうならないようにしています。特に活動的に過ごした日があれば、翌日はゆっくり休みます。すると体が楽になるようです。関節炎によって両手が大きく変形していないのが幸いですし、今でも時々、少しは裁縫もできます」

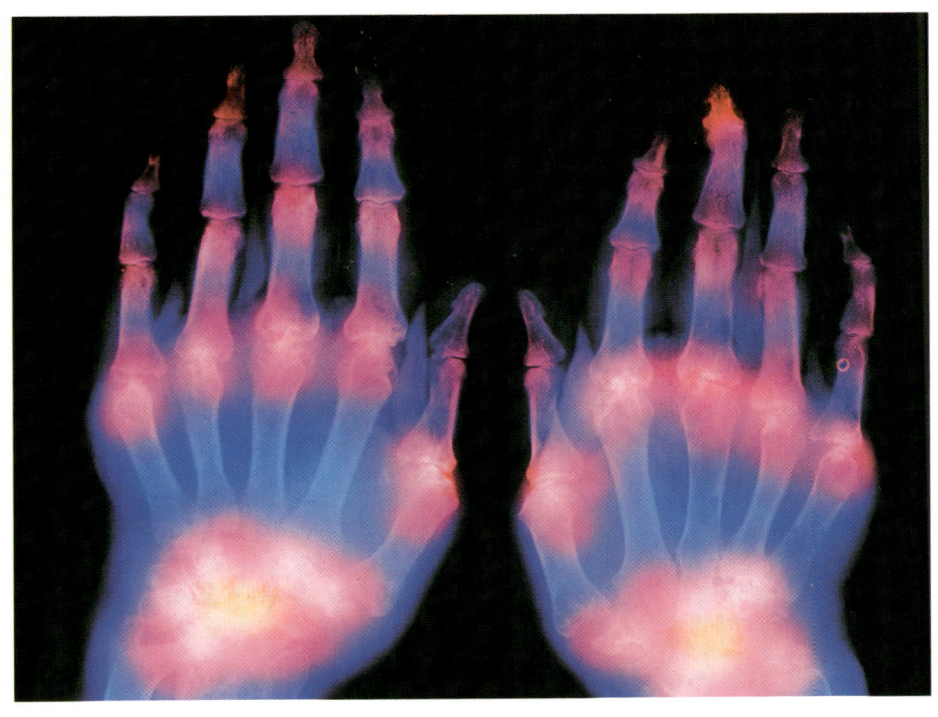

関節炎にかかっている両手のX線写真で、手のひらに最も近い関節が変形しているのがわかります。両手の関節のほとんどに磨耗の兆候が見えます。爪に最も近い関節も変形性関節症をよく発症します。

さらに知るには
補完療法を選ぶ 42～43
体重を減らす 116～117

が痛みを引き起こすようになります。変形性関節症にかかると、骨の形や大きさが変化する場合もあります。増殖が生じて、関節ででこぼこになる恐れがあります。

概して、こわばりは局部的で、短期間しか続きません。しかし、発症した関節に圧迫痛を感じる場合もあります。

どの関節が発症する？

変形性関節症がもっともよく発生するのは、

- 手、特に指の関節。男性にも見られますが、手の変形性関節症は、女性のほうが10倍もかかりやすいのです。
- ひざ。痛みや圧迫痛を感じる場合があります。
- 股関節。この場合、股間や内股に痛みを感じることがあり、関連痛は臀部やひざにもおよぶかも知れません。股関節の動き、特に回転運動が限られるでしょう。股関節の変形性関節症は男女とも発症率は同じです。
- 足。特に足の親指。
- 脊柱。たいていは腰のあたり。しかし、頸椎にも発生します。しばしば脊椎症と呼ばれます。

変形性関節症にかかっている不安があれば、特に両親が変形性関節症を患っていた場合、医師に相談して確かな診断を受けることが大切です。たいていの場合、医師は診察を行い、既往歴や現在の症状を聴取し、診断を下します。X線写真を使って診断を確定します。早期に診断を受けるほど、体の動きを維持し、痛みをコントロールできる確率が高くなります。

慢性関節リウマチ

変形性関節症に次いで最も一般的な関節炎が、慢性関節リウマチです。男性と比べて女性の発症率が2、3倍高く、通常、発症年齢は25歳から50歳です。関節が磨耗する変形性関節症と違い、慢性関節リウマチは、関節その他の組織に発症する免疫系の炎症性疾患です。

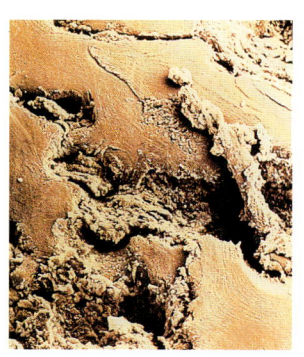

大腿骨頭をおおう軟骨がかなり削りとられています。正常で滑らかな部分が少ししか残っていません。

慢性関節リウマチの主な症状は、関節の痛みとこわばりです。他にも、関節のはれ、食欲減退、微熱、極度の疲労感があり、体全体に不調を感じます。さらに、ひじや指に皮下結節が形成されることもあります。

慢性関節リウマチでは、まず関節をとり巻く滑膜で炎症が起こります。それが、関節腔のはれや滲出につながり、骨に損傷（磨耗）を起こします。腱に炎症が発生する場合もあり、これは腱滑膜炎と呼ばれるもので、患者は体の不調や疲れを感じます。

慢性関節リウマチの原因はわかっていません。短期的にも長期的にも、変形性関節症よりもずっと辛くやっかいな病気です。子供を含めて年齢を問わず発症しますが、若年層や中年層に最もよく発生します。人種や気候による発症率の差はありませんが、北ヨーロッパの国々に、より深刻な症例が見られます。

慢性関節リウマチを発症すると、1ヶ所で鋭い痛みが数ヶ月以上続きます。しかし、その痛みはやがてひいて、二度と起こりません。もしくは、慢性の場合は、痛みがずっと続くこともあります。体が不自由になるまで痛みが続くのは、少数の症例のみに限られます。

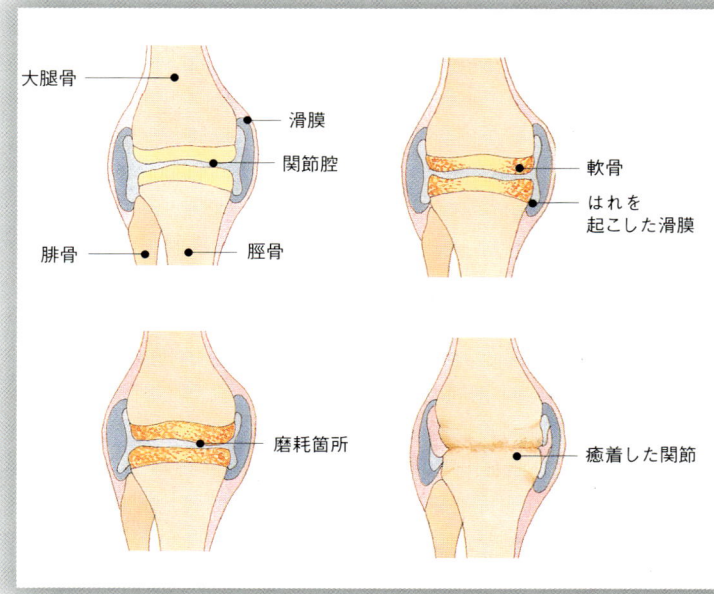

慢性関節リウマチ

正常なひざ関節（上段左端の図）は、骨が軟骨に覆われ、関節液で関節が潤っています。

慢性関節リウマチになると、軟骨が薄くなり、滑膜がはれて炎症を起こします（上段左の図）。症状が進むと、炎症で軟骨が傷つきます（下段左端の図）。深刻な場合、軟骨が非常に薄くなって、骨が損傷を受け、癒着することもあります（下段左の図）。

慢性関節リウマチは、両手を変形させるため、親指から他の指がずれて外側にそっていきます。常にではありませんが、ほとんどの場合、体の左右対称に症状が現れます。時にあごにあらわれることもあり、まれに首にも見られます。

> **さらに知るには**
> 慢性関節リウマチ　22～23
> 関節炎の原因は？　30～37

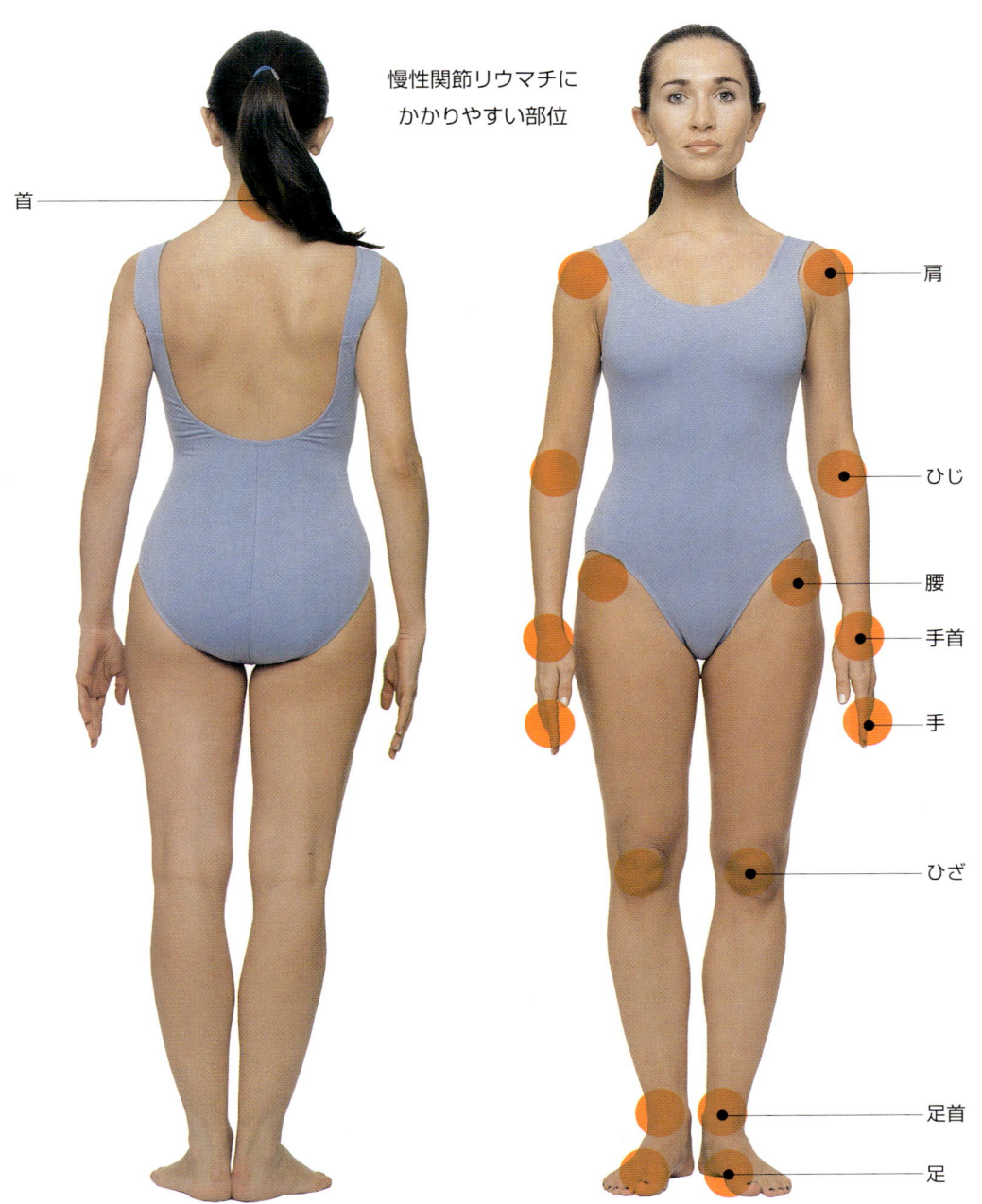

慢性関節リウマチにかかりやすい部位

首・肩・ひじ・腰・手首・手・ひざ・足首・足

慢性関節リウマチ

　慢性関節リウマチなどの炎症性関節炎は、体全体に発症する全身性疾患ですが、ほとんどの場合、最も発症しやすいのが関節です。他には、眼、腺、口、血管に見られます。深刻なケースでは、体の組織や関節の軟骨が永久的な損傷を受け、ついには関節が変形して、破壊される場合もあります。

　1、2ヶ所の関節だけが発症する場合もあれば、もっと多くの関節に広がっていく場合もあります。患者の約30パーセントは、数年で完治するようです。65パーセントは、関節の痛みやはれが治らず、再発を繰り返します。およそ5パーセントに重度の症状が見られ、体がかなり不自由になります。

　関節に痛みやはれがある場合、すぐに医師に相談して下さい。X線写真や血液検査によって炎症の有無を確認し、診断が確定します。リウマチ専門医に紹介される場合もあります。

　慢性関節リウマチの診断を受けても、絶望する必要はありません。重度の慢性関節リウマチであっても、何の理由もなく回復する場合があります。長期にわたって症状がない場合もあります。小康状

症例

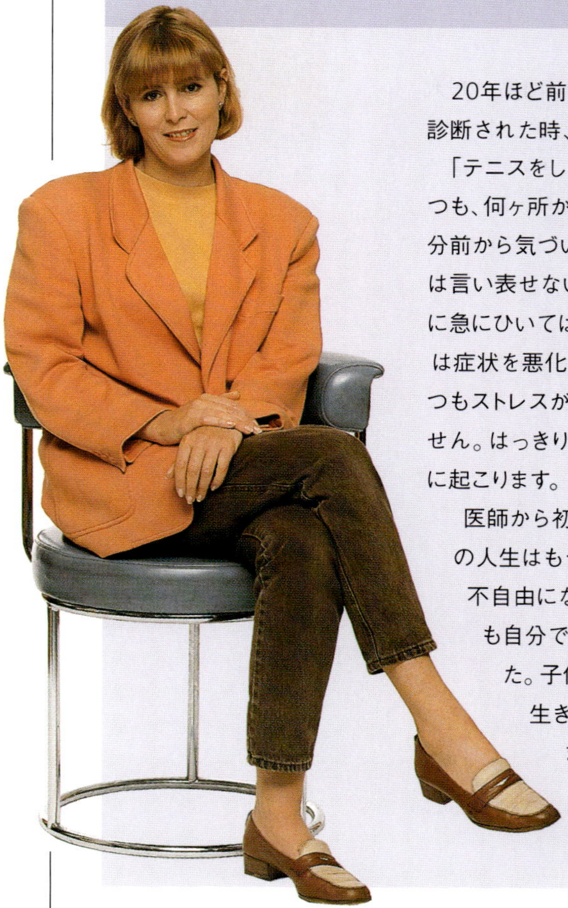

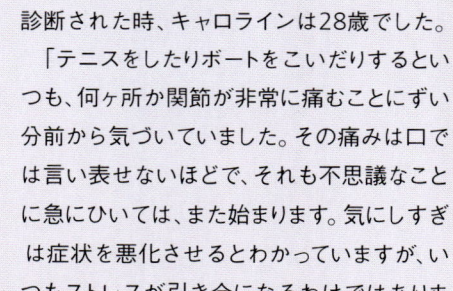

　20年ほど前に慢性関節リウマチと初めて診断された時、キャロラインは28歳でした。

　「テニスをしたりボートをこいだりするといつも、何ヶ所か関節が非常に痛むことにずい分前から気づいていました。その痛みは口では言い表せないほどで、それも不思議なことに急にひいては、また始まります。気にしすぎは症状を悪化させるとわかっていますが、いつもストレスが引き金になるわけではありません。はっきりした原因がなくても痛みは時に起こります。

　医師から初めて病名を聞かされた時、私の人生はもう終わったと思いました。体が不自由になって、車椅子に座ったまま何も自分で出来ない姿が目に浮かびました。子供を産むこともできない、もう生きている価値がないとさえ思いました。

　そこまで最悪な事態ではなかったのです。テニスやボートこぎは出来ませんが、痛みが激しくなければ今でも水泳ができます。ふたりも素晴らしい子供に恵まれました。妊娠中は、あらゆる関節にこれまで以上に負担がかかることになり、大変でした。薬によっては妊娠中に服用できないものもありましたし。

　体がまったく動かないときも何度かありました。そんなときには、ある意味、最も恐れていたシナリオが現実になるのです。時に痛みはほとんど耐え難いくらいです。担当医が処方してくれた薬はすべて服用していましたし、アロマセラピーを受けるときもあります。そうすると痛みがある程度和らぎます。他にも補完療法を試してみましたが、私にとってはアロマセラピーが最も効果があるようです。

　今、一番恐れているのは、私自身のことではなく、娘ふたりのことです。遺伝的に発病するリスクがいくらかあるため、娘のひとりでも発病したらと考えるだけでぞっとします」

態は、数日、数ヶ月、数年にもわたって続くことさえあります。

以下の基準に照らして、医師は診断を確定します。
- 6週間以上関節炎の症状が続く。
- 朝の関節のこわばりが長引く。
- 皮下結節がある。
- X線写真で骨の磨耗が見られる。
- 血液検査でリウマチ因子と呼ばれる抗体に陽性反応がある。しかしながら、慢性関節リウマチ患者の25パーセントにはこの因子が発見されず、発見されても慢性関節リウマチを発症していない場合もあります。

若年性関節炎

スティル病とも呼ばれますが、関節炎は毎年1,000人にひとりの子供を襲います。子供が関節炎にかかる場合、大半は、ウイルス・バクテリア感染による急性反応性関節炎です。この種の関節炎は、数週間から数ヶ月で症状が消えます。

若年性慢性関節リウマチ（JRA）は最もよく発生する慢性関節炎で、数ヶ月から数年にわたって症状が続きます。JRAには3種類あります。

少数関節JRA

初期症状が4箇所未満の関節に見られる場合と定義されます。怪我などの原因もないのにひざや足首がはれ始めることがあります。関連痛はないでしょう。少数関節JRAは、たいていの場合症状が非常に軽く、効き目の緩やかな非ステロイド性抗炎症剤で治療できます。

少数関節JRAには、重大な障害が二つあります。眼に炎症を起こし、治療せずに放置すると、水晶体を傷つけ、永久的な視覚障害につながり、失明の危険さえあります。抗核抗体（ANA）検査で陽性反応を示した子供は、眼に症状があらわれるケースが多いため、3ヶ月ごとに眼科医に検診を受ける必要があります。それ以外は6ヶ月ごとに検診を受けます。

少数関節JRAにかかわる第2の障害として、脚の骨が違う速度で成長するため、一方の脚がもう一方よりも長くなって片足を引きずることになります。片足を引きずると、ひざと腰を痛めるため、大人になるまでに関節を「使い古す」ことになり、早期に関節炎を引き起こします。可能な限りこうした状況を防ぐ必要があります。

多関節JRA

初期症状は、4ヵ所以上の関節に現れます。通例、徐々に症状は悪化しますが、非ステロイド性抗炎症剤で治療が可能です。深刻な場合は、注射金剤、サルファサラジン、メトトレキサートといった薬を使って治療します。

全身性発症JRA

JRAが重症になった場合で、高熱と発疹が初期症状です。熱は概して1日に1回か2回高くなったかと思うと平熱に戻ります。この種のJRAは内臓に症状がでる場合があります。

迅速に適切な治療を受けると、ほとんどの子供は徐々に回復します。重度の場合も、治療が適切であれば、車椅子生活は避けられます。

> **さらに知るには**
> 薬物療法 110〜115

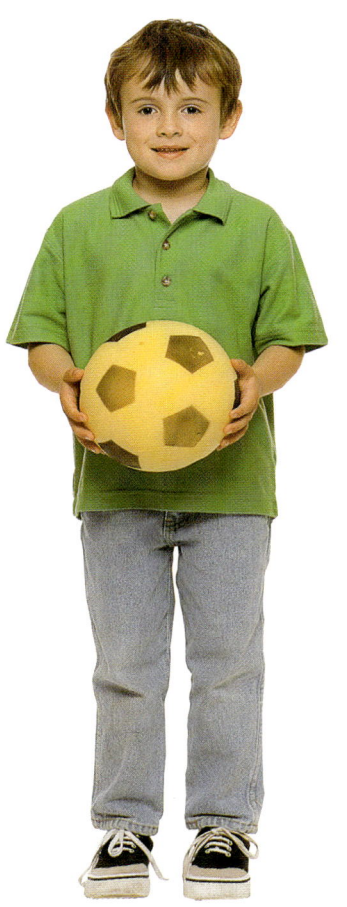

関節炎は高齢者の病気だと一般に見なされているため、子供の場合、関節炎の診断が遅れる可能性があります。しかし、治療の成功には、早期診断が大切です。

痛風

痛風は、他の多くの関節炎と異なり、女性よりも男性の発症率が高くなります。最も一般的な発症部位は足の親指の関節です。痛風は、基本的に体内の化学反応の異常が原因です——関節の尿酸結晶によって発生します。

尿酸は、細胞の遺伝物質に由来するプリン体と呼ばれる化学物質が分解して形成されます。普通は尿で排出されますが、尿酸が過剰に生成されると、関節などに蓄積して小さな結晶になります。結晶が関節腔に入ると、炎症を起こし、はれや鋭い痛みが生じます。これが痛風といわれる症状です。

最も一般的な発症部位は足の親指ですが、足首、ひざ、手、手首、ひじの関節も痛風にかかります。また耳、手、足の皮膚の柔らかい部位でも、尿酸が結晶化して白く固い、小さな塊となって痛風結節を形成し、痛風がおこる恐れがあります。

発症した部位が痛み出し、すぐに赤くはれ、かなり熱をおびて疼くようになります。症状は数日間続きますが、徐々におさまり、関節は少しずつ元に戻ります。

男性が痛風にかかる確率は女性の4倍です。女性が痛風にかかるのは、通例閉経後で、痛風に対する抵抗力が弱ったからです。痛風は（根治しませんが）治療で抑えられる病気です。しかし、治療を怠ると、重症の関節炎による身体障害、高血圧、腎臓障害が起こり、最終的に死に至る可能性もあります。

痛風にはかかりやすいタイプがあります。生まれつき代謝による尿酸処理が遅い場合などがそうです。ほかにも、感染症、怪我、抗生物質、利尿剤、アスピリン、急激なダイエットが痛風の引き金となります。通説とは逆に、飲食物の摂取が痛風に与える影響はほんの少しです。

痛風は「王様の病気」などと呼ばれますが、その痛みは激しく、決して軽視してはいけません。適格な診断を受けることが重要です。他の関節炎と似た症状を見せるかも知れませんが、痛風の治療は異なるからです。

痛風の治療

治療には3つの方法があります。第1に痛みのケア。第2に、炎症の治療。一定

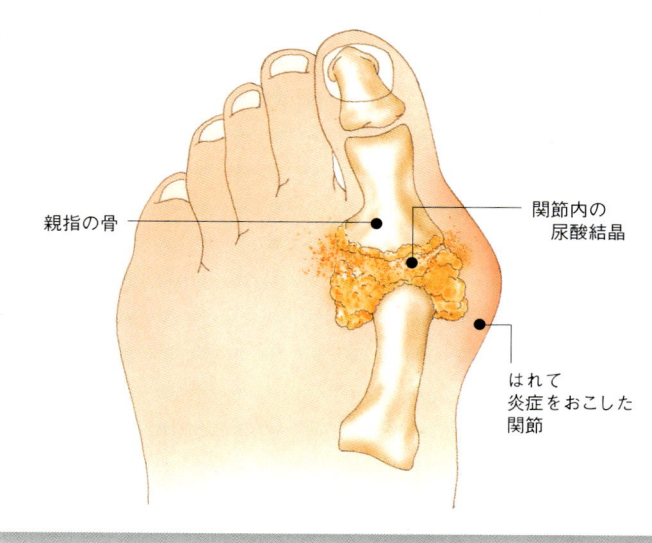

痛風の発生

体内で尿酸が過剰に生成され、うまく排出されないと、残った尿酸は結晶となって関節に蓄積されます。こうした蓄積物は痛風結節と呼ばれ、皮膚を通して小さく固い塊が感じられ、炎症やはれを引き起こす場合があります。

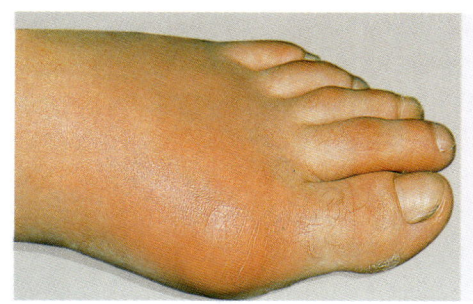

警告となる兆候

親指の付け根にある炎症で赤くなった部分（左の図）は、典型的な痛風の症状です。特に足の親指の場合が多く、関節の分泌液で満たされた部分に蓄積した尿酸結晶が、炎症を引き起こします。

さらに知るには

薬物療法　110〜115
痛みの管理　138〜141
食事　142〜147

期間、抗炎症剤を服用します。しっかりと休息をとって、特に水などの水分摂取量を増やし、赤身の肉やアルコールをかなり控えることが大事です。第3に、複数の薬物を使った治療。服用をずっと継続する必要があります。第1の薬は、腎臓による尿酸の排出を活発にします（もちろん水分摂取を増やす必要があります）。第2の薬は、体内での尿酸の生成をまず抑制します。

血中の尿酸量を増やす化学物質、プリン体を多く含む食品を控えるよう指示される場合もあります。プリン体を多く含む食品は、甲殻類、脂の多い魚、乾燥豆などです。

痛風の危険性がある場合、医師に処方された鎮痛剤以外は服用しないこと。例えば、アスピリンは体内からの尿酸の排出を遅らせ、症状を悪化させてしまいます。

偽痛風

痛風の尿酸結晶ではなく、カルシウム結晶が関節に蓄積して発生する関節炎があります。偽痛風とは、この症状に多く見られる、痛風に似た関節の炎症を指します。症状のある部位をX線写真で見ると、関節の軟骨にカルシウム結晶が蓄積しているのがわかる場合があります。

偽痛風は、体内の組織、特に軟骨に、カルシウムとピロリン酸塩から成る結晶が蓄積して起こります。軟骨にピロリン酸塩が蓄積すると、結晶の形成を促すと考えられます。ピロリン酸塩は、関節組織が生成する一種の酸です。ほとんどの場合、特に理由なく結晶化は起こります。痛風同様、偽痛風は家族に遺伝する傾向があります。

偽痛風では、しばしばひざの関節に突然症状が起こり、何週間ものあいだ体を動かせなくなります。痛風ほど深刻ではなく（痛みも激しくなく）、結晶が移動しなければ害はありません。結晶の移動が起こると、関節で炎症が発生します。抗炎症剤を用いるか、結晶を含む関節液を注射器で吸引して治療します。偽痛風は、治療を怠った場合のみ、長期的な損傷や痛みにつながる可能性があります。

痛風同様、偽痛風は治療で抑えることが可能ですが、根治しません。痛風と混同しないよう適切な診断を受けることが大事です。

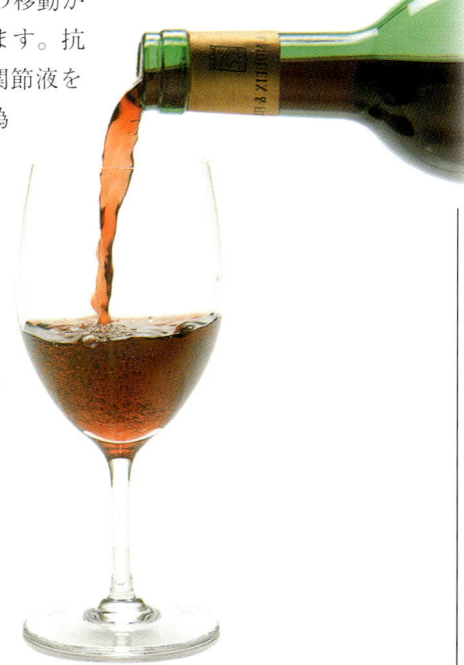

赤身の肉、赤ワインやポートワインを含むアルコール飲料など、こってりした食事をとりすぎると、痛風に襲われる可能性があります。

その他の関節炎

そ れほど一般に見られない関節炎としては、強直性脊椎炎、狼瘡、乾癬性関節炎、感染性関節炎、敗血症性関節炎、シェーグレン症候群、線維筋痛 リウマチ性多発筋痛があります。HIV感染に関連したリウマチ性の症状も数多く見られます。

炎症性の関節炎のなかには、慢性関節リウマチのマーカーとなるリウマチ因子が血清に発見されないものがあります。これらはまとめて血清反応陰性関節炎と呼ばれ、感染に続いて関節炎が発生する場合で、強直性脊椎炎、ライター症候群、乾癬性関節炎、潰瘍(性)結腸炎性関節炎が含まれます。

強直性脊椎炎は、1,000人にひとりが発症しますが、脊柱の椎骨が痛む進行性の病気です。炎症によって、瘢痕組織が椎骨の間のスペースに形成され、関節が強直します。この組織が骨に向かうと、炎症が鎮まるときに、椎骨の先端に蓄積して突起物ができる場合があります。発症した椎骨の側面から骨が増殖し、癒着する場合もあります。治療せず放置すると、脊柱がかなり変形して姿勢が前かがみになってしまい、上を向くことが出来なくなります。

強直性脊椎炎は、女性よりも男性に多く見られます。17歳から27歳と若い男性、特に20代前半で発症する場合があります。HLA827という組織に関連した遺

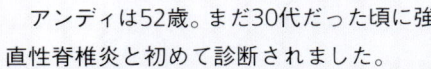

症 例

アンディは52歳。まだ30代だった頃に強直性脊椎炎と初めて診断されました。

「ゴルフコンペによく参加していました。スカッシュもやり始め、本当に楽しくて、週に何度かプレイしていました。しかし、以前のようにプレイするのがどんどん難しくなっていきました。すでにゴルフはやめていました。スイングが悪くなっていたので。

さきに強直性脊椎炎と診断された会社の同僚が、私も同じ病気ではないかと疑っていました。家庭医に登録したことはありませんでした。背骨が悪いと診断されるのが嫌だったのです。運動を続けたかっただけなのです。スカッシュの試合を午後か夜に予約する必要が

ありました。朝はいつも背骨の具合が悪く、その時間なら体が柔軟に動きました。

40代後半には、もうプレイできなくなっていました。以前ならスカッシュを存分に楽しむと体が動きやすくなりましたが、背骨の具合を悪化させるだけで、次の日が本当に辛かったのです。

2年ほど前にカイロプラクティックを受けると、背骨が固まっていると言われました。すでに強直がおこっているので、治療はそれほど助けにはなりませんでした。今、効果があるのは、数マイルを一定のペースで歩くことやマッサージ付の温熱療法を定期的に受けることです。もう体を酷使しません」

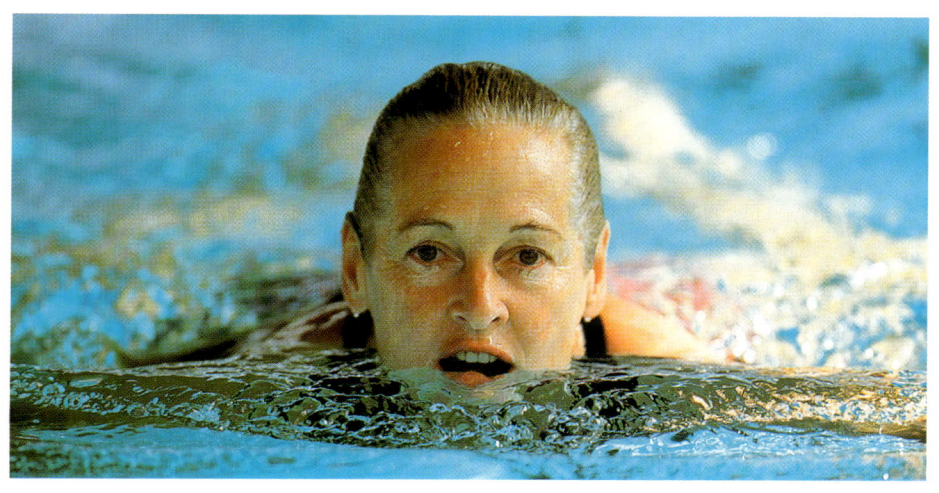

関節炎患者にとって、体重の負荷がかからない水泳は、体の動きを改善する優れたエクササイズです。しかし、負荷がかかる運動をすべて避ける必要はなく、活発なウォーキングやランニングも構いません。

さらに知るには
慢性関節リウマチ　20～23
その他の関節炎　28～29
遺伝的要因　32

伝要因が強く見られます。しかし、その遺伝子をもっている誰もが発症するとは限りません。

症状

　強直性脊椎炎の初期症状は、背骨の持続的な痛みと早朝のこわばりですが、これは日中に体を動かすとおさまります。また、慢性的な疲労と体重の減少が見られる場合もあります。胸や肋骨が痛み、呼吸が困難になるかもしれません。臀部や太ももの裏が痛み、足首がはれ、かかとに圧迫痛が起こる場合もあります。
　脊柱の強直を防ぐために、早期治療が大切です。診断の確定には血液検査やX線写真を用います。
　比較的まれな合併症として、眼が充血して痛む、虹彩炎やブドウ膜炎があります。こうした症状があれば、回復が不可能になる前にすぐに病院に行ってください。

治療

　強直性脊椎炎に決定的な治療法はありませんが、体を動かすことで症状の進行を食い止め、温熱療法で痛みをやわらげることが可能です。風呂、固いベッドに湯たんぽや電気毛布が効果的でしょう。理学療法士による指導のもとで定期的に運動を続けることが大切です。そうすれば椎骨の癒着が起こったとしても、背骨は曲がることなく、まっすぐ伸びたままです。
　机に向かって仕事をする場合、頻繁に姿勢を変えると、長時間にわたって脊柱を一定の位置に固定せずに済みます。

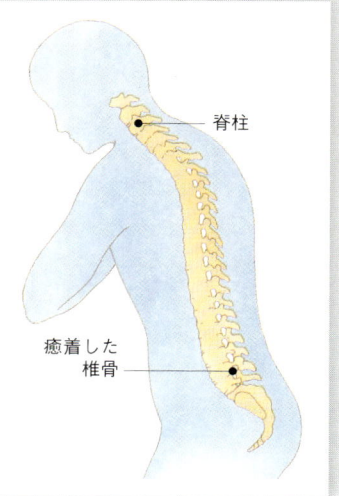

骨の強直

強直性脊椎炎が進行すると、脊柱の関節が癒着し、骨が一本につながってしまい、脊柱が固定されます。同時に、椎間板と靭帯が固くなり、動きがさらに制限されます。この段階での症状は、「竹様脊柱」とも呼ばれます。

その他の関節炎

全身性エリテマトーデス

狼瘡もしくはSLEとしても知られるこの病気は、全身性自己免疫疾患であり、体の器官すべてに慢性的な炎症を引き起こします。10万人に3人から4人が発病し、白色人種よりもアフリカ系カリブ人やアジア系人種の一部により多く発生します。男性と比べて女性の発症率は9倍高くなります。

狼瘡は、免疫系が体内の健康な組織を攻撃する病気です。体のシステムすべてが影響を受けます。症状には、心理的なものに加えて、発熱、倦怠感、体重減少、発疹、関節の痛み、呼吸困難、腎臓障害、胃腸障害などがあります。

狼瘡治療薬の多くは免疫系の機能を抑制するため、患者にとっては感染症の危険が増加します。狼瘡は感染症やウイルス、太陽光線、特定の薬物によって起こる場合があります。

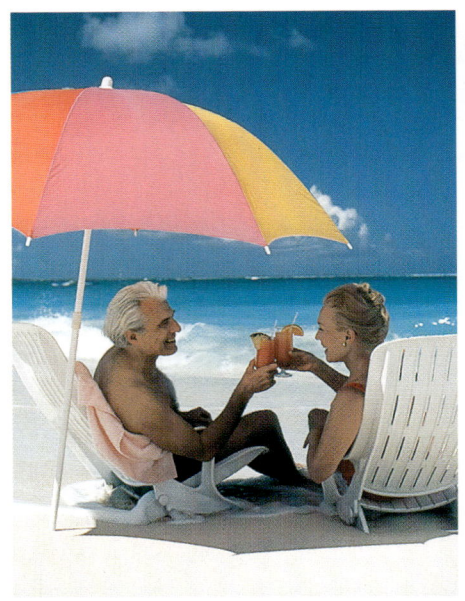

太陽光線を浴びることで狼瘡による発疹がでる可能性があります。SPF15以上の日焼け止め剤を使用し、つばの広い帽子をかぶり、特に日中の最も暑い時間はできるだけ日陰にいましょう。

乾癬性関節炎

関節炎は、乾癬と関係する場合があります。すでに乾癬を患っている場合、もしくは今後、乾癬を発症する可能性がある場合に、関節に炎症が発生すると乾癬性関節炎と呼ばれます。乾癬は、皮膚やつめがうろこ状にはげおちる病気で、50人におよそひとりの割合で発症します。乾癬にかかっている患者のおよそ10人にひとりが関節炎を併発します。あらゆる年齢層に見られ、男女とも発症率は同じです。

腱や靭帯が骨に付着する部位、例えばかかとなどの痛みを伴う炎症も、乾癬性関節炎と関係します。

感染性関節炎

関節炎は、一般的な例としては風疹（三日ばしか）など、いろいろなウイルス性感染症によって起こる場合があります。感染性関節炎は、適切な治療さえすれば、たいていの場合完治します。しかし、放置すると、関節に深刻な損傷を与え、体の他の部位にも影響が及ぶ場合があります。

感染性関節炎のほとんどはバクテリアが原因ですが、感染性肝炎、耳下腺炎（おたふくかぜ）、腺熱などのウイルスによっても起こります。真菌性関節炎はあまり見られません。

敗血症性関節炎

貫通性の傷や結核・淋病といった感染症が原因の敗血症性関節炎は、関節の感染を意味します。肉に食い込んだ足指の爪、おできや次第に潰瘍化する結節など、

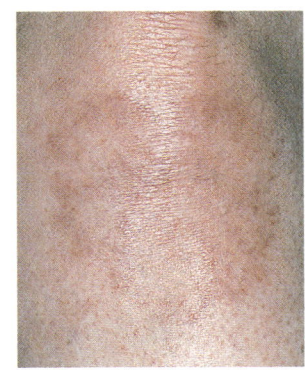

狼瘡は、皮膚にしみのような赤い発疹があらわれる恐れがあります。症状と同様、発疹も和らいでは再び発生します。

以前に感染による病変があったかも知れません。敗血症性関節炎にかかると、1ヶ所の関節が発熱して痛み、他の関節と比べて異常な炎症を起こします。吸引術やドレナージ（体内の液体を体外に出すこと）、抗生物質で治療します。

シェーグレン症候群

この病気では、慢性関節炎に伴い眼や口の乾燥が発生します。他の症状としては、眼の炎症やざらつき感、焼けるような痛みなどがあります。まぶたがひっつくこともあります。食べ物が喉に詰まって噛んだり飲み込んだりすることが難しくなります。声が細くかん高くなり、歯が変質する場合もあります。治療は慢性関節リウマチとほぼ同じです。

線維筋痛

結合組織炎としても知られますが、線維筋痛は広範囲にわたる痛み、こわばり、疲れといった症状を引き起こします。体の筋肉や軟組織から発生します。この病気にかかると、特定の筋肉に複数の圧痛点が見られます。症状には、首、肩、背中、腰、股関節周辺の痛みやこわばりなどがあります。胸やひざの痛み、睡眠障害、過敏性腸症候群、偏頭痛もあらわれるかもしれません。

線維筋痛はアスピリンやパラセタモールに反応しません。強い鎮痛剤も効かない場合があります。風呂、リラクセーション・エクササイズ、マッサージはすべて症状の緩和に役立ちます。温水プールでの水泳やエクササイズで姿勢を矯正し、筋肉の調子を整えるのもよいでしょう。

リウマチ性多発筋痛

リウマチ性多発筋痛は、50歳を超える年齢の人々に概して見られる病気です。首、肩、腰の筋肉に極度のこわばりや痛みがあります。他の症状としては、動脈炎があり、失明、疲労、体重減少、微熱、鬱状態を引き起こします。女性が発症する確率は男性の2倍です。治療にはコルチコステロイドを用います。

さらに知るには

アレクサンダー法　74～77
薬物療法　110～115
運動　148～151

症　例

36歳になるニコラは狼瘡を患っています。
「すでに重度の関節炎にかかっていて、日常生活が困難でした。自分で体を洗う、服を着るといった動作さえ大変でした。そこに発疹が現れ、数ヵ月後には狼瘡と診断を受けました。脳にも影響があるため、記憶が不自由になります。名前と住所を書いたカードを持ち歩く必要があります。
　化学療法が嫌でたまりません。免疫系の働きを抑えて体内への攻撃を防ぐためには仕方ないのです。でも、化学療法を受けたあとは、口内炎など、ありとあらゆる不快な感染症に悩まされます。
　移植手術を待つ間、腎臓透析を受けなくてはいけません。薬を飲むといろんな副作用がありますが、やめるわけにもいきません。時々そうなのですが、突然症状に襲われると、疲れきって、ベッドでじっとするしかありません」

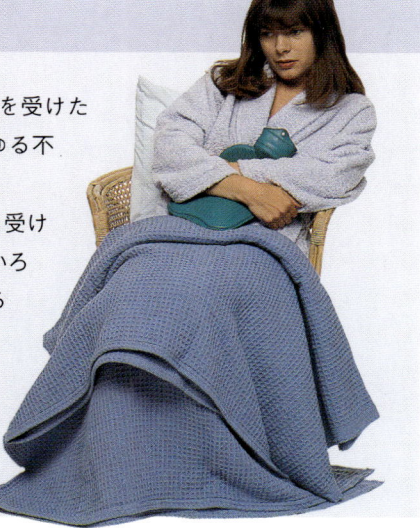

関節炎の原因は？

関節炎には多くの種類があり、それぞれ異なる複雑な原因をもっています。加齢が主な原因の関節炎もあれば、体内の化学反応の異常が引き金となるものもあります。免疫不全がかかわっていると考えられる場合もあります。

現在、多くの関節炎について免疫系の働きや異常などを含めた研究が行われ、関節炎の原因を究明する試みがなされています。体の組織自体が抗体の攻撃を受ける自己免疫反応、そのプロセスとメカニズムが解明されつつあり、新たな治療法の開発に希望が見えます。

ほとんどの病気は年齢とともに悪化します。「成長」して治るものはほとんどありません。関節炎の症状がある場合、その多くは加齢が原因ではないかもしれません。しかし、加齢によって関節炎が進行し、体を守る免疫系が弱るのは確かであり、その結果、関節炎と闘う力が体から失われていくのです。さらに、年齢とともに代謝が悪くなるため、体重が増加しやすくなります。これが関節炎の発症や進行に影響します。

危険因子によっては自分で管理できます。体重を減らす、禁煙する、生活を改善するなどを心がけ、関節炎の症状を緩和しましょう。

肥満

体重が多いと、明らかに体のシステムすべてに大きな負担がかかります。筋骨格系の関節もその例外ではありません。体重が多いと関節にも負担が増えるのです。平均体重の人にとっては、普通の変形性もしくは磨耗性の疾患でも、肥満の人とっては、健康への影響はより深刻です。

関節のメカニズムは繊細で、特に、腰、ひざ、足首といった体重を支える関節に、限界まで負担がかかります。例えば、脊柱の椎骨が圧迫されます。骨の先端をおおう軟骨は弾力を失います。筋肉と関節はより多くの酸素が必要になりますが、肥満した体は心臓血管システムが弱っているため、その要求に応えるほど素早く十分に酸素を供給できません。構造上、関節にかかる荷重は、体重の4倍、5倍に

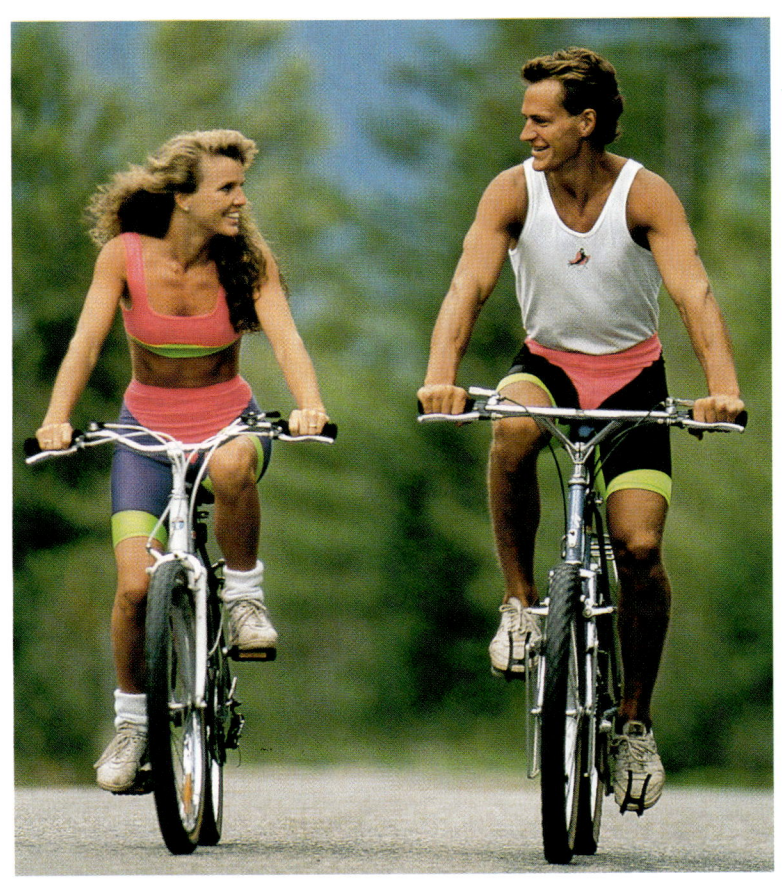

サイクリングは、心臓血管系を強化し、代謝を改善し、体重を減らすことにもなるため、優れたエクササイズです。しかし、やり過ぎはひざの負担になるので注意して下さい。

もなり得るのです。ですから、少しでも体重を減らすことで、体重を支える関節への負担は大きく変わってきます。

関節炎は、肥満女性に非常に多く見られます——体が不自由になる確率はほぼ2倍です。変形性関節症にとって、肥満は明らかにマイナス要因です。身長に対して適切な体重に戻すよう最善を尽くすべきです。肥満の場合、日常生活による疲れが多いため、その他の関節炎の要因にもなります。

どれだけ体重が多いと肥満？

健康な体重かどうかは、従来は標準体重表などで判断しましたが、現在こうした方法は、理想体重を正確に測るには不十分だと見なされます。筋肉に対する脂肪の割合を考慮していないからです。筋肉は脂肪より重いため、同じ身長のひとと比べて体重が重くても逆に健康な場合があるのです。今日、体重が標準範囲内かどうかの判断に、医師が使っているのは、BMI（ボディ・マス・インデックス）です。116ページから117ページに詳しく説明しています。

遺伝要因

多くの種類の関節炎は、家族によって発症率が高くなる場合があります。しかし、関節炎が「遺伝する」わけではありません。ただ、両親、祖父母、おじ、おばが関節炎にかかっている場合、遺伝的素因を受け継いでいる可能性があるということです。

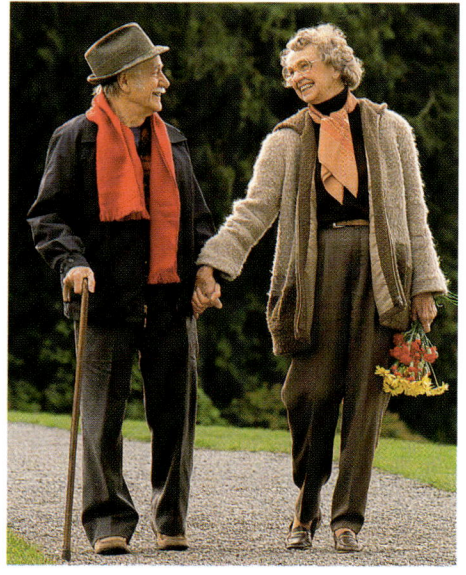

さらに知るには
関節炎の原因は？　32～37
理学療法　116～121
運動　148～151

骨がもろくなる骨粗しょう症は、関節炎によく見られるその他の要因によって悪化する場合があります。骨密度を保つひとつの方法としては、少なくとも1週間に3回、30分間のウォーキングをすることです。理想体重の維持にも効果的です。

年　齢

加齢は、関節炎の種類によっては主要な原因となり、また、なかには決定要因となる場合もあります。

- 最も一般的な関節炎である変形性関節症については、70歳を超えると約70パーセントに何らかの関節炎がX線写真に現れます。これは疑いなく磨耗が原因の関節炎であり、老化による自然なプロセスです。
- 年齢はリウマチ性関節炎を発症する要因になりますが、原因ではありません。リウマチ性関節炎が発症する年齢は、概して25歳から50歳です。
- 痛風の発症は年齢と関係しますが、年齢が原因ではありません。生まれつき代謝機能に異常がある場合、尿酸結晶が形成される恐れがあります。この尿酸結晶は、痛風に特徴的な痛みを起こす原因です。
- 年齢は、強直性脊椎炎の発症に決定的な関わりをもっていますが、原因ではありません。強直性脊椎炎の発症年齢は、概して17歳から27歳です。
- 全身性エリテマトーデス、もしくは狼瘡は、概して15歳から45歳（妊娠可能年齢）の女性に発症します。しかし、非常にまれに、もっと若い、もしくはもっと高齢の女性、また男性にも発症する恐れがあります。

関節炎の原因は？

関節炎が遺伝するかどうかはまだ科学的に解明されていませんが、家族のうち数名が発症している場合、医師に相談して検査を受け、兆候がないか調べるほうがよいでしょう。たいていの場合、早期診断によって、治療が成功する確率は高くなります。

遺伝的要因

関節炎は遺伝するのでしょうか？ 関節炎、特に慢性関節リウマチの発症には複数の遺伝子がかかわっています。しかし、その遺伝子をもっていれば必ず発症するわけではありません。逆に、遺伝子をもっていなくても実際に発症する場合があります。変形性関節症も種類によっては遺伝する傾向が強く見られます。強直性脊椎炎においては遺伝が大きな要因となっています。

遺伝子研究

研究者によって、DNA（体の遺伝的青写真）の構成要素のひとつである核酸がある特定の配列をもつと、慢性関節リウマチのマーカーになることが発見されました。両親からこの配列を受け継ぐと、重度の慢性関節リウマチを発症する可能性が高くなり、関節に加えて内臓にも影響する恐れがあります。こうした研究が進むと、今後、遺伝子相談が行われ、重度の関節炎を発症し、集中的治療を必要とする患者を特定することができるかも知れません。

関節炎の原因とその発症にかかわる遺伝子の特定化には、さらに科学的研究が必要です。遺伝的要因が慢性関節リウマチに関係することはわかっていますが、発症にかかわる遺伝子すべてが解明されたわけではないのです。

1997年9月、米国で、関節炎財団、米国NIH関節炎・筋骨格皮膚疾患研究所、国立アレルギー感染症研究所が協力して、12の研究機関による、慢性関節リウマチを誘発する遺伝子を特定化する研究を支援することになりました。北米慢性関節リウマチ協会（NARAC）は、慢性関節リウマチの発症にかかわる遺伝子について研究を進める予定です。

研究成果が発表されるには数年がかかるでしょう。現在のところ、慢性関節リウマチは、遺伝的な素因があるところに、おそらくウイルスやバクテリアなどの感染因子といった環境要因が引き金となって発症すると研究者は考えています。

性別

関節炎は、男性よりも女性のほうがかかりやすいのでしょうか？ 強直性脊椎炎は、女性よりも男性によく見られる数少ない関節炎のひとつです。しかしながら、他の関節炎は、ほとんどの場合、女性の発症率が男性よりもかなり高くなっ

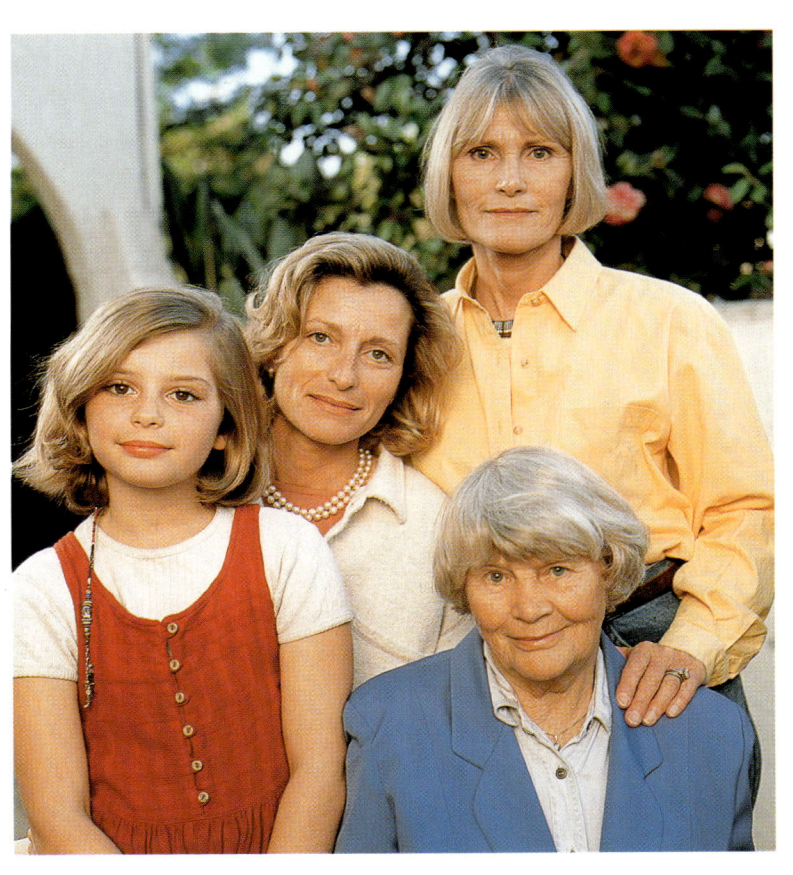

ています。

　アメリカでは、関節炎患者全体のほぼ3分の2は女性です。
- 変形性関節症については、1,170万人の女性が発症しており、全体の74パーセントを占めます。
- 線維筋痛症については、370万人が発症し、女性の発症率は男性の7倍です。
- 慢性関節リウマチについては、150万人の女性が発症し、全体の71パーセントを占めています。
- 狼瘡については、11万7,000人の女性が発症し、全体の89パーセントを占めます。
- 若年性慢性関節リウマチについては、6万1,000人の女子が発症し、全体の86パーセントを占めます。

自己免疫

　慢性関節リウマチやSLEを含めて、多くの関節炎には自己免疫がかかわっています。自己免疫とは、免疫系が「誤って」体の一部分を攻撃し始めるプロセスを指します。このプロセスは、バクテリアもしくはウイルスによる感染が原因で起こり、免疫反応がいったん始まると、感染が治まっても止まらなくなってしまいます。ほとんどの場合、感染のかかわりははっきりしていません。

運動・スポーツ

　通常、運動は体によく、運動量を増やせば健康増進につながります。しかし、もしすでに関節炎の心配がある場合、ある種の運動やスポーツは症状を悪化させる場合があります。実際に関節炎を引き起こす運動もあります。

　さまざまなバレエのポーズやテクニックは緊張や疲労を伴い、大きな負担となって、関節に損傷を与えます。

　しばしばコンタクトスポーツは関節の故障を起こし、軟骨を痛め、後年関節炎を発症する原因になります。サッカー――ひざの故障を起こす可能性があります――が最もよい例ですが、ラグビーなども危険です。
- ある種の運動の繰り返しが、年齢にかかわらず故障を起こす原因になります。
- 外傷または怪我の原因になるという意味で、多くのスポーツが危険です。転倒による骨折や手術を要する怪我の可能性があるスポーツは、後になって故障を起こす原因となります。
- 多くの場合運動やスポーツは競争を伴うため、体が緊張状態になり、外傷、磨耗の危険性が増します。体を緊張させながら不自然なポーズをしばらく保つ必要があるスポーツは、特に危険です。ひざや、場合によっては腰に過剰な負担がかかります。

　適度に運動しましょう。体に負担をかけすぎないようにして下さい。特に体をねじったり回したりするようなスポーツを避けましょう。スポーツや運動のあとで痛みがあるなら、警告サインだと受け止めて下さい。つまり、無理な負担だと体が訴えているのです。警告を無視して運動を続けたりしないこと。数日間やすんで、体を回復させて下さい。次回に好きなスポーツを楽しむ、もしくは何か運動を行う場合、足によくフィットする、靴底の厚いシューズをはき、ウォーミングアップを十分してから体を動かしましょう。運動中も気をつけて、疲れを感じたら即座にストップし、クールダウンを十分行いましょう。

> **さらに知るには**
> 怪我　35
> 生活習慣　37
> 運動　148〜151

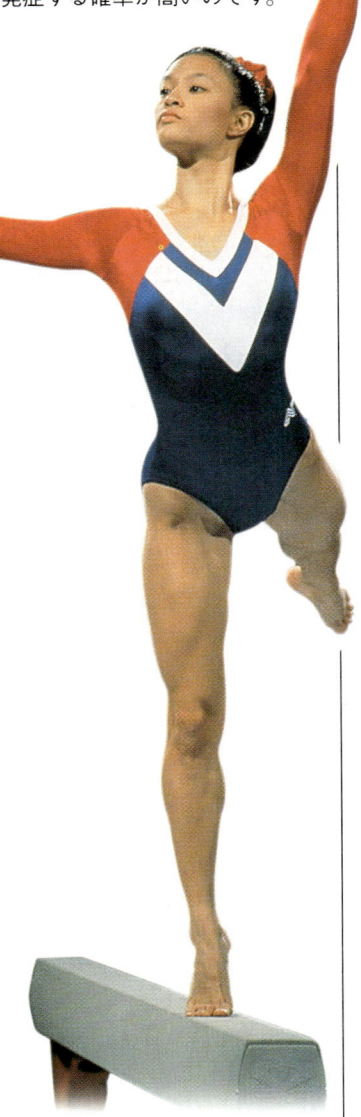

長く活躍したバレエダンサーや体操選手は、後になってその代償を払う可能性があります。どちらも後年になって関節炎を発症する確率が高いのです。

関節炎の原因は？

薬

薬物は、ある種の薬の組み合わせによっては、副作用を引き起こし、関節炎の症状となってあらわれる場合があります。ですから、薬を服用する前に必ず医師に相談して下さい。服用している薬をすべて医師に伝えて、相互作用の可能性を調べてもらいます。これは、痛風の場合、特に大切です。他の関節炎には症状緩和に役立つ治療薬——アスピリン——が痛風を悪化させる恐れがあるからです。

関節炎の治療薬は、高血圧の治療に処方される特定の薬や、リチウム（躁うつ病の治療に用いる向精神薬）と反応を起こす場合があります。風疹のワクチンで筋骨格系に症状が見られる場合が20パーセントあります。ワクチン接種後、概して2週間から4週間のあいだ症状が続きますが、数週間、まれに数ヶ月続くこともあります。静脈注射による薬物を使用す

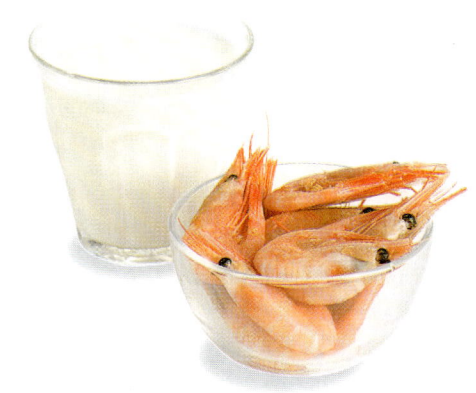

食物に敏感な人にとって、多くの食品がアレルギー反応を引き起こす可能性をもっています。よく知られているのは、牛乳やチーズなど乳製品、小麦やその加工食品、甲殻類です。

ると敗血症性関節炎を引き起こす危険があります。

処方を受ける際は、以下の簡単な注意点を守ってください。

- 処方箋に書いてある薬が、医師が処方すると言った薬かどうかを確認する。
- 副作用があるかどうかを医師に確認する。そうすれば心の準備ができます。
- 薬局で薬を受け取る際に、ラベルを見て医師が処方したものに違いないかを確認する。間違いが起こる可能性は常にあります。人間のミスは日常茶飯事です。

アレルギー

アレルギー反応とは、体がある種の物質（なかでも特定の食品、花粉、毛やちり）に対して過敏に反応し、免疫系が異常に活発化することです。

炎症性関節炎のなかには、食物アレルギーがかかわるものがあります。痛みだけで他に関節炎の症状がない場合、担当

風疹（三日ばしか）のワクチンが、実際に風疹に感染した場合と同じように、短期的に関節炎の症状を引き起こす可能性があります。関節炎の症状がある場合、最近風疹のワクチンを受けたか、もしくは風疹にかかったかどうかを医師に伝えましょう。

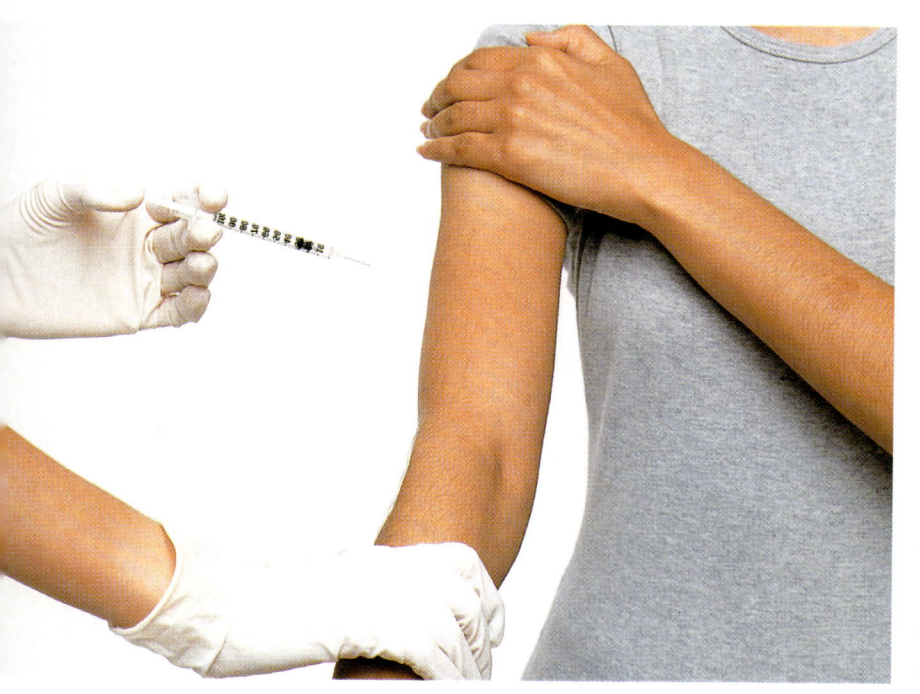

医師に相談して病院でアレルギー検査を受けましょう。アレルギーが関節炎の原因となっていることがあるからです。

どんな病気や障害であれ、できるだけ早期に正しい診断を受けることがいつも大切です。そうすれば、迅速かつ適切な治療が可能となります。

外傷（怪我）

外傷とは、あらゆる体の傷や怪我を指します。遺伝的な疾病素因にかかわらず、怪我で関節を痛めると、関節炎を誘発する場合があります。外傷後、何年もたってから発症する可能性もあります。こうした関節炎は、二次性関節炎と呼ばれます。

さらに知るには
薬物療法　110〜115
食事　　142〜147

症　例

現在30代後半のロージーは、二次性関節炎と診断されました。

「14歳のとき、犬と散歩中に、犬が道路へ向かって走り出したので、露で濡れている斜面を走って下りました。捕まえようと必死で走っていましたが、すべってころび、片足が体の下敷きになってしまいました。信じられないほど痛かった。太ももとふくらはぎ両方の骨が折れ、ひざも捻挫してしまいました。

数年後、17歳のとき、パリに滞在中、階段を2、3段踏み外しました。足にあまりフィットしていないサンダルを履いていたせいです。足首がひどく痛みましたが、休暇中だったので病院にいきませんでした。足をひきずりながら2日間なんとかやり過ごしていたら、あるひとがすぐ病院に連れて行ってくれました。ギプスをはめられ、安静にするように指示されました。右足首が折れていたのに、2日以上歩き回っていたのです。

それから何年かたって、香港で働いていたとき、その頃には22歳になっていましたが、また滑って足首をねじってしまいました。パリで折った足首です。かなり痛みましたが、あまり気にしませんでした。でも、次の日、足首がずい分はれて、痛みがひどくて動けなくなったので、病院でX線写真をとってもらいました。すると、何も異常はないといわれました。

数日後、痛みがまだ続くので、今度はかかりつけの医師のところに行き、整形外科医を紹介してもらいました。その外科医は新たにX線写真を撮ると、真剣な目で観察しました。足首がまた骨折しており、その上、以前の骨折で形成されていたらしい骨棘が、折れて浮遊していることがわかりました。手術をして骨の破片を取り除き、ギプスをはめることを提案されました。

度重なる怪我、それに痛めた関節で歩いたことも一度ではないと考えると、右足首が左に比べて弱っていても不思議はありません。現在40歳になろうとしていますが、痛めた足首が時々何の理由もなくはれます。湿気が多いと特に痛みますし、ハイヒールを履くとかなりぐらつきます。右足首が関節炎を発症しています。若い頃にもっと注意していたらと思います」

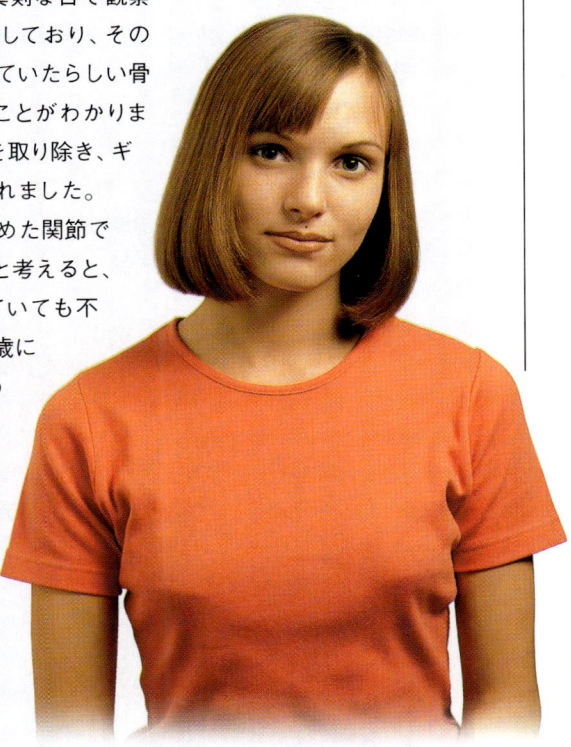

関節炎の原因は？

喫煙

　喫煙による早死には、イギリスで年間10万人、オーストラリアでは2万3,000人、アメリカでは35万人をそれぞれ超えています。喫煙が健康にもたらす害を知らずに吸っているひとはほとんどいません。先進国では喫煙率は低下していますが、発展途上国では上昇している国もあります。

　喫煙が健康に有害なのは、例えば肺がんなどの原因となるだけでなく、あらゆる病気や障害を悪化させるからです。関節炎も例外ではありません。タバコは有害物質を含み、喫煙で体の酸素供給が最高およそ15パーセントも低下します。つまり、関節炎患者が喫煙すると、喫煙しない場合と比べて、傷ついた組織の再生に時間がかかり、痛みと疲れが増すことになります。

喫煙と関節炎に関する研究

　the Annals of the Rheumatic Diseases 誌（1997.9）は、喫煙が慢性関節リウマチの症状を悪化させるとの研究結果を発表しました。アメリカのアイオワ大学医学部の研究者らは、300人以上の患者の症状を調査し、喫煙は慢性関節リウマチの症状を悪化させる重要かつ修正可能な危険因子であると結論づけました。関節炎に対する喫煙の影響が研究されたのは初めてのことです。

　慢性関節リウマチは、関節の慢性的な炎症と変形を起こす病気です。発症部位は主に指、手、足、足首、ひざ、肩の関節です。概して診断には、関節のはれ、X線写真による関節の磨耗、血中のリウマチ因子と呼ばれる抗体、それぞれの有無を調べます。

　年齢や性別といった既存の危険因子による調整を行った後、アイオワ大学の研究チームは、過去に喫煙していた患者、もしくは現在も喫煙している患者はリウマチ因子が高レベルであることが多く、骨が磨耗している危険性が高いことを発見しました。さらに、25年以上喫煙を続けている患者は、非喫煙者と比べて、リウマチ因子と骨の磨耗の危険性が3倍高くなっていました。

危険

　喫煙は、慢性関節リウマチ患者の肺やその他の部分の免疫系に異常を起こす場合があります。喫煙によって白血球の数が増えます。ヘビースモーカーになると、免疫細胞に異常を起こし、感染の危険性が増す恐れがあります。喫煙によって体中の免疫系の活動が損なわれます。研究チームは、喫煙は、慢性関節リウマチの慢性化よりも発症にもっと重要な関わりをもつのではないかとみています。

生活様式

　関節炎になる危険を減らす方法、もしくは関節炎を発症した場合に症状を緩和する方法があります。

リスクを減らす

1. 身長に応じた標準体重を維持する。標準体重がわからない場合、BMI（116〜117ページを参照）を計算しましょう。
2. 健康な食事をとること。1日に5人前の果物や野菜を、ビタミンやミネラルの含有量を失わないように生のままや軽く蒸して食べましょう。鉄分やカルシウム豊富な食品を食べ、EPAやDHAといったオメガ3必須脂肪が豊富な魚

油の栄養補助食品を摂取しましょう。
3. 筋骨格系への負担を考えて、常に適度な運動やスポーツを行ってください。仕事で体が過度の緊張を強いられる場合、特に気をつけて下さい。
4. 服用している薬の内容を医師や調剤薬局に確かめましょう。
5. 体のどこかに関節炎と思われる症状がある場合、できるだけ早期に医師の診察を受けて治療を開始しましょう。早期に治療を開始すればするほど、動きを維持できる可能性が高くなります。
6. 怪我をした場合、自分にとって最適なエクササイズやリラクセーション法を見つけて、関節の痛みや負担を緩和して下さい。適切なエクササイズ(第3章を参照)を行うことで、関節がさらに損傷を受けるのを防ぐことができます。関節や筋肉は、運動が過ぎてはいけませんが、運動不足もよくないのです。
7. リラックスする、できるだけ健康で活発に動く、両者のバランスをとる方法を学ぶことが大切です。リラクセーション・レッスンが役に立つ場合もあります。もちろんその他の補完療法として、瞑想、イメージ療法、鍼、アロマセラピーなども有効です。補完療法については第2章でさらに詳しく解説します。

さらに知るには

リラクセーション 58〜59
禁煙する 124〜125
運動 148〜151

全体として喫煙者は減っているものの、若い人たちのあいだでは依然として喫煙率が高いのです。例えば、若い男性の20パーセントが喫煙者で、関節炎を含めて、後に健康を害する危険に自ら進んで身をさらしているのです。

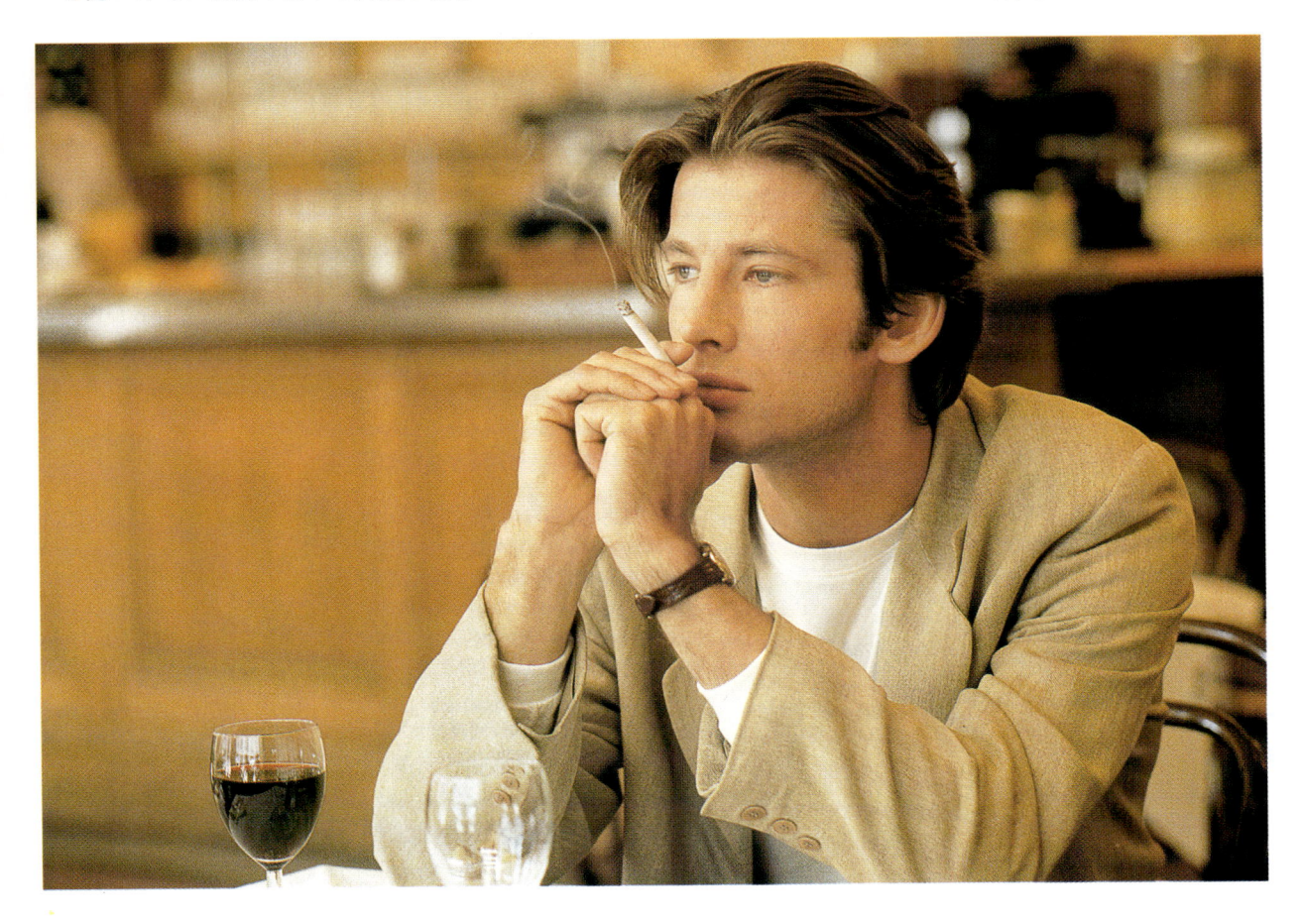

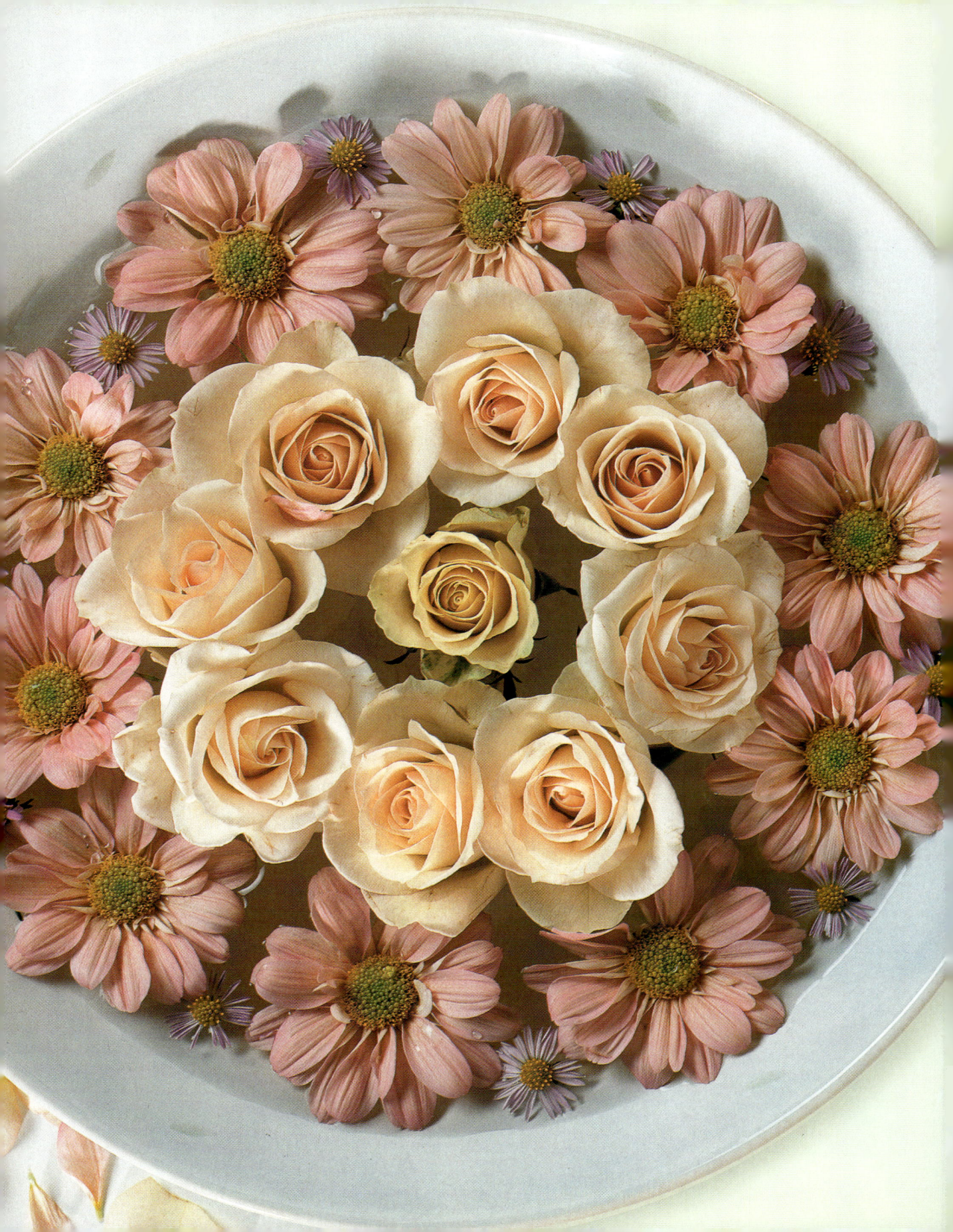

2

補完療法

関節炎は非常に一般的な病気であり、現代西洋医学の治療法については、症状を予防・改善するために多くの試みがなされています。しかし、これまでのところ、こうした努力が十分成功しているとはいえません。

　従来の薬は、多くの関節炎がもたらす苦痛を緩和するにはかなり有効ですが、深刻な副作用を起こす場合があります。それに処方薬は、患者がよく経験する辛さ、苛立ち、苦しみをやわらげてはくれません。

　そこで補完療法が役立つのです。体にやさしくかつ効果的な補完療法は、強い薬に代わる選択肢であり、副作用なしに痛みを軽減してくれます。実際、補完療法は、現代医学に携わる医師によって施術されることもしばしばです。

なぜ補完療法を？

補完療法はたいていの場合、体にやさしく、医薬品で起こるような副作用はありません。体に施術するものですから、患者の病歴を知ることが重要になります。

ここ数十年で欧米に広まった補完療法の多くは、東洋の文化にその起源をもっており、何百年にもわたる歴史があります。こうした補完療法としては、鍼、ヨガ、瞑想などがあります。他にアレクサンダー法、オステオパシー、カイロプラクティックなどは比較的新しく、欧米で発達したものです。

「代替」、「非正統」という言葉を使って補完療法を指す場合もありますが、これは誤りです。まず、責任ある補完療法士であれば誰でも説明するでしょうが、補完療法は従来の治療にあわせて行うものであって、それらに代わるものではありません。今日、欧米の医師の多くが補完療法を認めており、なかには自ら施術する医師もいます。

現代医学と補完療法では治療に対するアプローチが違います。現代医学において、医師はすでに現れている症状を治療して治そうとします。医師によれば、関節炎は、原因が十分解明されておらず根治しない病気です。治療の目的は症状の緩和であり、しばしば薬を処方し──現代西洋医学による治療の柱──関節炎による痛み、炎症、こわばりを処理しようとします。こうした薬がいつも症状を改善し、健康が回復するとは限りません。

補完療法はホリスティックな（心身一体的）アプローチをとります。体、心、感情、精神の状態を含めた患者の全身を治療することで、自然治癒力を高めようとします。補完療法は全人的医療であるため、関節炎を治療するだけでなく、体全体を健康で満足な状態にします。

鍼、指圧、リフレクソロジーなど、補完療法には体全体を流れる「生命エネルギー」という概念に基づくものがあります。生命エネルギーの通り道「経絡」の流れが悪くなると病気になる恐れがあるのです。施療士は、経絡の流れをよくし、体を健康に戻す手助けをします。

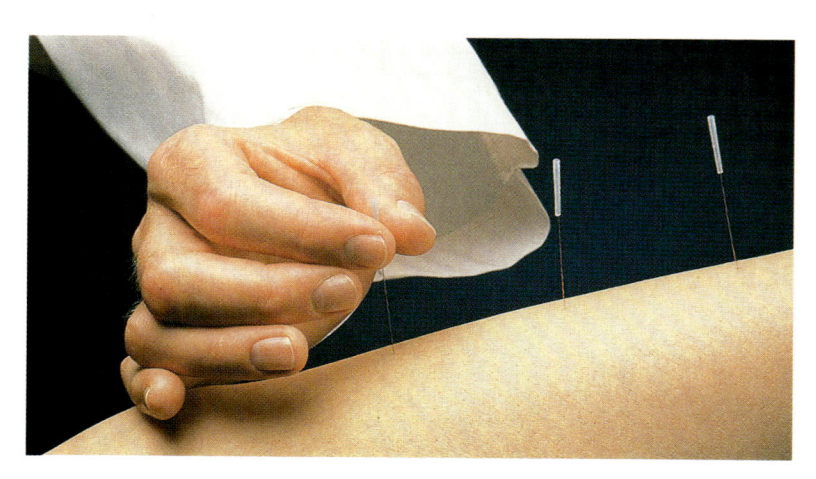

補完療法の選択方法

関節炎の治療に役立つ補完療法には非常に多くの種類があり、その方法はさまざまです（42～43ページ参照）。薬を用いる療法には、ホメオパシー、薬草学があり、理学療法にはマッサージやアレクサンダー法があります。実際、非常に多くの療法があるため、自宅において自分で行う、レッスンに参加する、定期的に療法士のもとに通うなどの選択が可能です。関節炎の種類と症状に応じて、マッサー

鍼治療は、体の経絡に鍼を刺して刺激します。生命エネルギー「気」の流れを体全体で改善することで、健康を回復します。

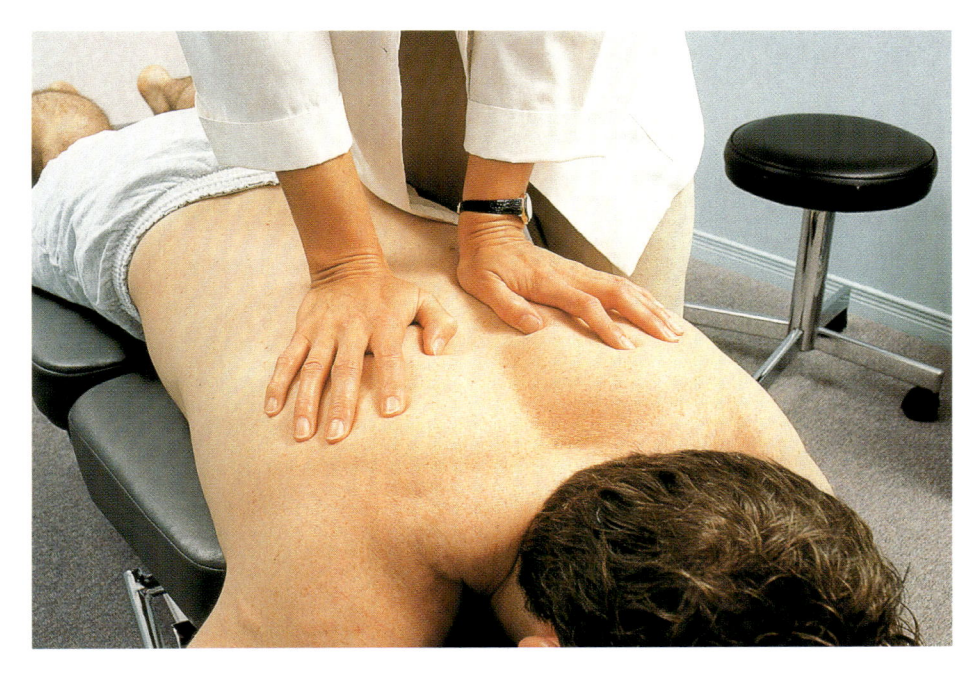

カイロプラクターは、体の自然治癒力は中枢神経系から生まれると考えます。脊柱がずれると、体は組織や関節のバランスを回復できなくなります。

さらに知るには
鍼と按摩　78〜81
カイロプラクティック　92〜93

ジ、食事管理、エクササイズ・プログラムなど実践的なアプローチを選ぶことができます。スパで水治療法を受けたり、古くからの東洋の治療法である鍼や指圧を試したりすることもできます。

　補完療法には、患者本人からの積極的な努力が必要です。補完療法を選択することは、健康を自分で責任をもって管理するということです。以前と比べて積極的で前向きな気持ちになれるでしょう。それが自然治癒力を高めることにつながります。

　補完療法士による診察は通常1時間程度かかります。関節炎だけでなく他の病歴も含めたあらゆる質問を受けるでしょう。関節炎患者としてではなく、ひとりの人間として扱われるはずです。

　補完療法を選ぶと何か不都合はあるのでしょうか？　あります。薬ほど即効性がない場合がありますし、治療を受ける側の努力がより必要とされます。

補完療法の種類

按摩と鍼	瞑想
アレクサンダー法	自然療法
アロマセラピー	オステオパシー
バイオフィードバック	心理療法とカウンセリング
カイロプラクティック	リフレクソロジー
カラーセラピー	リラクセーション
ダンスセラピー	自己催眠
薬草学	指圧
ホメオパシー	太極拳
ハイドロセラピー	イメージ療法
マッサージ	ヨガ

補完療法を選ぶ

関節炎など慢性的な病気の対処法として、補完療法がますます注目されています。医学による従来の治療法への落胆から、患者は、健康なときには決して考えなかったような、今までとはまったく異なるセラピーに目を向けています。

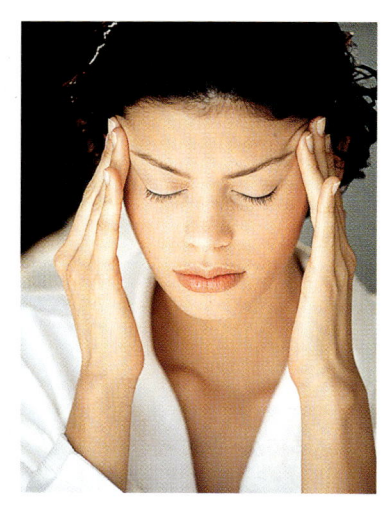

痛みを緩和する簡単な方法を学ぶことで、関節炎の症状をコントロールできる自信がつきます。

　補完療法を試す決心をしたとして、あまりに多くの異なる治療法がある場合、まず何から始めるとよいのでしょう？ 効果についてはどう判断すればよいのでしょう？ 医師や医療コンサルタントは、厳しい研修プログラムを経ています。しかし、補完療法について同じような基準がすべて当てはまるとは限りません。状況は改善されつつありますが、依然として、研修を終えずに補完療法士として開業することが法的に可能な場合もあるのが現実です。登録療法士を見つけましょう。療法士は、専門機関が認めた認定証を掲示するよう法律で義務付けられています。

　一般医の多くが補完療法士を紹介してくれますし、補完療法のなかには、現在、民間の健康保険が適用されるものもあります——ただし、有資格医師による同意が必要です。

　ある特定のセラピーや療法が自分に適切かどうか判断する場合、以下の質問を参考にして下さい。

- マッサージを受けるあいだ、ほぼ全裸に近い状態でも気にならないか？
- 厳しい食事制限を守ることができるか？
- 鍼治療で鍼を打たれても大丈夫か？
- 病気に関するあらゆる経験を心理療法医に報告できるか？
- 瞑想プログラムを毎日行う時間や忍耐があるか？
- 生活習慣をどこまで改善・調整する用意があるか？

　さらに重要な判断基準としては、ある特定のセラピーにどれだけ時間を費やせるかどうか、どうやってそのセラピーを生活の一部に組み込むかです。

　また、どれだけ費用を負担できるかも考えるべきです。体の動く範囲も治療の選択を左右します。

注意事項

　どんな補完療法を選ぶにせよ、治療のアプローチを変えたからといって、鎮痛剤の服用をやめてはいけません。痛みや炎症の管理は重要ですし、たいていの場合、補完療法は治療薬の服用と併せて行うことでうまく機能するのです。しかし、ホメオパシーや薬草による治療など例外はありますから、補完療法を始める前にまず医師に必ず相談することです。また、ホメオパシー医やハーバリスト（薬草師）にも服用中の薬を知らせるべきです。

　信頼できる補完療法士であれば誰でも、必要な場合医師と相談する用意があるはずです。実際、補完療法士は、治療を開始する前にかかりつけの一般医に相談することを勧めるでしょう。現代西洋医学を見下すような発言をする補完療法士には気をつけましょう。

心と体

　自分への最後の質問は、補完療法が関

補完療法を選ぶ　43

節炎に直接効いてほしいのか、それとも関節炎にともなう不安や鬱状態、ストレスに対処する手助けをしてほしいのか、です。関節炎に苦しむ多くの人たちは、ある程度鬱状態に陥り、時には治癒の見込みがないことに苛立ってもおかしくないでしょう。

主な病気はすべて、思考プロセスが体の症状に影響を与えるとの認識が高まりつつあります。イメージ療法や瞑想といった特定の補完療法によってネガティブな思考をポジティブなものに変えて精神を安定させると、痛みが和らぐでしょう——しかし、その効果にもかかわらず、こうした療法は関節炎の症状に直接効くわけではありません。

一方、アルコール、タバコ、カフェイン、白糖など酸性物質をすべて絶ち、新鮮な野菜や豆類などアルカリ性食品を代わりに摂取するような厳しい食事療法は、関節に直接的な効果があります。しかし、そうした食事制限を守るのは難しい、もしくは不可能だと感じるかも知れません。

オステオパシーやカイロプラクティックなど手技療法は関節の変形やゆがみを緩和し、ある程度矯正することが可能です。鍼もまた直接効果があるとされています。アレクサンダー法などの療法は、特に関節炎によって姿勢が影響を受けている場合、心と体の両方から治療を行い、健康をかなり改善します。ヨガも同様です。しかし、そうした療法で効果を実感するには、強固な意志とたゆまない努力が必要です。

さらに知るには
なぜ補完療法を？　40〜41
療法士を選ぶ　106〜107

自分に最適な治療法と信頼できる療法士をじっくりと探しましょう。療法士との関係が治療プロセスを成功させる鍵となります。

注意点

- 補完療法には多くの選択肢があり、決めるのは患者本人です。以下の大切なポイントを忘れないで下さい。
- 関節炎に確実な治療法はありません——治療法があると断言する補完療法士は疑うべきでしょう。
- 補完療法はすべて患者側の努力を必要とします。実践にはかなり時間が必要かも知れません。
- あなたの選んだ療法士が正式な訓練を積んでいるかどうかを確かめて下さい。関連する専門機関にその療法士の資格を問い合わせるとよいでしょう。
- 高価な治療を始める前に、治療に満足したクライアントがいるなら、紹介してもらいましょう。
- どんな補完療法であれ、開始前にかかりつけの医師に相談しましょう。

ヨガ

ヨガは、200年以上前、瞑想を導く手段として考案されました。精神エネルギーを体中に巡らせるのが目的です。その中心にあるのは、体にやさしく効果的な手段によって、体、心、精神をコントロールするという考えです。

この昔からの訓練法は、柔軟性を高めて姿勢を改善しつつ、体のさまざまなシステムを調和させていきます。ヨガは、サンスクリット語で「調和」を意味し、ふたつの異なる、しかし関連した側面をもちます。ひとつはプラーナヤーマ（呼吸法）、もうひとつはアーサナ（ポーズ）です。ヨガは、厳密には、悟りを開く方法として主に男性が実践した東洋の訓練法でした。しかし第1次大戦後になって、当時の新しい「自然療法」のひとつとして欧米で注目されるようになったのです。ヨガはヨーロッパ中の湯治場や療養所で行われていましたが、一般には依然として「一風変わった」治療と見られていました。

しかし、第2次大戦後、ヨガは、フィットネスに精神性をやや取り入れたエクササイズとして脚光を浴びます。ヨガ・インストラクター、リチャード・ヒトルマン、後にリン・マーシャルが、1960年代、1970年代に人気テレビプログラムを通じてイギリスの大衆にヨガを広めました。

脚を支えて上げる

このポーズは、体にやさしいストレッチで、関節のこわばりに悩む人に最適です。仰向けに寝て、両脚を壁に沿って伸ばします。両腕を頭の上に伸ばし、背筋をまっすぐにしておきます。心地よく感じられるだけこのポーズを維持します。

現在では、宿泊設備のあるリトリートやアーシュラマに加えて、フィットネスセンターであればほぼどこでもヨガ・クラスがありますし、書籍やビデオも数え切れないほど見つかります。

ヨガは、時におどけて「自分の体を縛って結ぶ昔ながらの技法」と呼ばれますが、関節炎とどう関係するのでしょう？ また、関節炎にどんな効き目があるのでしょう？ ポーズによっては国際的な運動選手並みの能力が必要でしょうし、簡単なものでもほとんどの関節炎患者には無理に見えます。

ヨガ・セラピー

答は、ヨガ・セラピーと呼ばれる特別なヨガにあります。これは、普通のヨガと比べて体にやさしく簡単で、関節炎による関節のこわばりや不自由を考慮したものです。関節炎を対象とするヨガ・セラピーは、40年以上前から欧米で見られますが、専門的な補完療法センターでのみ実施されていました。

しかし、ここ数年、ロビン・モンロー医師によって設立されたヨガ・バイオメディカル・トラストでは、医療関係者を悩ませ続けている慢性的もしくは深刻な症状、つまり関節炎を訴える患者に役立つヨガを研究・開発しています。モンロー医師自身、プラーナヤーマを実践して喘息が治ったことから、さまざまな形式のヨガがもつ治療効果の研究に一生を捧げようと決心した

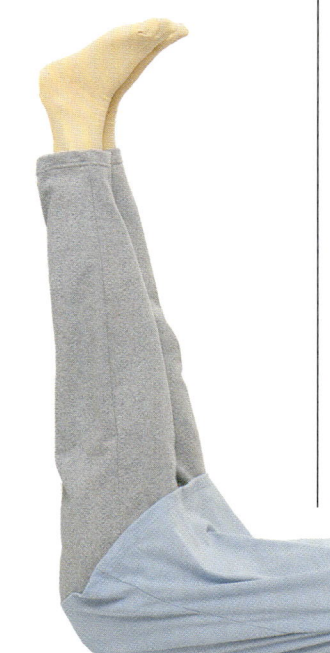

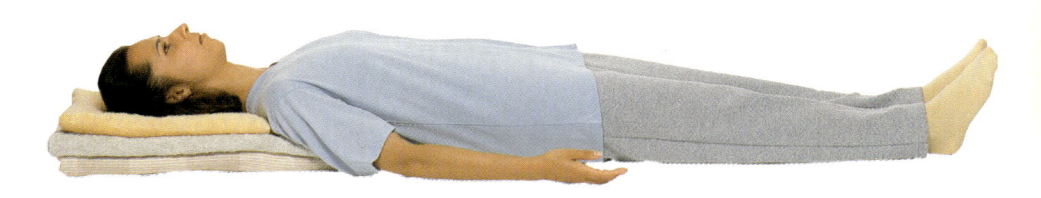

さらに知るには

ヨガ　46〜47
リラクセーション　58〜59
療法士を選ぶ　106〜107

のです。モンロー医師とその研究チームは、現代西洋医学に携わる医師と緊密に連携して、イギリスの主要な大学付属病院で臨床研究を行っています。その目的は、この昔ながらの訓練法を現代の臨床研究法で分析し、その効果とメカニズム、難治性の症状を最大限緩和するための適用法を厳密に理解するためです。ロンドンにある王立ホメオパシー病院に拠点を置くヨガ・セラピー・センターは、あらゆる種類の関節炎患者のために8週間の特別コースを行っています。

ヨガ・セラピーは、関節炎患者のために調整・改良を加えたもので、通常のヨガとはかなり違います。主に高齢者に見られる、関節の磨耗が原因の変形性関節症と、関節のこわばり、痛み、炎症に加えて、全身が影響を受けて眼や心臓の疾患を起こす恐れのある慢性関節リウマチでは、ヨガ・セラピーの内容が異なります。

ヨガの効果

関節炎になると関節を使わないようにするため、結果として関節がさらに硬直し、痛みを増すことになります。薬物療法で痛みは緩和できますが、関節の動きは概して回復できません。関節炎に対するヨガの効果は、主として患者が関節を再び動かす術を学ぶことにあります。関節が動き出す理由は、ヨガの特別な呼吸法やリラクセ

死体のポーズ

このポーズは、心と体を完全にリラックスさせるものです。仰向けに寝ます。両脚、両腕をまっすぐ伸ばしますが、緊張はさせないで下さい。タオルか毛布をたたんで置き、その上に頭をのせましょう。数回深く息をしてから、だんだんと呼吸をゆっくり規則正しくしましょう。少なくとも15分間はこのポーズを維持して下さい。

ーションと一緒に正しい動きを行うからです。ヨガ療法──呼吸法とエクササイズ──は非常に特殊なため、特別な訓練を受けた専門家に学ぶ必要があります。外に出かけるのが好き、レッスンに参加するのが楽しい、新しく何かを学びたいという人に適しているでしょう。

いったん関節が再び動き出すと、可動域が増す場合が多いのです。たとえ、両足、両手を少し動かすだけであっても、誰でも何らかの効果を得られます。

支えを使った死体のポーズ

特に背骨を休ませるポーズです。タオルか毛布をたたんで置き、その上に仰向けになり手を広げます。両脚をひざで曲げて、平らな椅子かスツールの上に置きます。規則正しく呼吸し、数分間このポーズを維持します（もし気が散るようなら、眼を閉じて集中して下さい）。

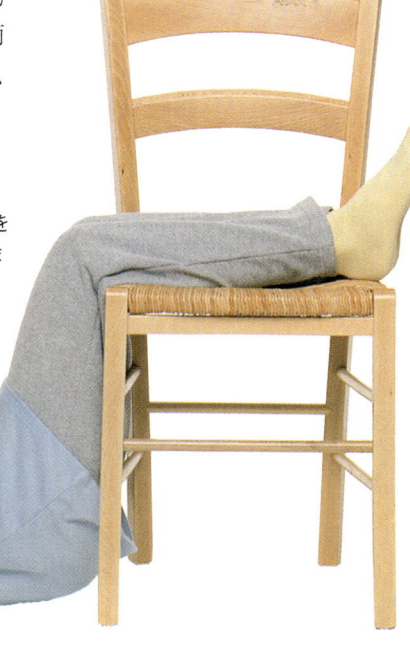

ヨガ

誰でもできるセラピー

関節炎の症状がある場合、ヨガはよくないと考えがちです。しかし、研究によると、体が不自由な重度の関節炎にかかっていても、種類によっては、なんら体に影響なくヨガを行えるのです。

健常者を対象とする力強いヨガの動きと違って、ヨガ・セラピーは非常にやさしい動きであり、車椅子に座ったままでも可能です。

ヨガ・セラピーの効果は関節だけに限りません。ヨガは血行をよくします。いったん始まった関節炎の症状を元に戻すことはできませんが、関節に老廃物がさらに蓄積するのは防ぐことができます。さらに、ヨガで筋肉を鍛え続けることになり、リンパ系からの毒素排出を促します。

一度レッスンを受けるだけで症状の改善が実感できるでしょう。正統医学で用いる薬と違って、体に悪い作用はありません。体によい作用だけです。ヨガを実践すればするほど、セラピーの効果が証明されるはずです。関節炎の場合、理想的には、体にやさしいヨガを毎日実践して下さい。ただし、レッスンで学んだ以上にやり過ぎてはいけません。

ヨガ・セラピーは、関節炎によくある鬱状態や不安にも効果があるとわかっています。あらゆる慢性病は鬱状態を引き起こします。抗鬱薬を飲むこともできますが、副作用の可能性のある薬をさらに服用することになってしまいます。ヨガにとって大切なのは、心と体の両方へのアプローチです。ヨガには、ある種の認知療法としての機能もあるのです。

継続して行う

補完療法を用いる場合、かかりつけの医師に相談するべきではありますが、ヨガ・セラピーの場合は必ずしも医師に伝える必要はありません。服用中の薬があれば、継続して服用するべきです。ヨガが、服用中の関節炎治療薬に影響することはないでしょう。

症　例

1974年、スザンヌは交通事故で大怪我をしました。回復すると、関節炎の症状に襲われました。手足の自由を取り戻すのは不可能だろうと医師の宣告を受けます。スザンヌはテレビでヨガを見て興味をもち、試してみることにしました。

「定期的にレッスンに参加すると、すぐに生命エネルギーが体中にあふれるのを感じました。大切なのは、体への自信を取り戻し、意識的にリラックスする方法を学んだことです。

現在、定期的にヨガを実践しています。関節のこわばりや硬直を感じると、いつもその部位に息を吹き込みます。私の実感としては、関節炎治療で一番大切なことは、リラクセーションです。ヨガは、関節の自由な動きを維持してくれますし、体全体に効果があります。

事故にあったときは20代でしたが、ヨガを定期的に行わなければ、今頃は完全に体が不自由になって、一生車椅子での生活だったはずです」

レッスンが終了しても、自宅でヨガを続けて下さい。ときには再講習に参加してもよいでしょう。2、3週間でヨガ・セラピーを実際に習得できるわけではありません。毎日実践していく必要があります。関節の動きをどれだけ取り戻せるかは、最初の症状によって左右されます。

関節炎を確実に予防する方法はありませんが、ある研究結果によると、長年にわたってヨガを実践すると、少なくとも体の機能を奪われるような最も深刻な関節炎にはかかりにくいとのことです。

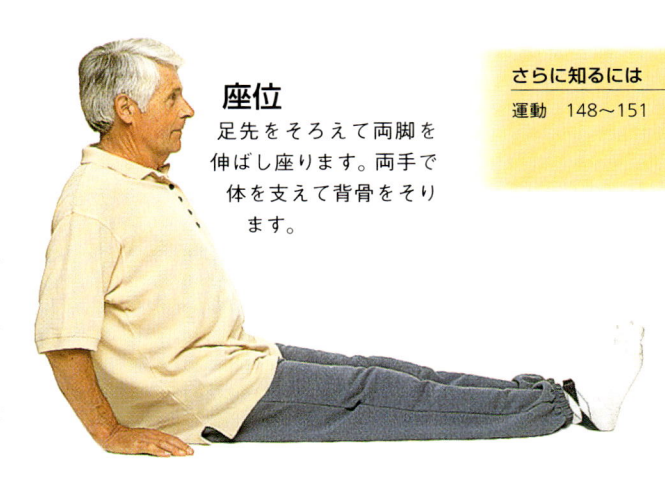

座位
足先をそろえて両脚を伸ばし座ります。両手で体を支えて背骨をそります。

さらに知るには
運動　148〜151

腕を上げる
両足をそろえ、ひざを軽く曲げて、両手を脇においてリラックスした状態で立ちます。肩をリラックスしたまま、息を吸いながら両腕を頭の上に上げます。気持ちよく上げられる間だけそのままにします。

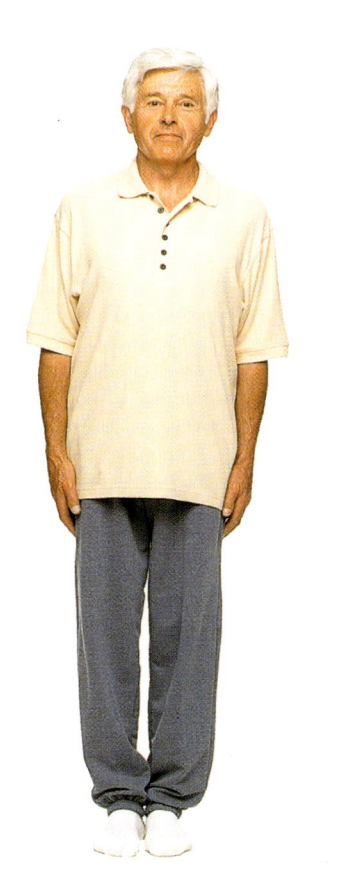

立位の基本型
リラックスした姿勢を保ち、お腹に息を吸い込みます。肩をリラックスさせましょう。あごを引いて、腰を前に押して、背骨をまっすぐにします。体の重心が両足の親指付け根のふくらみにくるようにしましょう。

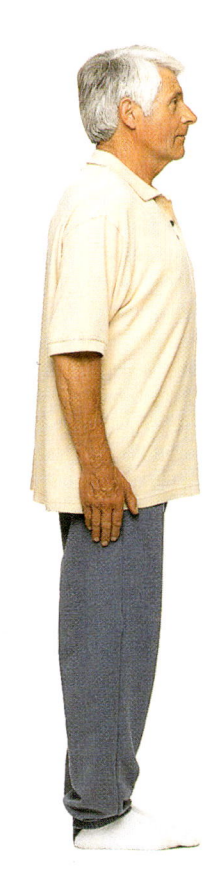

太極拳

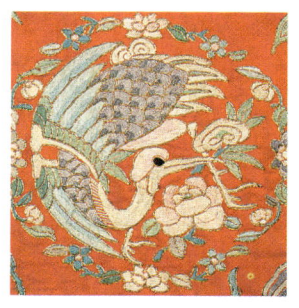

道教思想において、鶴は宇宙意識を表します。

太極拳は、中国と日本で生まれた、格闘技ではなく体にやさしい武道のひとつです。護身の動きによって自己を表現・理解する、体と心の訓練方法です。太極拳は、精神と肉体、両方の健康を改善する努力の一環として行われます。

中国の太極拳は、何百年も昔、道教の修行僧である張三峯が、決闘とも舞踊とも判断のつかない、蛇と鶴の奇妙な絡み合いを夢で見て、今日のような太極拳の動きを編み出したのが起源だとされています。伝統的なポーズは、永遠と現在、天と地の融合を表現します。

1949年に毛沢東が国家主席になると、健康のために国民がそろって太極拳を毎朝行うように呼びかけました。伝統的なポーズは、誰でも簡単に行えるように24の型へと簡略化されました。

関節炎と太極拳

太極拳は、血液への酸素の流れを増やし、体の関節、特にひざ関節を開き、関

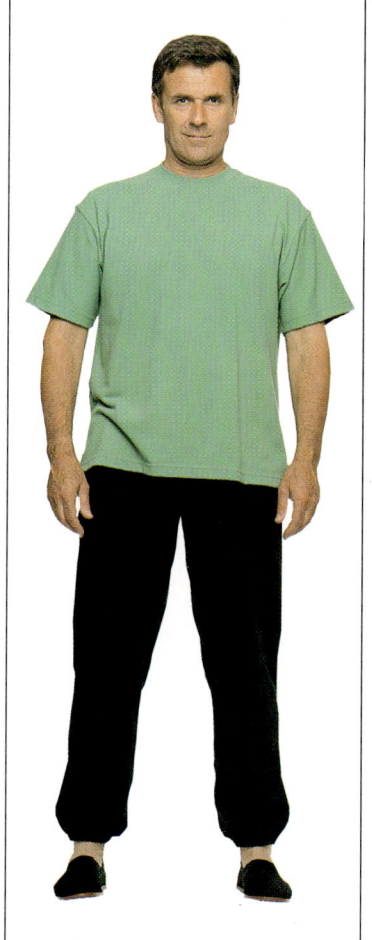

1 両脚を肩幅に開き、前を向いて立ちます。両腕と肩をリラックスさせます。

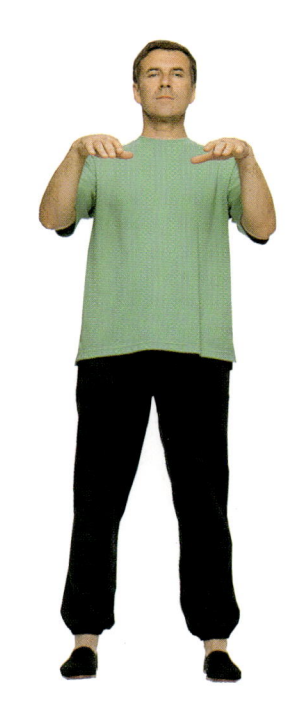

2 ひざを緩め、お腹をリラックスさせたまま、手のひらを下にして両腕を胸の高さまで上げます。少し指を開きます。

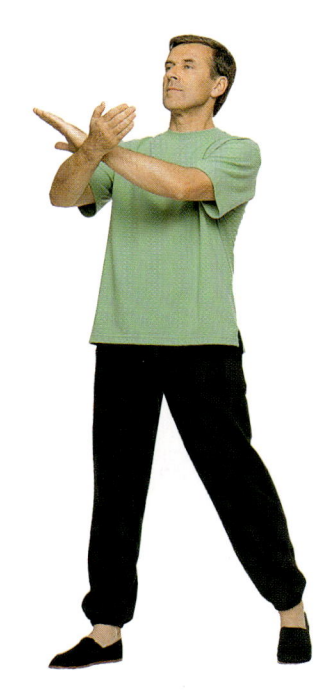

3 腕を胸の前で交差させます。右脚を押して、体重を左足へと移動させます。その際、体重が前にかかると、両腕をひじから伸ばします。

節炎など炎症性の病状を緩和するとされています。関節炎患者にとって常に大きな関心事である痛みの緩和は、太極拳による効果のひとつに過ぎません。

　関節炎にとって太極拳が効果的な最大の理由は、体と心の調和、体のシステム回復、免疫系の活性化、血行促進、エネルギーの流れの改善、筋肉や関節からの毒素除去です。これらすべてが、弱った体にさらに負担をかけることなく、ゆったりとしたやさしい動きを通して達成できます。

専門家に学ぶ

　資格を持つインストラクターに学ぶと、太極拳の効果が最も期待できます。自分でできると思うだけポーズを選んで学ぶことができます。多くても少なくても構いません。24ポーズを毎日実践すると、体全体の健康増進につながります。

　繰り返しを含めて、ひとつの動作を行うにはおよそ20分かかります。動作によっては短いバージョンもあるので、それなら、ひとつの動作に5分から10分ほどしかかかりません。必要な動作をいったん学ぶと、自分の家や庭、公共空間で、ひとりで太極拳を行うことができます。

さらに知るには
療法士を選ぶ　106〜107
運動　148〜151

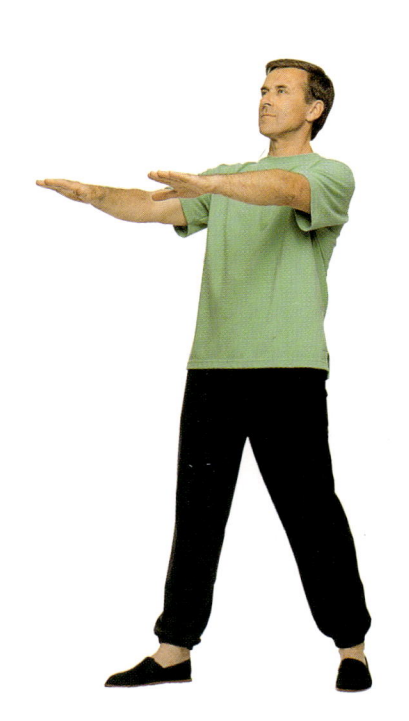

4 ひじを少し曲げて、前を向いたまま、両手を外に向かって開き、肩幅まで広げます。指は前に向いた状態です。

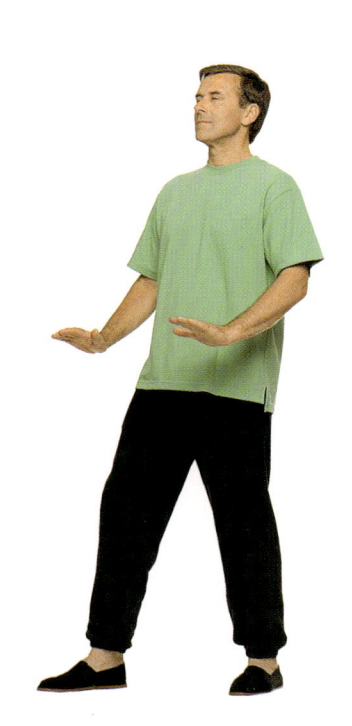

5 ひざを折りながら、ゆっくりと体重を右足に戻します。背中はまっすぐなままです。両手の間隔を徐々に広げるようにして、腰の位置に戻します。左足のつま先を上げます。

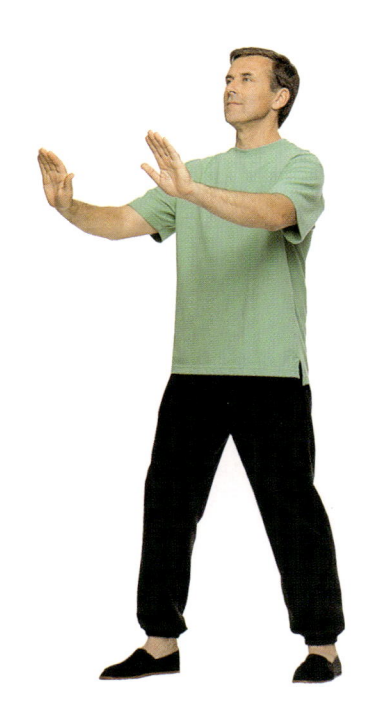

6 右足を押して体重を左足に移し、左足のふくらはぎが床にほぼ垂直になるようにします。両手を前に動かし、肩の高さまで上げます。

アロマセラピー

植物から抽出したある種の芳香油には多くの素晴らしい治癒効果があると何百年も前から知られています。現在、アロマセラピーは美容とリラクセーションの方法として多くのひとたちに親しまれています。マッサージオイル、バスオイルなど、アロマセラピー用の製品が簡単に手に入ります。

官能と豊かな香りを好んだ古代エジプト人がアロマセラピーの元祖と言われます。古代エジプト人は、芳香油をマッサージ、治療、防腐処理に使いました。エジプトのミイラが見事に保存されているのは、植物から抽出されたエッセンシャルオイルのおかげなのです。事実、考古学者によれば、3,000年前のミイラを包む包帯からシダーウッドとミルラの香りが漂ったといいます。

古代の製法は1920年代のフランスでよみがえります。化学者ルネ・ガットフォッセがある種の芳香性植物に強い殺菌効果があることを再発見したのです。研究室での実験中、爆発によって手にひどい火傷を負ったガットフォッセは、そばにあったラベンダーのエッセンシャルオイルにとっさに手を入れました。驚くほど急速に傷は癒えました。それを契機に、エッセンシャルオイルの薬効成分の熱心な研究が始まり、研究成果は1928年に、『アロマセラピー』(この言葉はガットフォッセがつくった)という本になって出版されました。

今日のアロマセラピー

現代に臨床目的でアロマセラピーを用いた元祖は、ジャン・ヴァルネという現代医学を学んだフランス人医師です。第2次大戦中、軍医として兵士の火傷や傷をエッセンシャルオイルによって治療したヴァルネ医師は、ある種のエッセンシャルオイルが、シェルショックなど戦争による外傷性の精神神経症を緩和することを発見しました。ヴァルネ医師はエッセンシャルオイルを内服薬として初めて使用した医師のひとりです。フランスでは今日でも、アロマセラピーが現代西洋医学の医師によって広く利用され、主流医学の一部と見なされています。

ある特定のエッセンシャルオイルが関節炎とリウマチ痛に効くとわかったのは、偶然からでした。植物のエッセンスを使った治療で、予期せず効果が発見されたのです。主にフランスで開業していた、オーストリアの生化学者マルグリート・モリーは、アロマセラピーを心と体の両方の治療に初めて用いたセラピストのひ

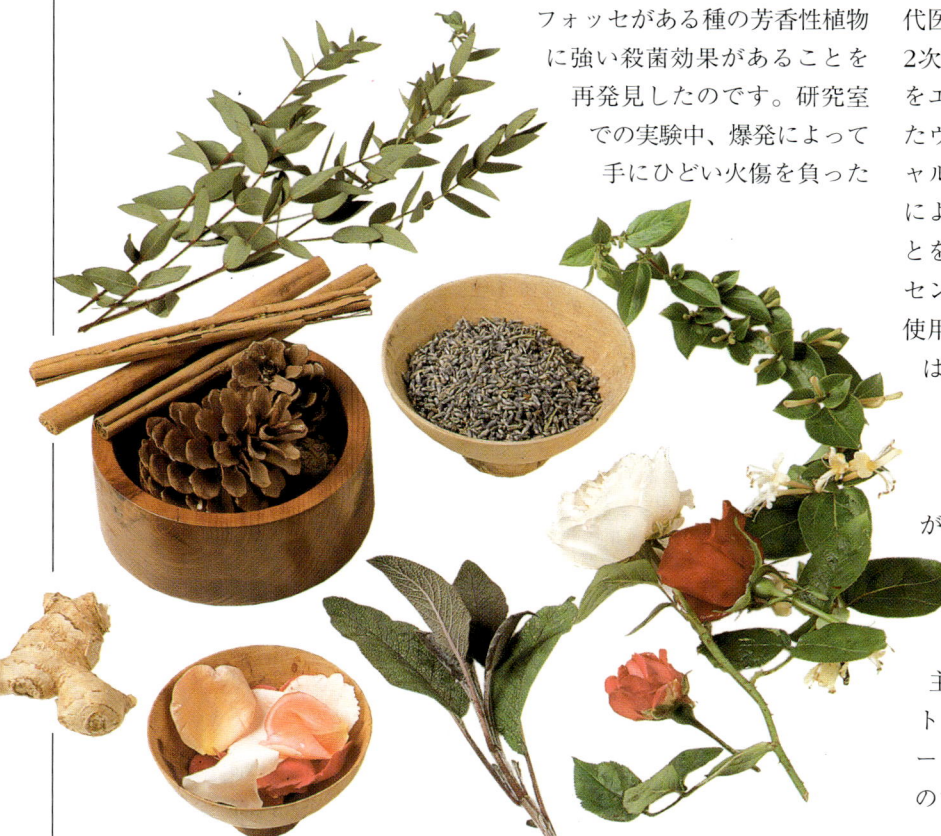

エッセンシャルオイルは、冷気圧縮と蒸気蒸留によって植物の葉、花びら、種、根、樹皮から抽出されます。抽出過程で他に化学物質や添加物を使ってはいけません。

とりです。彼女は特別なマッサージ法を考案しました。エッセンシャルオイルを脊柱の神経中枢に沿って塗布するというものです。

モリーは、ただ若返りを求める裕福なクライアントを主に治療していましたが、リウマチや関節炎の痛みが劇的に和らいだという声をよく耳にするようになったのです。その効果は治療後数週間から数ヶ月も続きました。彼女の生徒のひとりに、ダニエル・ライマンがいます。彼はロンドンで初のアロマセラピークリニックを開設し、モリーの臨床研究を引き継いでいます。

エッセンシャルオイルとは？

エッセンシャルオイルは、強い香りをもつ植物から抽出した揮発性の芳香液体成分です。植物によって抽出箇所は異なり、花びら（バラ）、葉（ユーカリノキ、月桂樹）、木（ビャクダン）もしくは樹皮、実（レモン、オレンジ）、種（ヒメウイキョウ、黒コショウ）、根（サッサフラス）、根茎（生姜）、樹脂（マツ）などから抽出します。1ヶ所以上に芳香成分をもつ植物、例えば、ラベンダーは花と葉の両方から芳香油を精製できます。オレンジの木もこの点で特に有用で、花、葉、実からエッセンシャルオイルが抽出できます。

植物がエッセンシャルオイルをつくるのは、香りによって人間の生活を向上させるためではなく、主として自らの生存のためです。成長や生成を促すオイルや、昆虫を引き寄せ、捕食生物を撃退するオイル、病気予防のオイルなどもあります。

純粋なエッセンシャルオイルは概して高価です。それは主に、少量のエッセンシャルオイルを抽出するのに、多くの花びら、根、葉が必要だからです。エッセンシャルオイルは純度の高い濃縮液で（希釈せずにそのまま肌に使用しては絶対いけません）少量でも長期にわたって利用できます。

現代、実験による分析で、エッセンシャルオイルには複雑な化学的性質があることがわかりました。何百もの異なる成分があり、その多くがまだ十分解析されていません。

エッセンシャルオイルを使った治療

では、こうした芳香油がどのように関節炎の痛みを緩和するのでしょう？ 数百年も前からエッセンシャルオイルには数多くの治療効果が発見されています。主に植物の生存を助ける役割があるため、エッセンシャルオイルにはすべて殺菌効果があります。また、抗ウイルス性、抗炎症性のオイルもあります。体の抵抗力を刺激し高めることで自然な治癒を促します。中枢神経系に直接作用します。エッセンシャルオイルにはそれぞれ異なる特性があるのです。

ある種のオイルは、リラクセーションや刺激を与えてくれます。体の機能を正常化してくれるものもあります。例えば、にんにくは、通常はマッサージ用というよりは錠剤で服用しますが、低血圧の場合には血圧を上昇させ、高血圧の場合は血圧を下げる効果があります。

適切なエッセンシャルオイルは、関節炎の炎症を鎮め、痛みをやわらげます。さらに筋肉の緊張をほぐすことで、痛みを緩和させます。また、エッセンシャルオイルには不安、鬱状態、怒りを軽減する効果があるため、心と体に劇的な効果を生みます。

さらに知るには

アロマセラピー　52〜53
薬草学　82〜85
療法士を選ぶ　106〜107

アロマセラピー

重度の関節炎を患うと、体の痛みやこわばり、不自由に悩まされて体が緊張しがちですが、アロマセラピー・マッサージはリラクセーションを促してくれます。また、エッセンシャルオイルを使ったマッサージで体をいたわると、神経を鎮め、心もリラックスできます。精神状態がよくなると、体の治癒プロセスが促進されます。

他の補完療法と同様に、アロマセラピーは関節炎を治すわけではありません。しかし、症状を緩和・改善します。効果が強いため、理想的には関節炎治療専門の訓練を受けたアロマセラピストを選ぶべきです。アロマセラピー・マッサージは、美容よりも医療用として考えるべきです。

ストレス因子

エッセンシャルオイルが、主に心と感情に作用して健康を増進するとアロマセラピストは考えます。オイルに含まれる多くの化学物質が脳に直接作用し、前向きな思考や楽観主義を促すのです。ストレスの軽減は症状の緩和を促します。長期にわたって心に抱えていたストレスや緊張が体の異常を起こす場合がありますが、そうした症状が緩和されていくのです。

アロマセラピー治療のもうひとりの先駆者パトリシア・デイビスは、26歳という若さで重度の関節炎にかかりました。薬を処方されましたが、それらは後に危険性が指摘されることになり、病状は徐々に悪化していきました。関節炎の症状をやわらげたのは、バランスの取れた健康的な食事とアロマセラピーでした。1960年代、デイビスがアロマセラピストになる訓練を受けていた当時、アロマセラピーは正統医学の医師たちにとって軽蔑の対象でした。時代は移り、現在、アロマセラピーの効果は広く認められています。

エッセンシャルオイルを使った関節炎の治療に興味があるなら、資格をもつアロマセラピストにまず相談することをお勧めします。アロマセラピストが、病状、生活習慣、嗜好に合わせて、心と体を含めた適切なセラピーを提案してくれます。

エッセンシャルオイルは、皮膚に塗布する前に必ずキャリアオイルで希釈する必要があります（キャリアオイル10〜20ミリリットルもしくはティースプーン2〜3杯につき、エッセンシャルオイル2〜3滴で十分ですが、不安な場合は資格をもつアロマセラピストに確認して下さい）。こうした製剤で湿布します。

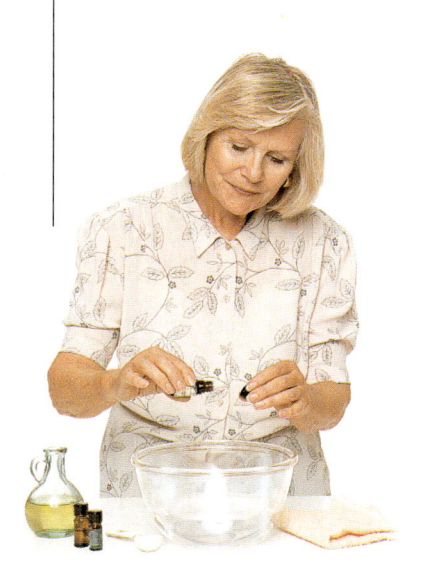

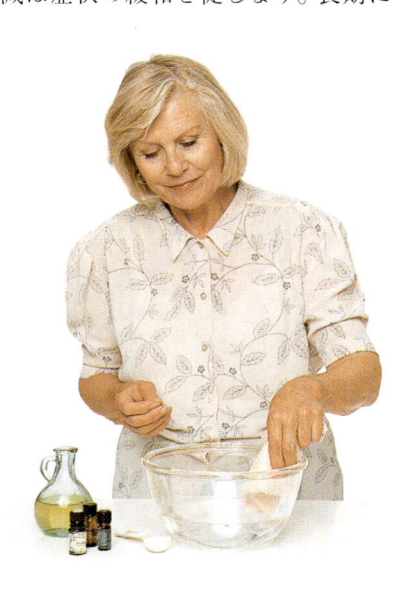

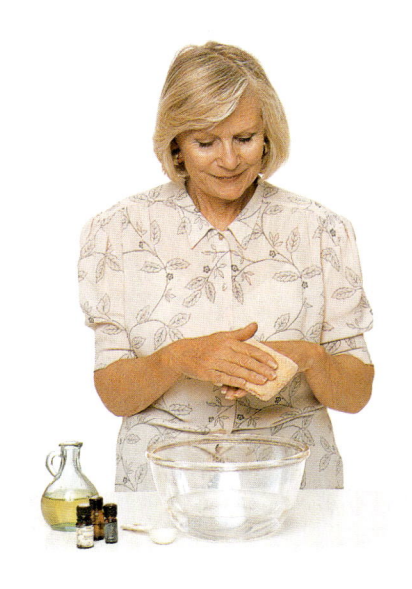

関節炎に効くオイル

以下のアロマセラピー用オイル、エッセンシャルオイルは、関節炎の痛みと硬直に効果があります。

黒コショウ	コリアンダー	ラベンダー	スイートマジョラム
カユプテ	イトスギ	レモン	
カモミール	フランキンセンス	セージ	
クローブ	ジュニパー	スイートタイム	

注意：医療用のエッセンシャルオイルは、ゴム製の栓付きの、濃い茶色もしくは青色の小瓶に入っています。必ず、オリーブ、ヒマワリ、大豆などの適切なキャリアオイルと混ぜてから使用し、決して肌に直接つけないで下さい。揮発性が高いので、忘れずにしっかりと栓をして下さい。すでにミックス済みで、直接肌に塗布できるアロマセラピーオイルも販売されています。大きい瓶に入って、「マッサージオイル」と表示されています。

さらに知るには

自然療法 64〜65
マッサージ 68〜73
毎日の食事 142〜147

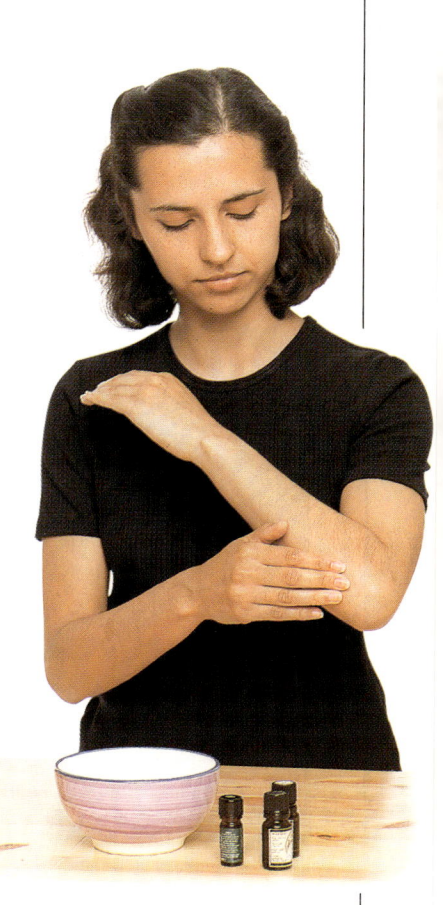

関節炎の治療

以下は、関節炎患者が、安全かつ効果的に自宅でできるアロマセラピー療法です。ダニエル・ライマンが考案した方法です。

1. 洗面器に15ミリリットル（大さじ1杯）のリンゴ酢、マツとイトスギのオイルをそれぞれ2滴、ラベンダーオイル1滴を入れて熱い湯と混ぜます。そこに小さなタオルを浸します。

   このシップを朝晩患部に当てます。それから、オリーブオイル、もしくは堅果油を塗布し、患部を温かくしておきます。

2. マイルドな無香性シャンプーをベースにして、マツ、ジュニパー、イトスギのオイルをそれぞれ1滴ずつ加えて乳液をつくります。風呂に湯を入れ、乳液を加えます。

   できるだけ長く風呂につかります。それから、温かいタオル地のガウンに身を包み、ベッドで10分間休みます。

ピミエント（唐辛子）マッサージオイル

このオイルは体を温める効果に優れ、関節炎の痛みの緩和に有効です。

用意するものは、

大豆オイル10ミリリットル（ティースプーン2杯）

小麦麦芽オイル2滴

ピミエントオイル3滴

材料をすべて混ぜて、患部に塗布する。よくマッサージしてから、温湿布をする。

注意：アロマセラピーによる治療は、関節炎の痛みと炎症をやわらげる効果がありますが、それは常に保証されるものではありません。関節炎の治療法すべてに言えることですが、効き目は人によって違います。関節炎治療用の食事や心と体の健康を考えた療法と併せて実践してこそ最大の効果が期待できます。

体を温めるオイルを使うと、治療後、肌がやや痛みやすくなります。大豆オイルを希釈せずにそのまま肌にすりこんで下さい。

イメージ療法

深刻な病状や痛みを緩和するためのイメージ療法は、1960年代に生まれました。アメリカのがん専門医、カールとステファニーのサイモントン夫妻は、がん細胞が小さくなって消えていくように患者がイメージすると、しばしば実際に細胞が変化することを発見したのです。

想像力を使って補完療法を行うと、好ましい効果が得られます。イメージ療法とは、自分が幸せな姿や成功した姿、健康そのものの状態を想像するものです。そのような精神状態を促すことで、体に有益な変化があらわれるのです。

イメージ療法はがん治療の補完療法として不可欠な役割を担っており、多くのがん治療センターで実践されているセラピーです。関節炎を含む、その他の重病や慢性病にも簡単に適用できます。

関節炎の治療にイメージ療法を用いる場合、変形して痛みを発する関節が回復して滑らかに力強く機能する様子や、激しい痛みと障害から解放される生活を想像します。

その効果は、患者の性格によって大きく左右されます。想像力に富む、もしくは心を自由に表現できる人が最も効果を期待できます。想像力を自由に使うことができれば誰でも成果が得られますが、恐らくこうした理由から、大人よりも子供や若者が成功する確率が高いようです。

イメージ療法の準備

想像力を使ってイメージ療法を行うには、自分にとって最も心地よい姿勢で座るか、横になります。じっとして、心を落ち着かせます。それから、自由に想像力を働かせて、生活をどんな風に変えたいか、あらゆる可能性を考えましょう。好きなだけ空想しましょう。

幸せで満足できる場所にいる姿を想像して下さい。例えば、暖かい太陽の光を浴びて海辺にいる様子を好む人もいるでしょう。徐々にそのシーンの一部になりましょう。痛みから完全に解放され、将来への希望と喜びにあふれた、健康で元気な自分を思い描いて下さい。

しばらくしてから、生活で特に変化を望んでいるものを特定してください。理想の自分を頭のなかで想像しながら、それが実現すると信じてください。

ほんの30秒でもできますが、概して数分かかると想定して下さい。一番望んでいることに的を絞ったら、実現が可能かどうかを考え、可能ならその方法を探りましょう。

肯定する（アファメーション）

次のステップは、自己を肯定して宣言することです。書く、話す、どちらでも構いませんが、未来形ではなく必ず現在形にすること。

例えば、「私は元気だ。関節はしなやかで自由に動く」など。もしくは表現方法を変えて、「私は今、健康と体の自由を取り戻している」など。

その他の意識的な心のトレーニング法と同様に、イメージ療法は、明確なメカ

楽な姿勢をとりましょう――邪魔されない場所で。リラックスして、ゆったりと呼吸し、思考を自由に巡らせましょう。

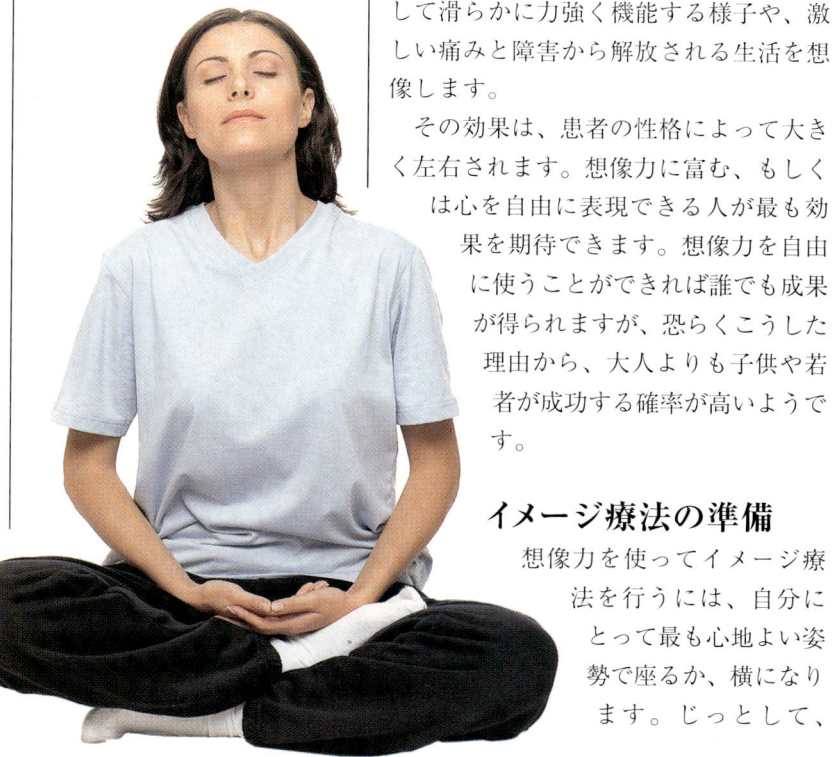

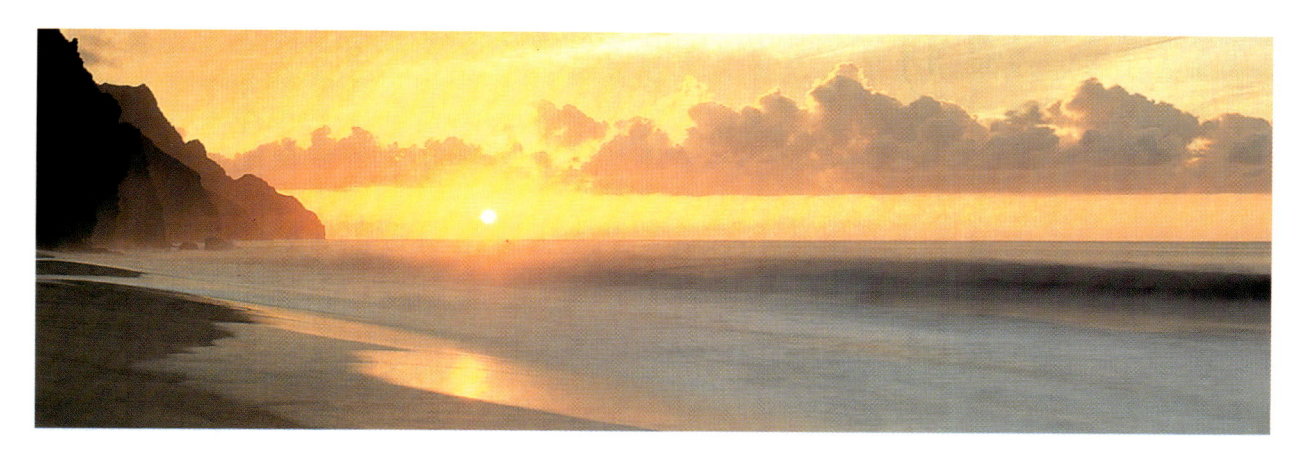

ニズムによって機能します。まず、何が望みかを考える。そして実現した姿を心に思い描く。このプロセスを繰り返していくと、目的をより強く意識して集中力が発揮でき、希望を達成する確率が高くなります。自己肯定宣言（アファメーション）も、同じく強化することが大切です。最終的に、簡単な繰り返しによって望みが明確になり、すると達成手段も明らかになります。

実践的エクササイズ

健康改善を目指して、以下の通りイメージ療法を行ってみましょう。

1. できるだけリラックスする。
   自分の足に意識を集中してみましょう。足の感覚をどれだけ意識できるか、やってみましょう。では、ゆっくりと、脚でも同じことをやりましょう。
   脚を意識して感じてみましょう。
   徐々に上半身へと進みながら、体の内部をイメージして下さい。
   順にそれぞれの器官が丈夫で健康な状態を想像しましょう。

2. この「白色光」イメージ療法は、深刻な病気によく効きます。
   まず、背中をできるだけまっすぐにして座ります。
   脊柱の基部に白い光のかたまりをイメージして下さい。
   深く息を吸って、2、3秒息を止めます。息を吐くときに、白い光が脊柱を勢いよく上って、頭のてっぺんから飛び出す様子を想像しましょう。すると、癒しの光が滝になって体全体に降り注ぎます。
   上記を繰り返します。
   息を吐くごとに、純粋な強い光が脊柱をからほとばしって、聖なる雨のごとく降り注ぎ、触れた箇所を癒していくのを感じてください。

3. 関節炎患者は、患部が強く健康になって、あらゆる関節が滑らかに機能する状態をイメージする習慣を身につけましょう。痛みを感じないで歩く、さらに走る姿をイメージして下さい。強く健康な肉体を使ってやりたいことを全部想像しましょう。
   イメージがもつエネルギーや生命力を繰り返し強化することで、望みの効果が得られるのです。

イメージ療法エクササイズを開始するには、静かで心地よい場所にいる自分を思い描くのもよいでしょう。気持ちを静めるのに効果的です。

自己催眠

　自己催眠と聞くと、怪しげな響きがあるかもしれません。しかし、少なくとも医学的には、昏睡状態に入る能力というよりも、非常に深くリラックスする方法のひとつなのです。この治療法のポイントは、深いリラックス状態に入ったところで自分自身に命令を下すと、心と体がその命令に従うというものです。

　ここ数年、自己催眠療法は、関節炎を含めた痛みの緩和に利用され、大きな成功をおさめています。数多くの臨床試験において、自己催眠は、特に薬や手術で簡単に軽減されず、一度治ってもまた再発する可能性の高い慢性的痛みに非常に効果があると証明されています。関節炎患者にとって試してみる価値があります。

階段や並木道など、ある一定のパターンを繰り返す映像をイメージすると自己催眠に入りやすいでしょう。階段の一段ごとに完全なリラックス状態に近づきます。

よい被験者とは？

　多くの専門家によれば、自己催眠状態とは、意識が覚醒と深い眠りの中間にある特殊な状態を指し、被験者はそのなかで意識変容状態を経験します。自己催眠状態では、自分の意識を潜在意識まで深めることにより痛覚を消し、心の平穏が得られます。

　自己催眠は想像するほど難しくも怪しくもありません。多くのひとが自分でもできると実感しています。以下の質問に答えて、この療法が役に立つかどうかを判断しましょう。

- 悲しい映画を観ると泣いてしまうか？
- 読書に熱中してバス停や列車の駅を乗り越すことがあるか？
- すぐ簡単に眠ることができるか？
- 恋に落ちた自分を想像できるか？
- すぐ空想にふけってしまうか？

　こうした質問の答がイエスなら、自己催眠のよい被験者となる可能性があります。

簡単なエクササイズ

　痛みのコントロールに自己催眠を用いるなら、以下の深いリラックス法を試して下さい。まず、邪魔や急用が入らない時間と場所を選びます。

　眼を閉じてリラックスすると、呼吸はもっと深くなります。

　呼吸に使う筋肉を除いて、体をすべて弛緩させて下さい。空気の分子が体内に入っては出て行く感覚をイメージしまし

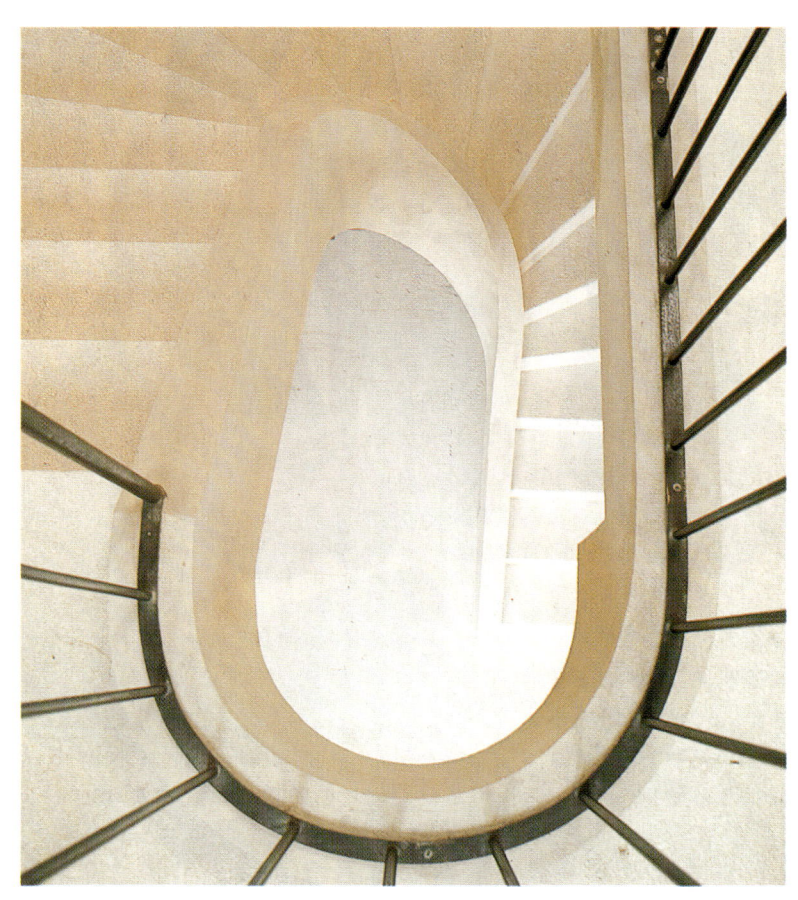

ょう。さらに深く呼吸を続けて下さい。呼吸がすべて同じ長さになるよう意識し、息を吐くごとにどんどん深くリラックスしましょう。体全体を完全なリラクセーションの波がゆっくりと流れるのを想像して下さい。

完全にリラックスしたら、具体的にどこが痛むのか、何が痛みを引き起こすのかを突き止めましょう。それができたら、痛みが緩和できると心のなかで強く肯定しましょう。次のような肯定宣言を試してみて下さい。「首の筋肉が完全に温かくなって癒されている」、「ウォーキングに出かけるときはいつでも、両脚が温まってリラックスできている」。「関節がいつもしなやかで、もうそれほどこわばらない」といった肯定が効果的かもしれません。

いろいろなやり方で試してみましょう。上記と同じ要領で深いリラックス状態になってから、片手を痛みがある場所に置きましょう。手がリラックスして、重たく無感覚の状態にあると想像して下さい。こうした感覚が痛みの感覚に取って代わるのをイメージしましょう。

成果を記録する

効果的な自己催眠には、痛みのレベルを測る努力が必要です。痛みを分析しましょう。覚えている限り最悪の痛みか？ 半分くらいの痛みか？ 耐えられる痛みか？ そして「ランキング」システムを作りましょう。すぐに魔法のような効果を期待してはいけません。舞台上で行われる自己催眠とは違います。プロの催眠療法士によると、催眠効果は痛みにゆっくりと少しずつ作用するのです。だからこそ、痛みを測定し、小さな改善も記録しながら練習を続ける必要があるのです。

理想としては、自己催眠療法を毎日実践し、終わったら痛みがどれだけ和らいだかを記録し、自分の成果を認識しましょう。

さらに知るには

瞑想　54〜55
リラクセーション　58〜59
痛みの管理　138〜141

症 例

ジェイムズは、関節炎による痛みのコントロールに抗炎症剤を服用するのはよくないと医師から忠告を受けました。胃潰瘍を患ったことがあったからです。しかし、痛みは耐えがたく、何とかする必要がありました。ジェイムズにとって、自己催眠こそ求めていたものでした。

「最初はあまり信用していませんでしたが、痛みがあまりにひどく、効果がありそうなものは何でも試すつもりでした。自己催眠に関する本を見つけて、やっても損はないと思いました。

努力と練習が必要でしたが、毎日練習を始めて1ヶ月経った頃、驚いたことに効果が見られました――リラックスして、痛みをコントロールできるようになってきました。20分の自己催眠の前後に痛みのレベルを毎回記録していきました。痛みのレベルを1から20で表していましたが、改善が見られたのです。

それが続ける動機になりました。今ではこの方法で実際に痛みを取り除くことができます。もちろん、自己催眠で関節炎が治るわけではなく、痛みはまた戻ってきます。でも、少なくとも薬と同じ効果が確かにありますし、自分には痛みをコントロールする手段があるのだと自信がもてます」

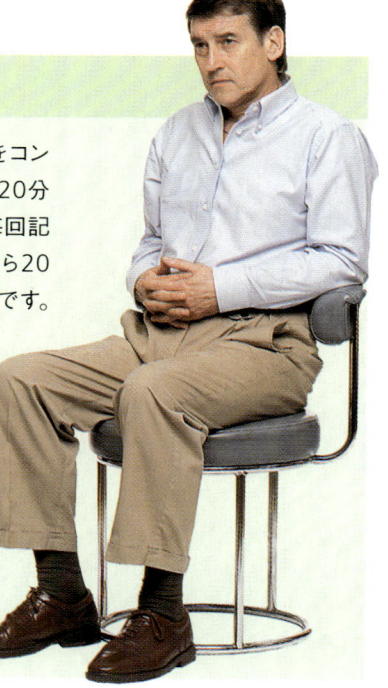

専門家による治療

自己療法に頼らず、補完療法士から治療を受けると、進歩が客観的に測定できます。また週に1度または月に1度、定期的に療法士を訪れることで、系統的・規則的な治療が可能になります。

　補完療法士に治療を受ける利点はたくさんありますが、恐らく最も重要なのは、力になろうと親切に接してくれる誰かに関節炎の悩みを相談できることでしょう。例えば、もし瞑想・イメージ療法などの自己療法でやる気を持続するのが難しいなら、専門家による治療が特に役立ちます。

　補完療法士は、必要な支援と指導を行ってくれます。多くの補完療法士は、医師との協力を厭わないでしょうし、補完的に治療を行って症状を緩和し、全人的なケアを施します。療法士に相談する大きなメリットのひとつは、ほとんどの療法士が時間をかけてじっくりと患者の話を聞いてくれることです。まるでベルトコンベヤーに載せられたような気はしないでしょう。慢性病に悩んでいる場合、それだけでも嬉しく、癒しの効果があるかもしれません。

　数多くの治療法がありますから、体の不自由さ、痛みのレベル、今後の見通し、費用を考慮して、最も適したものをひとつ選ぶ、もしくは組み合わせて選ぶとよいでしょう。なかには最終的には多額の費用がかかる治療もありますので注意して下さい。療法士が自宅を訪問してくれる場合もありますが、恐らくクリニックや診察室に出向く必要があるでしょう。クリニックはそれぞれ大きく異なります。クリニックの外観や見かけで判断しても、期待したような質の高い診察や治療は得られないかも知れません。療法士が登録されていない場合もあるでしょう（42〜43ページを参照）。

　療法士による治療は2つのカテゴリーに分かれます。実践的なアプローチと、錠剤など薬品・薬物の使用、もしくは食事や運動に関するアドバイスによるアプローチです。治療の際に体を触られるのが気にならないか、判断するのは患者自身です。また、1対1の治療を好むか、レッスンに参加するか、どちらかを選択する必要があります。

専門家による治療 63

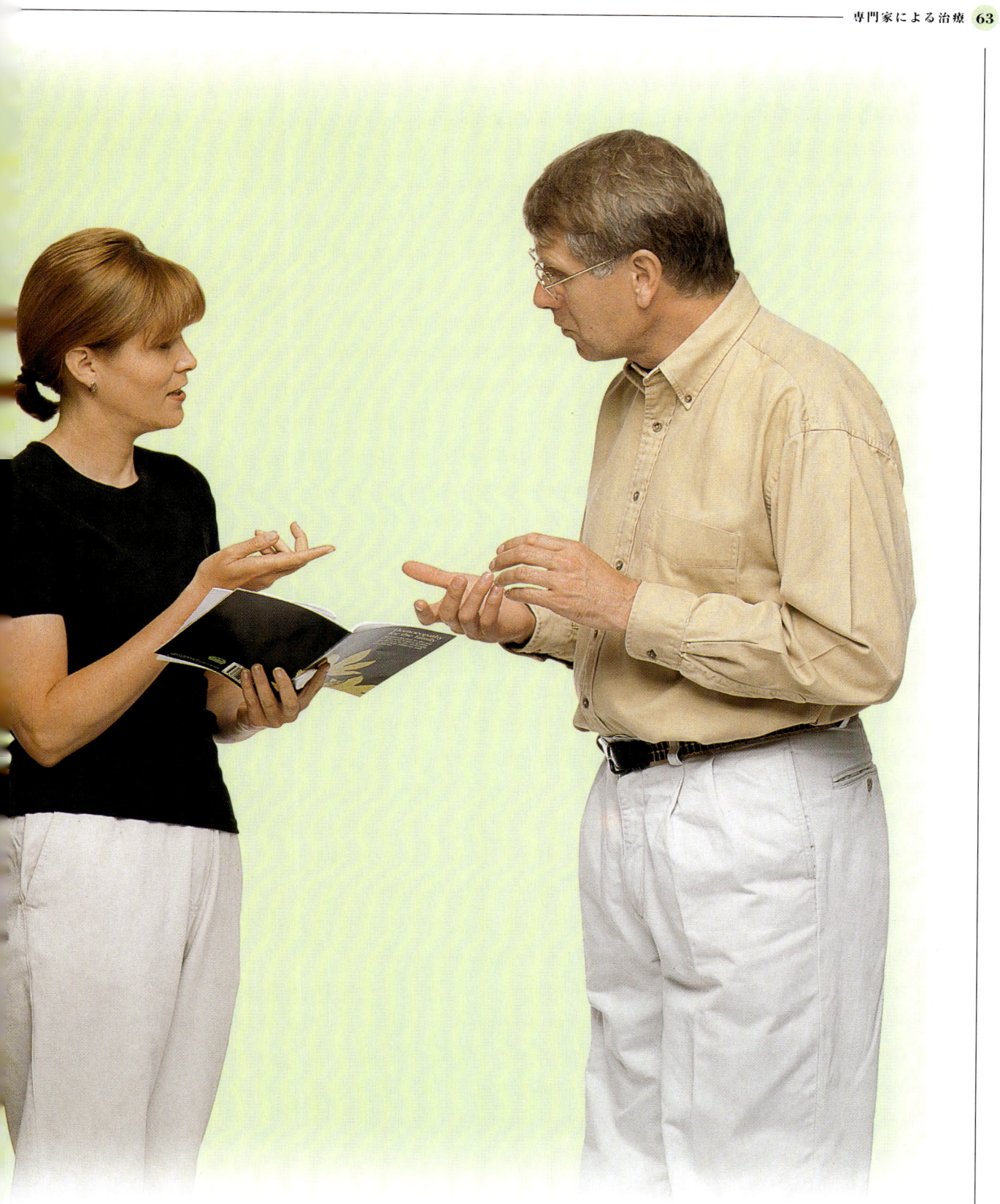

自然療法

　自然療法は、自然治癒力を信じ、健康常識に基づいて体を回復するものです。自然療法の基本となる要素は、自然であり、つまり、新鮮な空気、日光、運動、休息、十分な栄養、衛生、リラクセーション、水治療法などです。

新鮮できれいな空気、運動、日光といった自然が、幸福感と健康をもたらしてくれます。

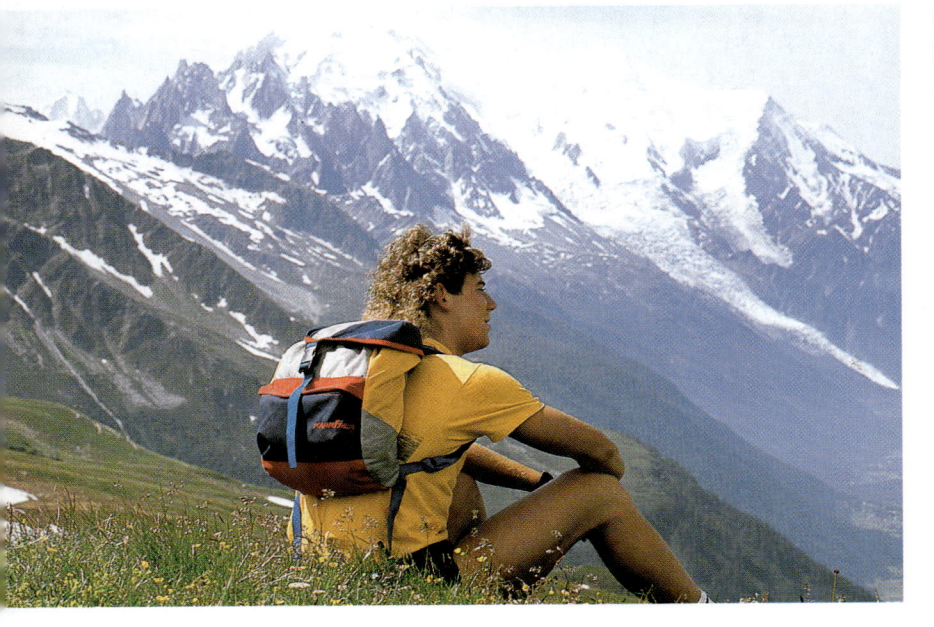

　自然療法的な生活とは、自分の健康に責任もつことを意味しますが、自然療法は非常にシンプルなため、それが可能なのです。自然療法医は、医師がいうところの病状とは、しばしば体が病気を拒絶し、不健康な生活によって蓄積された毒素——中毒——を排出しようとする兆候だと見なします。さらに、適切な治療を施して機能を維持すれば、体は自然に治癒する力をもっていると考えます。

　自然療法医は、ストレス、姿勢のゆがみ、不健康な食事など、体の正常な機能を妨げる原因を取り除き、自然な機能を活性化・促進するような治療を施します。つまり、自然療法とは、病気の治療というよりは、健康増進や予防医学の実践を意味します。

幅広いアプローチ

　今日、多くの自然療法士、自然療法クリニックや宿泊センターは、X線写真、検査など近代的な医療用診断器具を利用して治療を行います。しかし、自然に存在するあらゆる治療法や処置を活用して体のバランスを取り戻そうとする基本的なアプローチは何百年も前から変わっていません。

　自然療法士は、診断手段として、解剖学、生理学、微生物学、婦人科学、整形外科学、臨床栄養学、心理学、虹彩学を含む研修を長期にわたって受ける必要があります。ホメオパシーや薬草学、伝統的な中国医学、水治療法、オステオパシーなどの手技といった自然療法も習得する必要があります。

　これだけ多岐にわたる研修を受けているため、自然療法士は、患者の必要に応じて幅広い治療を提供できるのです。

自然療法の理論

　自然療法には主に3つの原則があります。
1. 自然療法士は、体は常に健康の回復とバランス維持に努めている、あらゆる痛みや苦痛の症状はそのしるしであるとの信念に基づいて、治療します。そのため、関節炎の痛みや炎症は、体

が健康を取り戻そうとする兆候と見なされます。痛みは、どこか調子が悪いとの警告であり、炎症は、関節がさらなる損傷から自己防衛している証拠なのです。

2. 自然療法士は、あらゆる病気の根本原因は、不要な老廃物が蓄積し、体が自然かつ安全にそれらを排出できないためであると考えます。老廃物の蓄積は、例えば不健康な食生活、ジャンク・フード、運動不足、新鮮な空気の不足など、悪い生活習慣が原因です。
3. 第3の原則は、体は自然治癒に必要な知恵と力をすべてもっているというものです。つまり、その機会を与えてやればよいわけです。

診察

自然療法士のもとを訪れると、管理下での断食、マッサージ、浣腸剤、腸の洗浄などが処方される場合があります。これは、体のシステムから毒素を取り除き、体が自ら解毒できるようにするためです。酵素療法を勧められるかもしれません。これは、体が食物から栄養を吸収できるようにするものです。多くの関節炎患者は、体が吸収した栄養を十分活用することができないため、サプリメントとしてフリーズドライの植物酵素が処方される場合があります。最も一般的なものは、パイナップルからのブロメライン、パパイアからのパパインです。血液検査や毛髪分析によるミネラル量の測定を行って栄養状態を診断することもあります。

関節炎患者の多くに食生活の乱れが見られるため、たいていの場合、まず食生活を改善する必要があります。ビタミンAとビタミンEは強力な抗酸化物質であり、有害なフリーラジカルを破壊します。フリーラジカルが蓄積すると、関節に損傷を与えます。特にビタミンEは、軟骨の生成を助け、炎症や関節組織の破壊を食い止めるのに役立ちます。

療法士によって治療の理論は違いますが、光、水、超音波、電気、熱、冷を治療に用いることが多いでしょう。ヨガや呼吸法、カイロプラクティック、リフレクソロジーやマッサージ、バイオフィードバック、薬草学やホメオパシーといった治療法も用いるかも知れません。

病歴や生活歴について詳しく話す必要があります。場合によっては、検査やX線写真が指示されるでしょう。しかし、自然療法による診察で最も大切なのは、食事です。知らないうちに食物アレルギーが症状に影響している可能性があります。紅茶、コーヒー、コーラ、アルコール、精糖、おそらく小麦や乳製品も控えるようにアドバイスされるはずです。

最初の診断が終了すると、さまざまな治療の可能性を患者と一緒に検討した上で、症状に最も適切と思われる治療法が決定されます。

さらに知るには

水治療法　66
食事　142〜147
運動　148〜151

自然療法士によっては、髪のミネラル量を測定します。髪の毛のサンプルを検査して、バランスの乱れがないか調べます。乱れが発見された場合、適切な食事によってバランスを回復します。

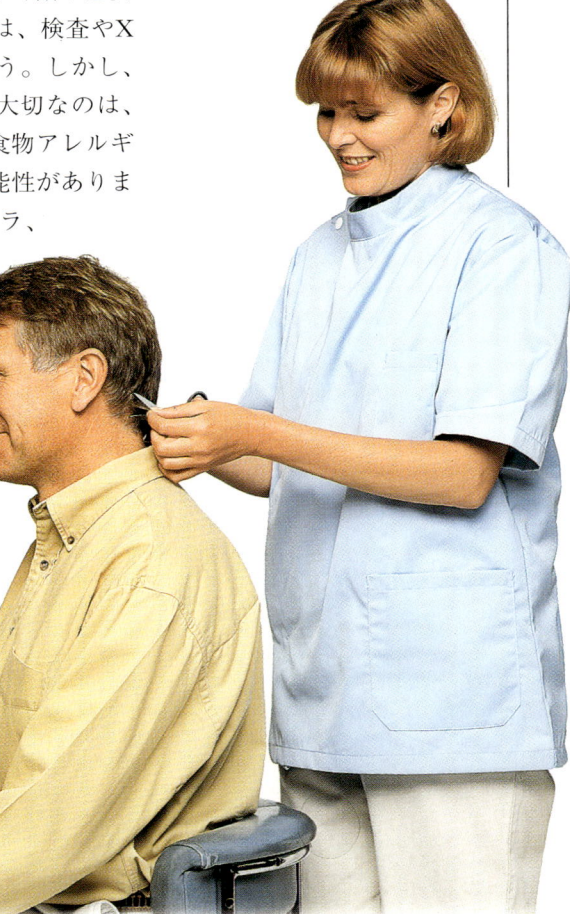

水治療法

体を水に浸すと、体重を支える関節への負担が軽減され、体が軽く楽になってリラックスできます。温水、冷水どちらも効果は同じです。しかし、関節炎の治療を専門とする水治療法は、概して温水プールで行われます。

古代ローマ時代以前から、水を使った治療は関節炎に効果的で、症状を緩和すると知られていました。水治療法は、19世紀初め、オーストリア領シレジア(現在はチェコ共和国の一部)で、ヴィセント・プリースニッツによって彼の「ウォーター・ユニバーシティ」で考案されました。19世紀も終わりに近づいた頃、バイエルンのセバスチャン・クナイプ神父が、水を使った治療法を分類し、現在でも「クナイプセラピー」を行っている医療センターがあります。現在、多くの病院や診療所で水治療法が実施されています。

水治療法の効果

水治療法は、あらゆる関節炎の治療にますます利用されつつあります。その効果は2種類に分かれますが、互いに関連しています。まず第1に、即座に痛みを緩和し、体を楽にしてくれます。第2に、水に体を浸すことで、水中にいるあいだは関節がかなり動きやすくなります。そのため、水治療法は必ずといっていいほど体にやさしいエクササイズを伴います。関節が動きやすい状態で体を動かすのです。エクササイズが終わると、さらに水治療法を継続し、関節と筋肉を楽な状態にしてリラックスさせます。

温水でリラックスするだけでも一種の水治療法ですが、関節炎治療用には特別な水治療法プールが用意されています。普通のスイミングプールよりも水温が高めで、関節炎の治療を専門とする理学療法士や医療関係者のスタッフがいます。

特別なケア

水治療法とエクササイズは、医療関係者による監督のもとで実施されるべきです。さもないと、関節を能力以上に酷使して逆効果になる危険があります。効果的な治療を行うために、水温を適切に調節することが大事です。水温が高すぎても低すぎても効果がなく、体の自由を制限してしまう場合もあります。関節が深刻な炎症を起こしている場合が特にそうです。加えて、水温が高すぎると肌を痛めてしまいます。こうした治療を受けるには、水治療法プールでレッスンやコースを申し込む必要があります。

水治療法はもともと湧き水を使って行われていました。湧き水の多くはミネラル豊富で、自然のままで温かくまたは冷たく、適温だったからです。現在、普通の水がしばしば用いられますが、スパによってはミネラル成分を加える場合もあるようです。

部位ごとの痛みの緩和

全身を水に浸すことで効果が得られる患者が多いのですが、療法士によっては、指の関節など、発症部位のみに施術する場合があります。

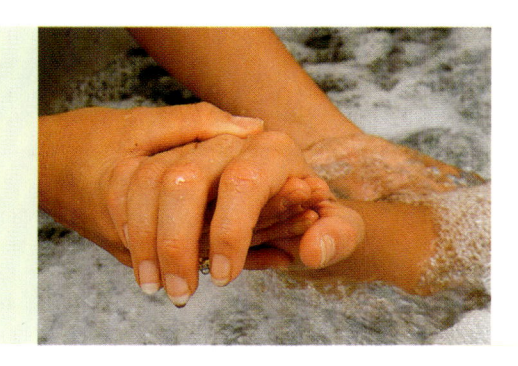

さらに知るには
理学療法　116〜121
痛みの管理　138〜141

スパを訪れる

スパや温泉保養地によっては、関節炎患者用のプールが用意されています。専用プールでの治療の後で、海藻や泥を使ったホットパックでさらに炎症を緩和する場合もあります。休暇を取って、関節炎治療に定評のあるスパ施設などに宿泊するのもよいでしょう。最も有名な施設のひとつが、イスラエルとヨルダンの国境に位置する死海にあります。そこにある専門クリニックでは、資格をもつ医師がスタッフとして勤務し、さまざまな関節炎の治療が行われています。

死海の鉱物塩と熱が相まって、関節の炎症に大きな効果を発揮します。死海は世界で最も低い位置にあり、一日中日焼けを気にせずに日光浴ができる唯一の場所です。これは、太陽光線が、海面から上がる水蒸気のもやを通して射し込むからです。

天然温泉、硫黄温泉の多くには関節炎専門の診療所が併設されています。こうした自然を使った治療法が、薬よりも痛みの緩和に長く効くと多くの人が実感しています。

チェコ共和国のスパには、関節炎の科学研究を行っているところがあり、自然の温水プールを使用した水治療法によって、最高1年間は鎮痛効果が持続するとわかりました。多くの関節炎患者にとって期待ができます。

重度の関節炎の場合、恐らく約3週間はスパに滞在する必要があるでしょう。ある程度の成果はすぐに得られるかも知れませんが、1度レッスンを受けただけでは効果は長く続かないでしょう。

毎日水治療法を受けると、効果が蓄積していくようです。多くのスパ(すべてではありませんが)では、水治療法レッスンと併せて、健康な食事と恐らく栄養を補うサプリメントを提供し、静かな美しい環境でリラックスする機会を与えてくれます。

自助努力

自宅でも治療ができます。薬局などで死海やその他の温泉のミネラルを家庭用として手に入れられます。法律上、こうしたミネラルは、関節炎治療用とラベルに表示できませんが、多くの人が非常に効果的だと認めています。

海辺での散歩や海水浴は健康によいと昔から言われています。関節炎患者もこうした水治療法から効果が期待できます。水泳は、筋力や関節可動域の維持を助けます。

マッサージ

欧米ではスウェーデン式マッサージほど知られていませんが、タイ式マッサージはさまざまな手技を用います。そのひとつである振せん法は、手足を上下に振りながら引っ張るものです。

治療目的で人の手が触れる感覚を楽しめるなら、マッサージが有効です。治療用マッサージはしばしばオイルを使用します。患者は衣服を脱いでマッサージ台に横になりますが、柔らかく温かいタオルで体を包んでもらうので、露出するのはマッサージを受ける部位のみです。

基本的に、マッサージは感覚を刺激する治療法で、心も体も満足できます。マッサージを受けるとリラックスする時間がもてます。関節の症状を軽減し、筋肉をほぐしストレッチするという効果に加えて、マッサージは血行を促進し、心拍数を下げます。

マッサージの技法はすべて、もむ・さするという動きが基本ですが、さまざまな種類があり、非常に軽くやさしくさするものから、痛みを感じるほど強く叩くものもあります。

マッサージ法

マッサージ法は、古代に世界各地で発達しましたが、欧米で一般的なものとそうでないものがあります。

- スウェーデン式マッサージは、体全体をもみ、叩きながら、基本的にしっかりと繰り返しさすっていきます。
- リンパマッサージは、スウェーデン式マッサージより新しく、高度に専門化されています。体のさまざまな箇所にあるリンパポイントを活性化し、内臓を刺激するものです。長く蓄積された毒素を肝臓、腎臓、結腸から排出します。
- 医療用マッサージは、第2次大戦中、特に大怪我で切断手術などを受けた患者のために考案されたもので、深刻な痛みの緩和が目的です。

マッサージの歴史

マッサージは、恐らくキリスト教初期にいわゆる按手(頭に手を触れる)として癒しを目的に用いられました。しかし、後に教会は、他人に触れるこの行為を罪だと非難します。加えて、科学と近代医学の進歩で、特に欧米では医療用マッサージの信頼が失われていきました。

マッサージは19世紀初めになってスウェーデンで復活します。ストックホルム大学の学生であったヘンリク・ペーテル・リングがマッサージ台で体操技術を真似ることで、受動運動の原型をつくったのです。

リングは47種のポーズと800種の動きを考案し、運動能力に恵まれなくてもプロの体操選手と同じ肉体的な効果が達成できるようにしました。当初、リングが開発した技法は、スウェーデンの医学界や政府に拒絶されましたが、ついに1814

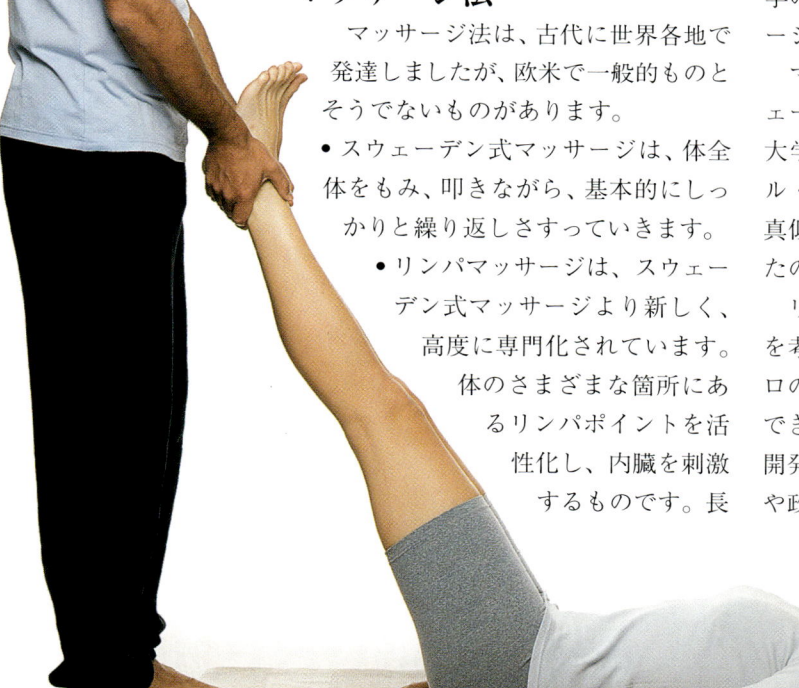

年、医療用マッサージは認可を得ます。
　リングの技法は、温泉や健康クリニックで人気が高まり、特にスポーツ医学の分野で普及します。1960年代、1970年代までは、治療用マッサージは、運動選手、体操選手、ダンサー、温泉保養地や診療所を訪れる余裕のある少数の富裕層に限られていました。他にマッサージを行っているのは「マッサージパーラー」だけで、評判はあまりよくありませんでした。

近代の治療法

　1960年代後半になって、マッサージは一般に普及し始めます。カリフォルニアの療法士らがさまざまな種類のマッサージ法を使い始めたのです。初めは、長期にわたる心の抑圧・抑制を取り払い、本来の自分を取り戻すのがマッサージの目的でした。しかし、マッサージには多くの治療効果があると徐々にわかり、マッサージ療法が再び医学に迎え入れられたのです。現在、ほとんどのペインクリニックでマッサージが行われています。

　欧米で医療用マッサージを開発した療法士のひとりに、イギリス人クレア・マックスウェル＝ハドソンがいます。クレア・マックスウェル＝ハドソンは、1960年代にマッサージの効果を熱心に説き始めました。美容療法士として訓練を積んだ後、マッサージにまだ偏見がつきまとっていた時代にマッサージ師として開業します。マッサージ技術を研究するために各地を旅しました。特に東洋をよく訪れ、人々が自然に互いをマッサージしあう姿を目の当たりにし、またマッサージが民間療法の一部になっているのに気づきました。マックスウェル＝ハドソンは、（主に女性を対象に）クライアントの自宅でリラクセーション・マッサージを始めました。その技法が知られるようになると、マッサージ学校を自ら設立し、また病院で重病患者にマッサージを施術し始めました。こうした努力が実って、ペインクリニックにおけるマッサージの役割が確立されたのです。

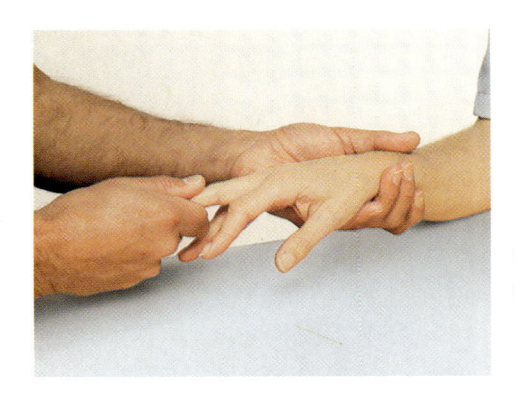

さらに知るには

マッサージ　70〜73
リフレクソロジー　96〜98

手と指のマッサージ
指を1本ずつマッサージします。親指と人差し指ではさんで、一気にすべらせます。

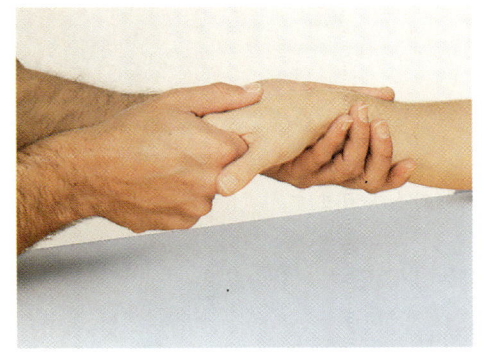

親指を使って手のひらをマッサージします。ゆっくりと円を描くように動かします。手のひらには小さく強い筋肉がたくさんありますから、しっかりと力を入れる必要があるかも知れません。

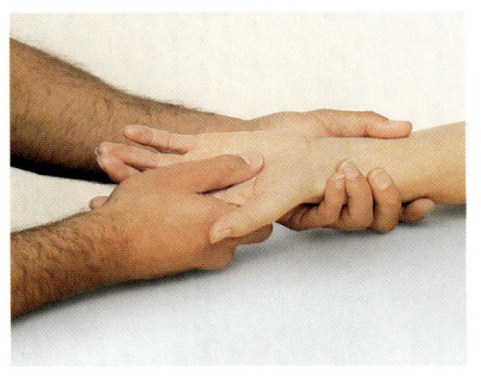

手の甲を、小さく円を描きながらマッサージします。1ヶ所を何度か繰り返しマッサージしてから、次の箇所へ移ります。マッサージをする相手に合わせて調節しながら、しっかりと押します。

マッサージ

治療用マッサージ

クレア・マックスウェル＝ハドソンは、ロンドンにあるチャリング・クロス病院で心臓病患者の治療を目的としたマッサージを考案しました。当時、マッサージ療法にはまだ偏見がありました。しかし、現在、ホスピス、老人ホーム、癌専門病院、エイズ専門の診療所などで、希望すれば、医学による治療の一部としてマッサージが受けられます。

「時には症状がとても重く、手しかマッサージできない患者さんもいます。」「それでもマッサージを受けると楽になるそうです。」M＝ハドソン。

マッサージは、今では現代医学の一部となっています。イギリスでは、看護士が大学院で受ける研修プログラムにマッサージが入っています。アメリカでは、多くの医学部でマッサージが学習されており、学科のひとつになっています。

マッサージは、いくつかの点で関節炎の治療に効果があります。まず、アロマオイルを使って全身をやさしくマッサージしてもらうと、それだけで気分がよくなります。誰かにいたわってもらっていると実感できます。さらに一歩進んで、誰かが自分の体を受容し、自分の体のために懸命に努力してくれているのが感じられます。マッサージ師は、体の障害、関節の変形や結節を治療しようとします。関節炎による体の痛みや苦痛を緩和します。治療用マッサージは、しこりのできた関節や筋肉をもみほぐし、体内にたまった毒素を排出する手助けをします。

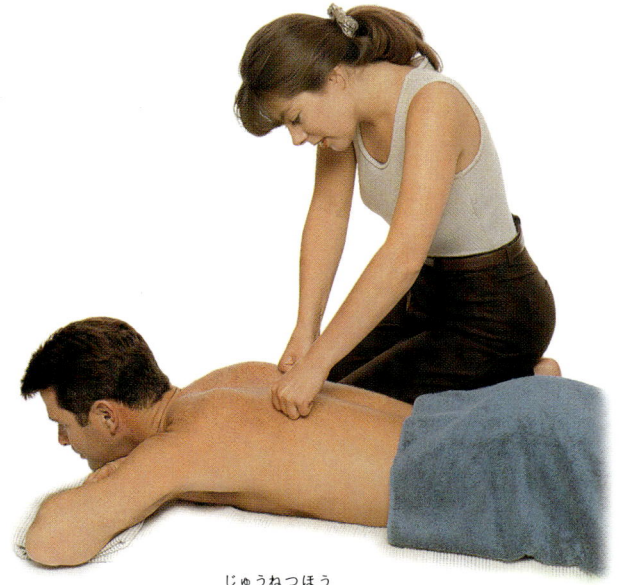

ペトリサージュ（揉捏法(じゅうねつほう)）

この技法では、両手、指もしくは親指で、体の特定箇所を揉みほぐし、一連のさまざまな筋肉を刺激します。血行を促進し、筋肉の緊張をほぐします。

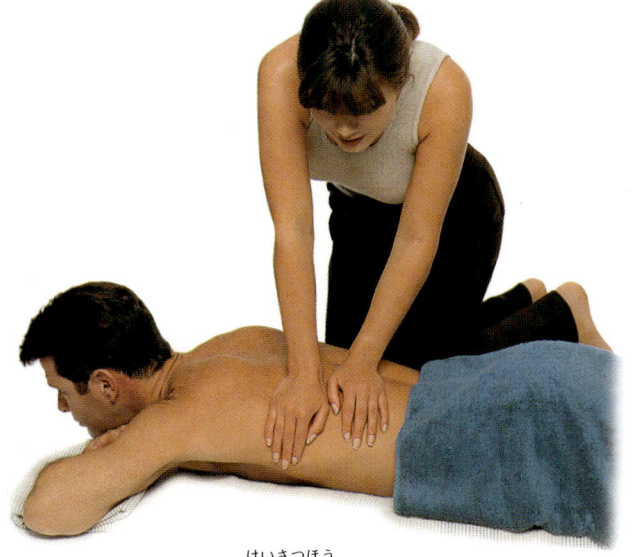

エフルラージュ（軽擦法(けいさつほう)）

これは、手のひらや指でゆっくりとリズミカルにさする方法です。体を暖めて、深いリラックス効果をもたらします。マッサージ中を通してこの技法を使う場合があります。

治療マッサージ師は、特に関節炎やその他の炎症を扱う場合、その症状を十分理解する必要があります。さもないと炎症や磨耗を悪化させてしまいます。プロのマッサージ師は、厳しいトレーニングを受けており、解剖学、生理学の詳しい知識がありますし、心理学についてもある程度学んでいます。患者との接し方についても訓練を受けています。

「マッサージ師として成功するには、大きさや形、症状にかかわらず患者の体を大切にいたわるだけでなく、患者やクライアントの話に熱心に耳を傾け、希望を叶えることが大事です。」パット・ウィリアムス（カウンセラー兼セラピスト）

マッサージの種類

最も一般的な4種類の技法として、ペトリサージュ、エフルラージュ、ニーディング、タポートメントを写真とともに以下に説明しています。他の技法としては、

- タッチ。体の一部に手を置くもので、重度の患者に用います。
- バイブレーション。素早く揺らし、振動を与えるもので、しばしば機械を使用します。
- ブラッシング。指先だけを使って軽く動かします。くすぐるような動作で、マッサージの最後に施すか、症状によって強く押せない場合に用います。
- 神経コンプレッション。神経ポイントのこりや痛みをとるためにしっかりと押します。

さらに知るには

療法士を選ぶ　106〜107
マッサージ　72〜73
リフレクソロジー　96〜98

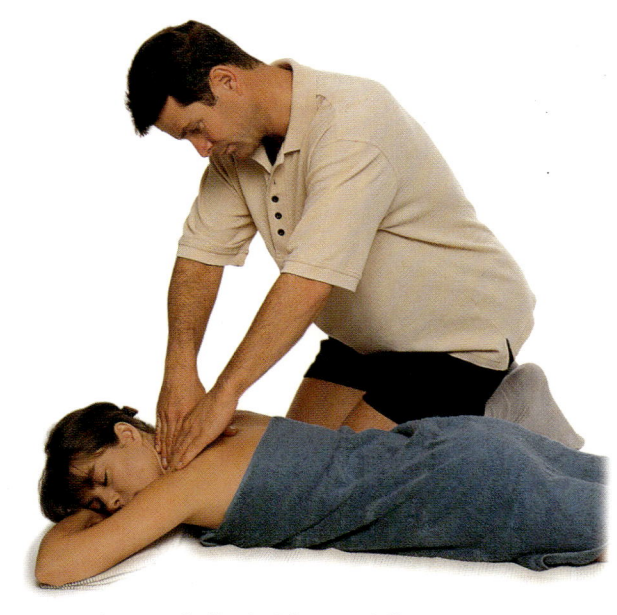

ニーディング（揉捏法の一種）

この技法では、両手でしばしばかなり大きな部位を揉みほぐし、刺激・活性化します。脂肪組織の分解と体内からの毒素排出に効果があります。

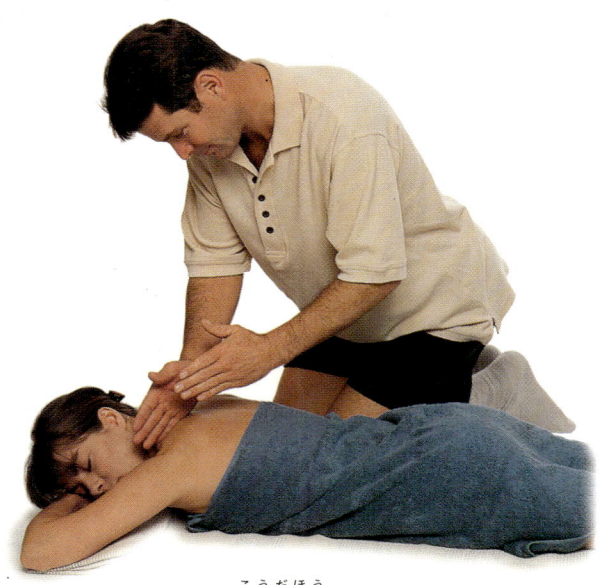

タポートメント（叩打法）

パーカッションとも呼ばれるこの技法は、手の横や軽く握ったこぶしで、広い範囲の部位をしっかり叩くもので、血液の循環をよくし、元気を回復します。

マッサージ

マッサージ療法は、体と心の両方に効果的だという認識が高まっています。アロマセラピーオイルやセルフ・マッサージの道具など、数多くの製品が出回っており、マッサージは、身近で、効果的な治療法となっています。

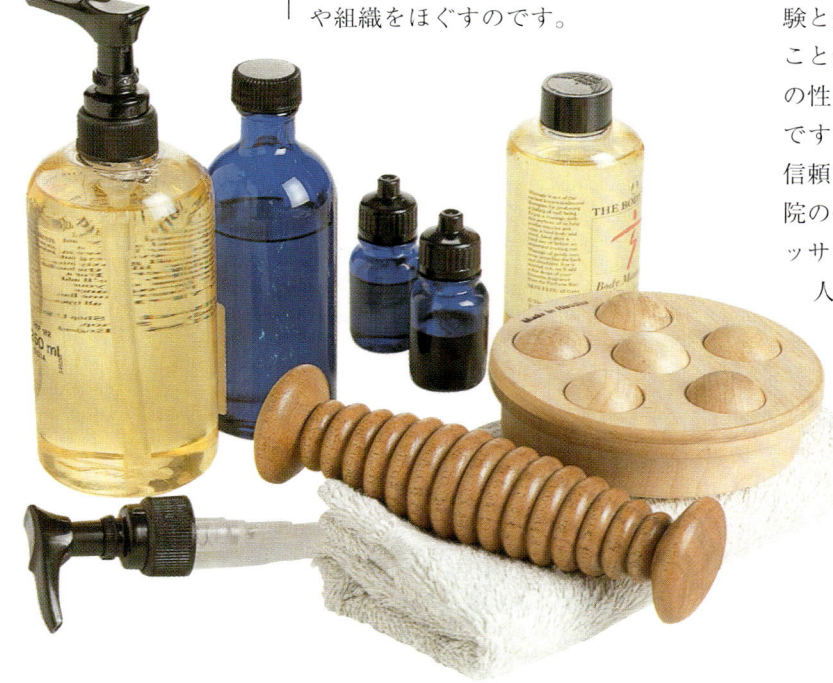

マッサージ師のもとを訪れる

最初の診察では、マッサージ師に病歴をすべて話し、健康状態、生活習慣、食生活、運動などの質問に答えます。

それから服を脱いでマッサージ台に横になるように指示されます。マッサージ室は暑すぎず適温で温かく、体のほとんどの部分は温かいドライタオルで覆われます。マッサージを受ける部分だけが露出され、終わるとタオルで隠されます。

マッサージは約1時間続き、終わる頃には心地よくリラックスしているはずです。すぐに起き上がらず、数分間そのままマッサージ台に横になっているように指示されます。終わっても急ぐ必要のないときを選んでマッサージを受けましょう。

マッサージは、その技法によって、鎮静と刺激の両方の効果があります。体にやさしい治療法と言われますが、かなり力を加える場合もあります。スポーツ選手をマッサージする場合、強い力で筋肉や組織をほぐすのです。

ひどい痛みを感じたら、警告だと理解して、すぐにマッサージ師に伝えましょう。堅く引き締まった運動選手の体と違って、関節炎患者に行うマッサージは非常に軽くやさしい動きを用います。

最近、ほとんどのマッサージではアロマセラピーオイルを使用します。ベビーオイルやタルカムパウダーを使用する場合もあります。男性マッサージ師は、概して女性と比べて押す力が強く、彼らの大きな手が好まれる場合もあります。クリニックによっては、ダブル・マッサージが受けられます。これは、ふたりのマッサージ師が同時に施術し、効果を高めます。

治療効果を最大限にするには、週に1回のマッサージをお勧めします。

療法士を見つける

どの療法士についても同じですが、適切な資格を有し、自分の病状に関する経験と知識をもつマッサージ師を見つけることが大切です。マッサージはその治療の性質上、マッサージ師との関係が大切ですから、自分にとって居心地のよい、信頼できる人を選びましょう。近くの病院のペインクリニックに問い合わせてマッサージ師のリストを手に入れるか、友人から個人的に紹介してもらうのもよいでしょう。もしくは、かかりつけの医師が近くのマッサージ師を知っているかも知れません。治療をあせらず、選んだ療法士の資格を確認して下さい。

注意事項

マッサージは、患者と療法士との関係が密な治療法であり、たいていの場合、治療は1対1で行われます。さらに、タオルで覆われているとはいえ、患者は恐らく衣服を脱いでいるわけです。特に初めてマッサージを受ける場合、無防備に感じるかもしれません。患者の緊張を解いてリラックスさせるのはマッサージ師の仕事です。

マッサージ治療を受ける場合、症状や最も痛む場所をマッサージ師に正確に伝える必要があります。また、念のためにかかりつけの医師にもマッサージ治療について報告しておくべきです。筋肉の深部までケアするものや軟組織をほぐすものなど、どんな種類であれマッサージを受ける場合は、予約を取る前にまず医師に相談するべきです。医師は、軽いマッサージのみを勧めるかも知れません。

以下のような症状がある場合、医師の許可なくマッサージを受けてはいけません。

- 癌、癲癇、HIV感染やエイズ
- 皮膚感染症、炎症、挫傷・最近の瘢痕組織
- 静脈瘤、静脈炎、血栓症
- 診断未確定のはれものやしこり

さらに知るには
理学療法　116〜121
痛みの管理　138〜141

症　例

パートナーのジルがコンテストで賞をとって、温泉保養地で週末を過ごすことになり、せがまれてジョンも同行することになりました。ジョンは関節炎を患っているため、あまり気乗りがしませんでした。「日焼けした健康的な肉体ばかりを予想していました。でもまったく違いました。実際、僕よりも症状の重い人もたくさんいました。

治療はすべてオプションでしたが、そのひとつにマッサージがありました。今まで経験したことがなく、見知らぬ人の前で衣服を脱ぐのに抵抗がありました。でも、服を脱いで体にタオルを巻くあいだ、マッサージ師は部屋を出てくれました。関節炎のことを伝えると、関節炎患者専門の訓練を受けたということでした。炎症が一番ひどい場所を聞くと、マッサージ師は、治療を開始しました。マッサージ師の手の感触に慣れ始めた頃には、ずいぶん気分がよくなって、関節が楽になり、痛みが消えていくのを感じました。

今では、お金と時間があればいつでもマッサージ治療をうけています。かかりつけの医師も許可してくれていますし、ジルも僕がイライラしなくなったと喜んでいます。男性の多くはそうだと思いますが、誰かに体をいたわってもらう感覚を初めて知った気がします。リゾート施設に行かなかったら、おそらくマッサージを受けようとは思わなかったでしょうが、おかげで生きる意欲がわいてきました。

痛みと炎症の緩和はもちろんですが、マッサージを受けると落ち着いてリラックスできます。これは、体の調子が一番よいときでさえ難しかったことです。マッサージ台に横になると、リラックスするしかありません。例えば、突然起き上がって電話をかけたりできませんから。こうした休息は、僕にとっておそらく服用中の薬よりも効果があると思います」

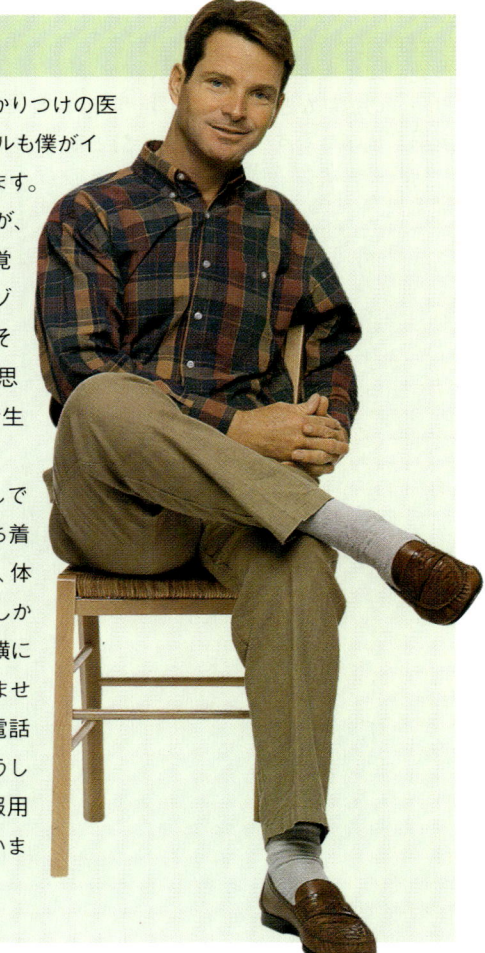

アレクサンダー法

アレクサンダー法の基本となる理論は、体の使い方がその機能に影響を与えるというものです。アレクサンダー法は、癖となっている姿勢を矯正することで、関節炎によって生じる関節痛・筋肉痛を軽減します。

　アレクサンダー法という名称は、考案者であるF. M・アレクサンダーの名にちなんだものです。F. M・アレクサンダーはオーストラリアの俳優で、19世紀後半、古典劇中の有名な台詞を一人芝居風に朗読することで生計を立てていました。

　突然理由もわからず声を失ったとき、若きアレクサンダーの輝かしいキャリアもこれで終わりかと思われました。貧しかった16歳の頃、スズ鉱山での労働を余儀なくされ、そこからやっと成功をつかんだのでした。まだ20代だったアレクサンダーは、次々と医師を替えては診察を受けました。しかし、その甲斐もまったくなく、原因不明のまま、症状は何度も繰り返し起こりました。

　アレクサンダーは自分でなんとかしようと決心します。鏡の配置を工夫すると、スピーチのリハーサルを行い、自分の姿を観察しました。その結果、声が出なくなるのは、頭の位置と何か関係があるかも知れないと判断しました。

　アレクサンダーは、朗読を始めると頭を後ろに押し下げる傾向があることに気づき、声が出なくなるのはそれが原因だと知ります。

　どうやってその動作をやめるかが問題でした。朗読している最中、まったく無意識に頭を動かしているからです。結局、不自然に頭を引いてしまうのは、体に染みついた癖が唯一の原因だと推測します。アレクサンダーは、こうした癖を「体を使う方法」と表現しました。

アレクサンダー法と首

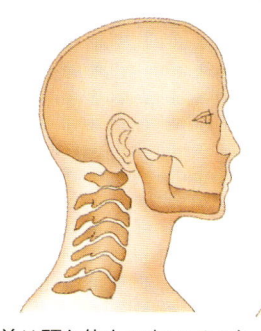

首は頭と体をつないでいます。首の骨が正常な位置にあると、声を出す、ものを飲み込むといったメカニズムがうまく機能します。

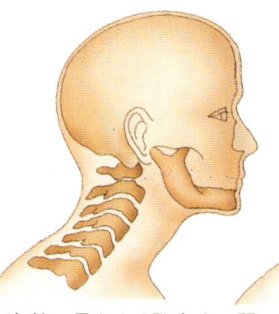

姿勢で最もよく発生する問題のひとつは、あごを突き出してしまい、結果として首が常に前に傾いたままになることです。

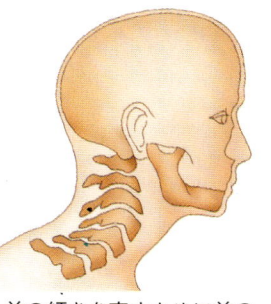

首の傾きを直すために首の骨を弓なりに曲げたまま後ろに引くと、首の骨の上部だけは正常な位置に戻りますが、下部は前に曲がったままです。

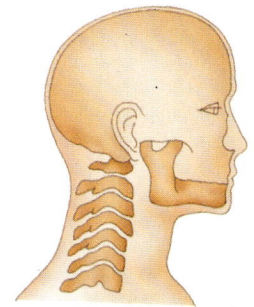

アレクサンダー法は、体に正しい姿勢を教え直すことで、首の椎骨を正しい位置に戻して矯正します。

アレクサンダーの発見

アレクサンダーは、徹底した自己観察の結果、心・体・感情は密接に結びついており、切り離すことは不可能だという結論に達しました。この概念は、当時としては画期的なものであり、アレクサンダー法の中核をなす理念のひとつとなりました。

また、アレクサンダーは、体の一部の動作はどんなものであれ他の部分に必ず影響を与えると悟りました。ひとつの動作だけを体から切り離すことはできないのです。何度も繰り返すことで、ある特定の動作はついに無意識の癖になります。

そうした癖が健康によいなら、問題はありません。現代生活では──アレクサンダーが1920年代、1930年代に目撃したように──健康を害するような形で体を使う場面があまりに多く、問題が起こります。私たちは、どさりと椅子に座ったり、洗い物など日常的な動作に熱中しすぎたり、猫背で歩いたりしがちです。しばらくして、こうした癖が体に染み込むと、かなり意識的に努力をしないと直せなくなります。体の悪い癖は、ストレス、緊張、不安といった精神の問題が原因で生まれるとアレクサンダーは主張しました。

悪い癖をどうやって自覚するか

子供たちは、小さいうちは自然に背筋を伸ばして歩きますが、学校に通いだすと、退屈や(当時と比べると今は恐らくそれ程ではないのですが)不安をしばしば経験し、体を緊張させるようになるとアレクサンダーは言います。さらに、子供は大人のしぐさを真似るため、大人の大半が悪い姿勢だと、子供たちも同じ癖を身につけ、一生直らないかも知れません。

関節炎も含めた体の病気の多くは、長年にわたって姿勢を崩し、体をうまく使ってこなかった結果だとアレクサンダーは考えました。関節炎はそのよい例で、長年の誤った使用法が、痛み、障害、時に変形を起こしたというのです。症状がここまで進むと、唯一の解決策は、悪い癖を捨て去ることです。悪い癖を常に意識して直し、新しくよい癖を体に覚えさせます。

アレクサンダーによると、健康で元気に暮らすためには、彼が言うところの「自分の体の使い方」に何よりも注意し、座る、立つ、動くなど動作全般を常に意識するべきだということです。ほとんどの人は、日常の動作を無意識に行っており、体を痛めている危険性に気づかないのです。

脊柱の役割

アレクサンダーは、体で最も大切なのは脊柱だと考えました。主に体をコントロールする箇所だからです。脊柱で故障が起こると、体のその他の部分はすべて直接もしくは間接的に脊柱につながっているため、骨、関節、内臓、消化器官、排出器官など体のあらゆる部位に影響します。脊柱がその機能をうまく果たすには、「長く伸びた」状態でないといけません。前かがみ、うつむくといった動作で脊柱がずっと縮んだままだと、手足や内臓に過剰な負担がかかります。

さらに知るには

関節炎の原因は？　30〜37
アレクサンダー法　76〜77
理学療法　116〜121

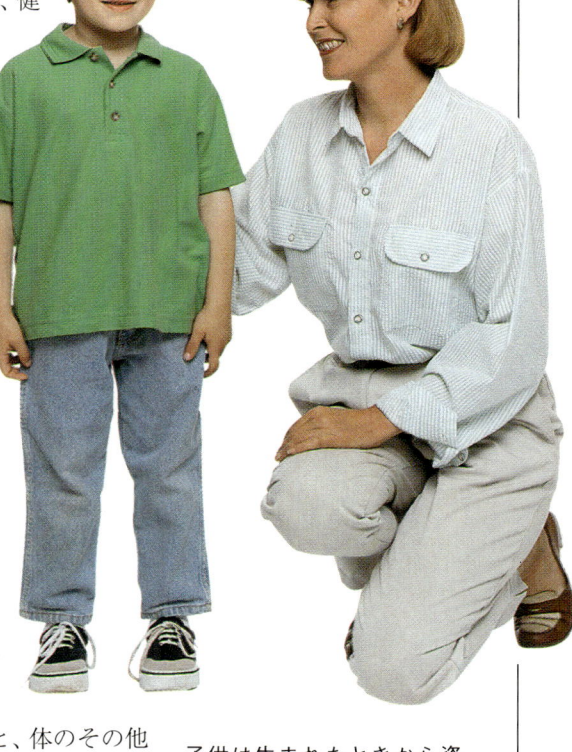

子供は生まれたときから姿勢が悪いわけではありません。長年にわたって、テレビの前で前かがみになって座っていたり、背中を丸めて勉強したりすると、肩・首・背中の骨がずれてしまう場合があります。悪い癖がつく前に子供たちの姿勢を矯正するのは、親の責任です。

アレクサンダー法

立ち方は、脊柱、その他の関節や骨の磨耗に大きく影響します。脊柱が正しい位置にある「感覚」をインストラクターが教えてくれます。

姿勢と健康

アレクサンダーの考えでは、あらゆる病気や疾患は、体のシステムが調和を失っている兆候であり、多くの症状は、心や精神のストレスが根本的な原因となって発生します。ストレスを長年にわたって、もしくはずっと体内に溜め込むと、深刻な症状や場合によっては命にかかわる症状を引き起こしかねません。

アレクサンダーは、体を無視して心だけを治療すると、症状を治すどころか見逃してしまう危険があることに気づきました。精神的なストレスを抱え込むと体に傷跡が残ります。体に現れた症状に注意して、受けたダメージを取り除く努力が大切です。

医学的には、変形性関節症は、関節が長年にわたって磨耗した結果で、多かれ少なかれ避けられない病気だと見なされます。しかし、アレクサンダーは、手足を正しく使うことで、何歳になっても関節炎を予防できると考えます。確かに、アレクサンダー法のインストラクターの多くは、高齢でも、なかには80代、90代になっても、変形性関節症を患っていませんし、腰も曲がっておらず、若い頃と変わらず背筋をまっすぐ伸ばしています。

アレクサンダー法は、より積極的に生きるきっかけとなり、心理的・精神的な効果がありますが、インストラクターの仕事は体のケアが中心で、姿勢の改善を主に行います。姿勢が矯正されると、健康が回復し、明るく前向きになれるのです。

アレクサンダーは、手段よりも目的にばかり目を向ける人を「エンド・ゲイナー（目的を達成する人）」と呼び、病気や変形性の症状に最もかかりやすいとしました。例えば、重い荷物を持ち上げる場合、目的の場所に到達することよりも、どうやって持ち上げて運ぶか、その手段にもっと気を配る必要があります。

アレクサンダー法の治療

理学療法は好ましいが、衣服をすべて脱ぐのは抵抗があるという人に、アレクサンダー法は適しています。治療は、概して1対1で行われますが、グループレッスンを受講できる場合もあります。

トレーニングウェアやスエットシャツなど、ゆったりした楽な服装にしましょう。座る、立つ、横になるといった動作をするようインストラクターから指示され、緊張、力み、左右非対称がないか詳しくチェックを受けます。最初のレッスンで、アレクサンダー法の概要を説明されます。病歴をすべて報告するとともに健康に関する質問を受けます。

約15分間の問診が終わると、マッサージ用に似た台に横になるように指示されます。ひざを折って、頭を安定させます。すると脊柱が台に対してまっすぐになります。

インストラクターが筋肉や関節をテストし、ある特定の姿勢で座ったり立ったりするように指示します。それからインストラクターは、アレクサンダー法による正しい座り方と立ち方の例を示します。診察中、簡単なポーズを練習するよう恐らく指示を受けるでしょう。しばらくすると、バランスの崩れを意識するようになり、自分から体を正しく使って姿勢を矯正できるようになります。

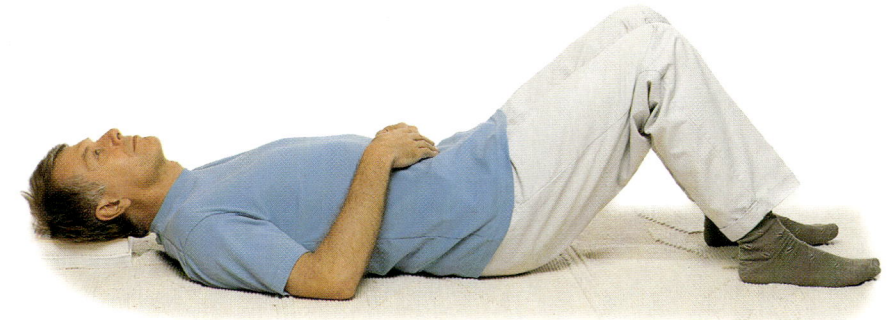

身についた癖を直す

多くの人にとって、アレクサンダー法のレッスンは楽しく有意義で、1回のレッスンで効果が感じられます。

レッスンで学んだことを日常生活で実践するのは、最初は簡単ではありません。長年、おそらく何十年もの間に身についた悪い癖を直すには、時間がかかります。努力や根気が必要です。アレクサンダー法では、学ぶよりも学んだことを忘れるのがいつも大切なのです。今まで学んできた座り方、立ち方を忘れて、無意識ではなく、ゆっくりと意識してこうした動作を行うのです。何よりもアレクサンダー法は、目的の遂行だけを考えず、どうやって自分で動作を行うか、その方法を教えてくれます。

さらに知るには
療法士を選ぶ　106〜107

平らな面に横になります。足の裏を床につけると、背骨の下の部分を床に押す形になります。

インストラクターに従って椅子に座ります。そこから立ち方を教わります。立つときには、背中と首を丸め、頭を前に突き出しがちです。インストラクターが、恐らく首を支えて背骨をまっすぐに伸ばし、**姿勢を矯正**してくれるでしょう。

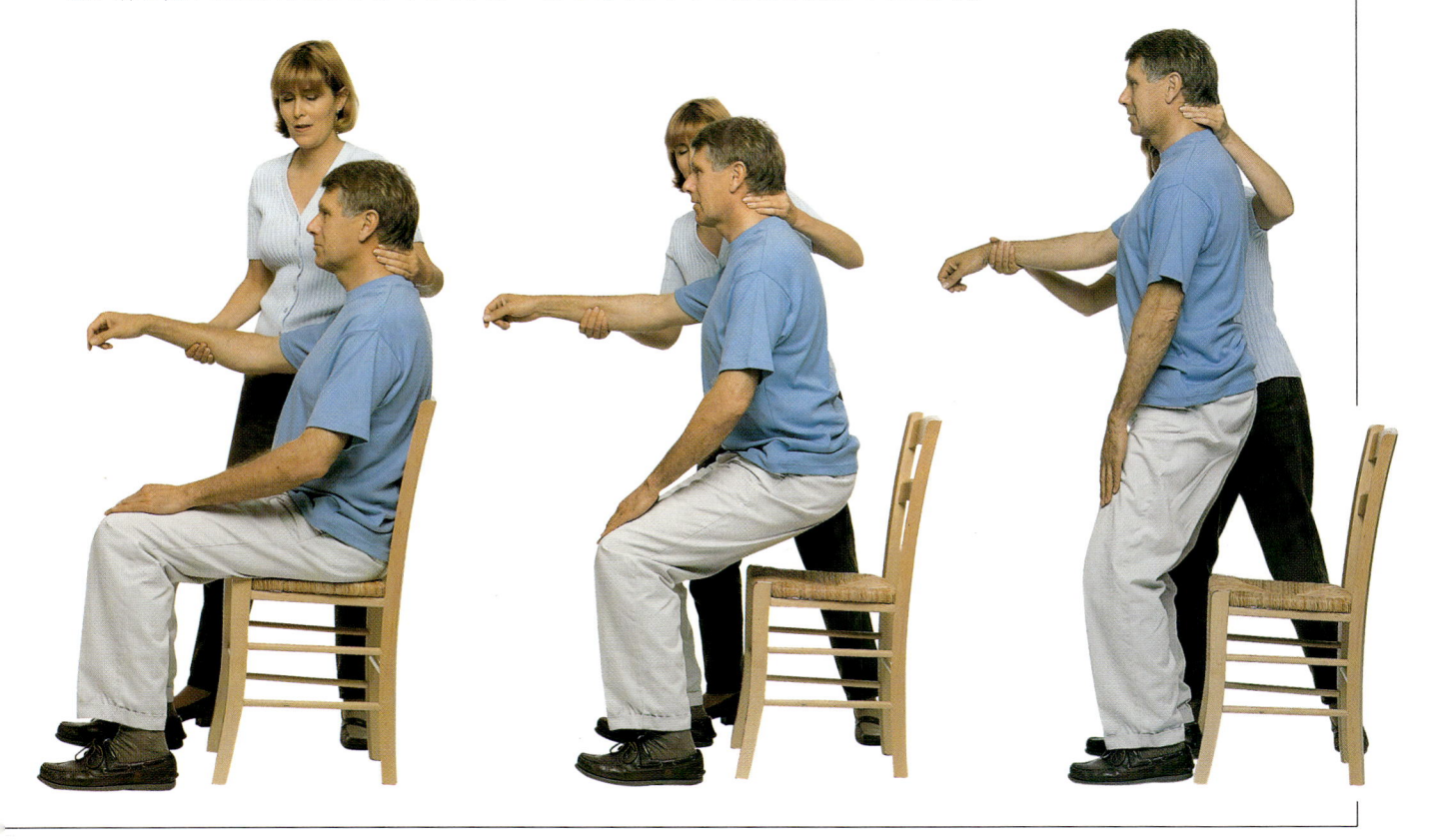

鍼と按摩

鍼師が最も多く治療するのが、関節炎や背中の痛みです。伝統的な中国式と欧米式の治療法のどちらも、変形性関節症と慢性関節リウマチに効果があります。

関節炎では、症状がそれほど深刻でなければ、鍼治療が成功する確率が高くなります。つまり、症状が慢性化する前の、可動域制限や激しい痛みを引き起こす変形が生じていない段階であれば、鍼治療が有効です。

鍼治療は関節炎を根治できませんが、関節炎に伴う痛みを緩和できます。治療を継続して受けるほど、痛みの抑制効果が長く続きます。もし効果が一時的であっても、薬物を使わずに痛みを緩和できるなら、関節炎に苦しむ人にとってうれしいことでしょう。

Acupuncture（鍼治療）という言葉は、ラテン語で鍼を意味する*acus*と、ちくりと刺すという意味の*punctus*がその語源です。鍼治療は、髪の毛ほど細い鍼を皮膚の特定の部分に刺して行います。鍼治療のつぼは、中国の伝統では経絡という眼に見えないエネルギーの通路に沿ってあります。主に14の経絡があり、そのうち12は特定の内臓に関係し、それぞれ関係する内臓にちなんだ名前をもちます。

伝統的な中国医学

鍼師は、人間の生命エネルギーは経絡に沿って流れると考えます。生命エネルギーである*qi*または*chi*「気」は、陰と陽の2種類から成ります。陰と陽のバランスが、心と体の調和に不可欠です。陰は、女性の生命エネルギーであり、受身的で温和と考えられます。陽は、男性で、攻撃的・挑戦的です。陰が暗、冷、湿、緩を表すとすれば、陽は、光、暖、乾、緊を表します。陰は、休、地、内、水を表し、陽は、活、天、外、火を表します。陰と陽のバランスが崩れると、病気や障害が起こるといわれます。もちろん、この理論は西洋医学とはまったく異なります。

生命エネルギーは経絡に沿って流れ、そのエネルギーのバランスが乱れると病気が発生するという考えから、鍼師は、経絡の滞りをなくし、経絡に沿ったエネルギーの流れを回復しようとします。つぼを刺激することで治療します。

鍼治療には1,000ものつぼがあります。伝統的には、1年の日数に対応して365あると考えられていました。欧米の鍼師は、200ほどしか使いませんし、なかにはもっと少ない場合もあります。中国で行われている伝統的な鍼治療は、時間をかけてたくさんの鍼を刺していきます。

鍼治療用の鍼

鍼治療用の鍼は、通常ステンレス鋼製です。鍼は、長さおよそ2.5センチメートル（1インチ）で、同じ長さの握り部分がついています。鍼は非常に固く、先端は丸みを帯びており、刺すと肌にやさしく入っていきます。鍼は使い捨てか、もしくは治療が終わるごとにしっかりと殺菌処理されます。

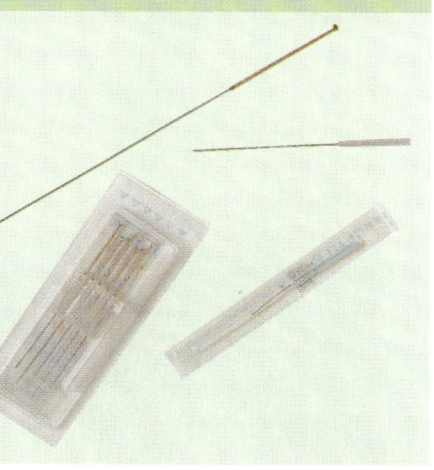

鍼治療の効果は？

欧米人にとって大切なのは、鍼治療の理論を理解して受け入れられるかではなく、次の2つの疑問に対する答えでしょう。つまり、効果があるのか？ 安全なのか？ という疑問です。鍼治療は、伝統的な中国医学の一部として何千年も実践されています。その目的は病気の治療と痛みの緩和です。出産の無痛分娩手段として使われていますし、外科手術には鍼を使った麻酔が行われます。こうした事実は多くの論文などで発表されており、論争の余地はありません。確かに効果はあるのです。

鍼治療はどう効果的なのか？

欧米の専門家は、鍼治療のつぼを（鍼の場合は髪の毛ほど細い鍼で、按摩の場合は指先で、灸の場合は熱を使って《81ページ参照》）刺激することで、2種類の化学物質が血流に放出されると考えます。その化学物質とは、快感・鎮痛作用のあるホルモン、エンドルフィンと、感覚を麻痺させる効果をもつエンケファリンです。これらが分泌されると痛みが緩和されます。鍼が刺さると、神経インパルスが脊柱を伝わり、エンドルフィンの放出を促すのです。

他の専門家は、痛みのゲート理論を認めています。これは、痛みのインパルスが神経系の経路に沿って位置するゲート（門）によってコントロールされ、鍼や按摩によって刺激されると、特定の神経繊維がゲートを閉じて、痛みをシャットオフするというものです。

> **さらに知るには**
> 鍼　80～81
> 指圧　94～95
> リフレクソロジー　96～98

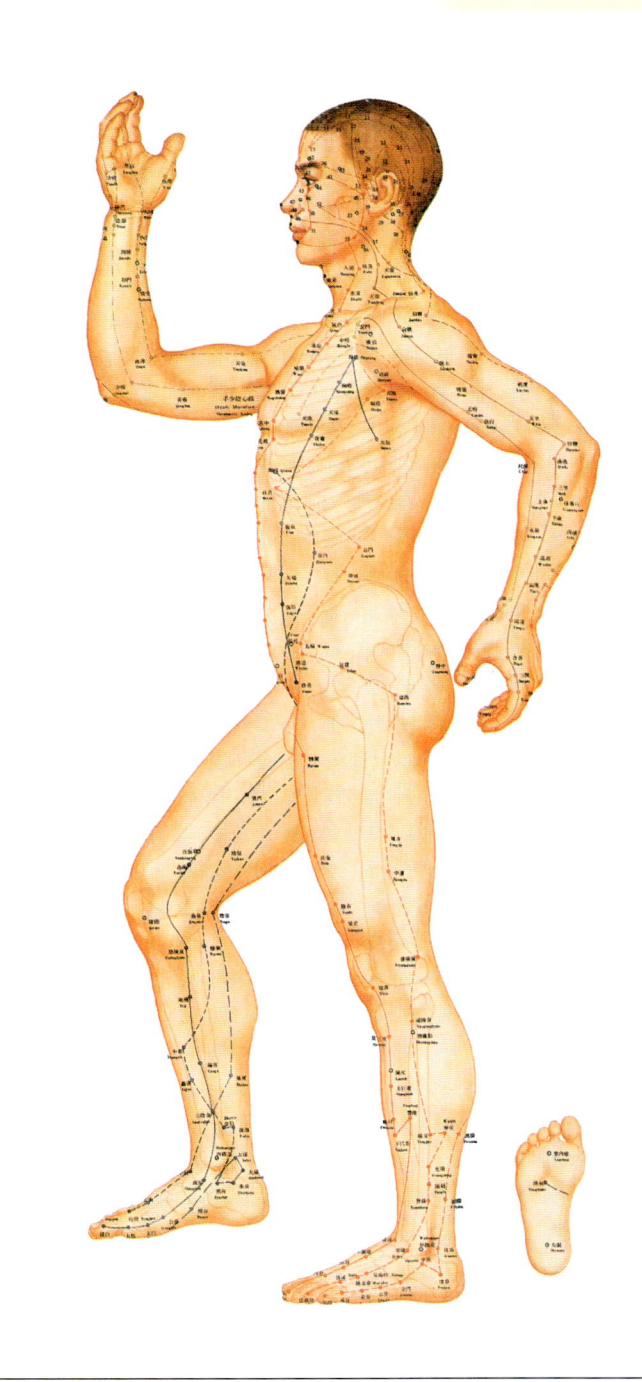

経絡図は、主要な14の経絡と経絡に沿って位置するつぼ（経穴）を示しています。つぼには、臓腑の名前と経絡に沿った番号が与えられています。例えば、脾臓6などです。

鍼と按摩

鍼治療は安全か？

代替、補完、自然といった表現が使われる治療法だからといって、必ずしも安全とは限りません。鍼治療は概して安全ですが、ひとつ注意すべき点があります。療法士が使い捨ての鍼を使用しているかどうかです。殺菌処理済であれば気にならないという人もいるでしょうが、万全を期するには、ひとりの患者につき使い捨ての鍼を1度だけ使用すべきです。

鍼治療には他にも失神、痛みの激化、気胸症（肺に穴があくこと）といった危険があります。しかし、これらは稀にしか見られません。

ほとんどの欧米諸国では、医療センターのペインクリニックで鍼治療が実施されています。鍼治療のメカニズムが完全に解明されたわけではありませんが、西洋医学の多くがその効果を認めています。

診察

初めて治療を受ける場合、鍼師は、まず問診によって患者の健康状態を見きわめます。詳しい病歴を聞き、生活習慣、食事、運動の種類、睡眠パターン、ストレスの程度について質問します。

鍼師は、昔からの中国式の診断法によって診察を行います。呼吸音や声を調べるとともに、舌、肌の色や状態、髪、姿勢などから健康状態を観察します。

最適な治療法を決定するために脈診も行うでしょう。手首の橈骨動脈を診て、経絡のエネルギーの状態を調べるのです。

手首にはそれぞれ6つの脈があり、合計で12となります。脈のそれぞれが体の12の内臓をひとつずつ示しています。脈を診ることは触診と知られています。経験を積んだ鍼師は、触診によって多くの症状を診断できるのです。

患者の健康状態を十分把握すると、鍼師は体の特定の場所にあるつぼに注意深く鍼を刺していきます。

鍼の挿入は概して素早く行われ、痛みはなく、血もでません。6～12ミリメートル（0.25～0.5インチ）の深さまで鍼を刺すと、指でゆっくりと回してつぼを刺激し、こりを取ります。痺れやチクッと痛みを感じる場合があります。1～2本しか鍼を使わない場合から、十数本、またはそれ以上使う場合までさまざまです。数分から30分以上鍼をそのまま刺しておきます。

関節炎の場合、1回の治療だけである程度痛みが緩和される場合もあります。しかし、効果を実感するには、数回もしくは5、6回の治療がおそらく必要でしょう。また、効果が長期にわたって持続せず、鍼療法を継続して受ける必要があるかも知れません。7、8回、いやもっと治

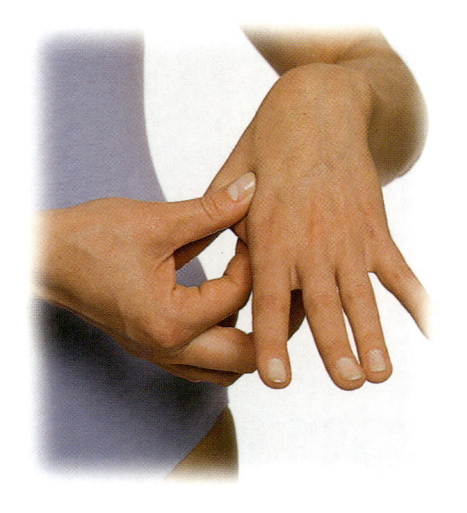

按摩のつぼL14に親指と人差し指で力を入れると、あらゆる種類の痛みを軽減できます。関節炎による軽い痛みの緩和に優れた即効性があります。

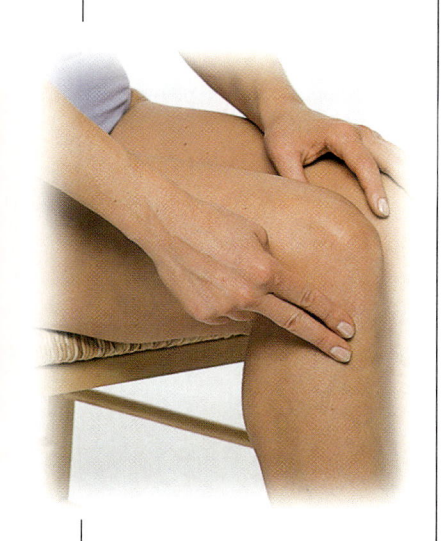

私たちは本能的に手で触って痛みをやわらげます。按摩はこうした本能的な衝動から生まれました。体中に位置する数多くのつぼを触って押すことで特定の症状を緩和するのです。

療に通っているのに効果がないという場合、別の鍼師に診てもらうか、まったく違う治療法を試すほうがよいでしょう。鍼治療が合わない可能性があります。

自宅で

自分で鍼治療を行うのは無理ですが、鍼治療で学んだ知識を使って按摩を行うことができます。鍼治療で最も効果があったつぼを、指先で簡単にマッサージしたり、やさしく押したりしてみましょう。按摩の効果的な方法や集中して押すとよいつぼを、鍼師に尋ねましょう。

鍼師によっては、鍼を1、2本刺したまま「置き針」をして、鋭い痛みを感じたら、患者がいつでも鍼を回転できるようにする場合があります。それが自分の場合に可能かどうか、かかりつけの療法士に聞いてみましょう。

よい療法士を見つける

いろいろな人から情報を集めて、その地域で評判のよい鍼師を見つけるのが一番です。さらに、治療を受けることに決めた鍼師の資格を適切な管理機関で必ず確かめて下さい。

もしくは、かかりつけの医師や病院の相談窓口で鍼師を推薦してもらうこともできます。病院のペインクリニックでも1名もしくは数名の鍼師が治療を行っている場合があります。

さらに知るには
指圧　94〜95
療法士を選ぶ　106〜107

灸療法

鍼療法や按摩に加えて、薬草を燃やしてつぼを熱で刺激する方法（灸）もあります。灸療法は「気」を暖めるのが目的です。療法士は、薬草（ニガヨモギやヨモギなど）を粉末状にして小さな円錐形に固めたもぐさと呼ばれるものを、地肌のつぼに置きます。もぐさが熱くなると取り外します。療法士は、効果を確認するまでそのプロセスを何度も繰り返します。鍼療法だけでは効果がない場合・箇所に、灸を据えます。

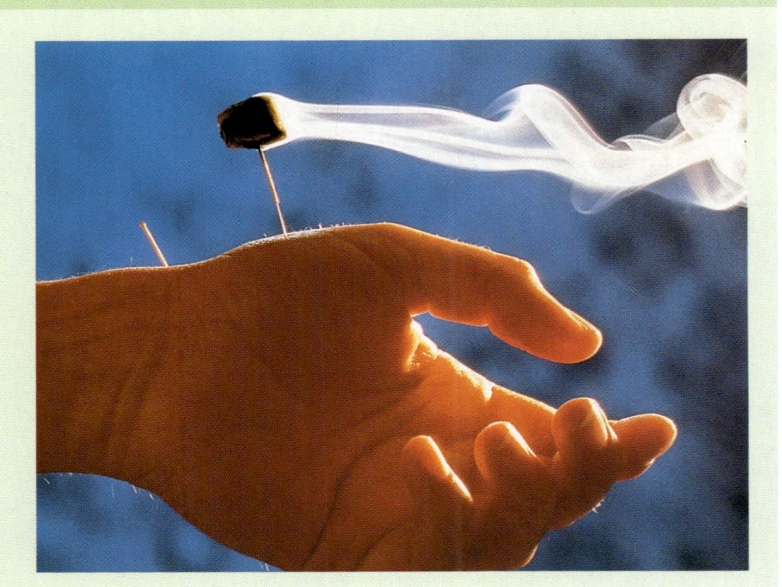

薬草学

現在のような薬が製造される以前は、薬といえばどんな文化圏でもほとんどすべてが植物や植物のエキスを使った薬草を意味しました。一部の途上国では今でもそうなのです。

水と自然の植物を原料とする薬草治療は、関節炎に効果的で、痛みを和らげてくれます。

欧米で科学が生み出した薬は、インドや中国といった国々に急速に浸透しましたが、それでも人口の85パーセントは今でも薬草を使った民間療法に頼っているのです。

矛盾するようですが、東洋の国々が欧米の医学を熱心に受け入れる一方で、欧米の人々の多くが薬草による治療に注目しているのです。現在製造されている薬の多くはその起源が薬草にありますが、自然で伝統的な薬草治療と古くからの薬草学の技術が、再評価されています。

薬草学は古くからありますが、現代的な要素を加えた新たな技法としてよみがえりました。かつてのハーバリスト(薬草師)には世代から世代へと伝承された知識がありましたが、現代のハーバリストは専門機関でしっかりと訓練を受ける必要があります。欧米の薬草とともに東洋の薬草も学びます。その結果、現代の療法士は、昔と比べるとかなり幅広い治療が可能です。現代では、数千もの薬草があるため、どれか1種類の薬草や数種類を組み合わせることで、ほぼどんな病気も治療できます。

主要な大学付属病院で、古くからの薬草の多くについて臨床試験が行われており、少なくともその効果の理由と仕組みが解明されるはずです。

関節炎治療に薬草を用いる場合、かかりつけの医師にまず相談して下さい。他の補完療法と異なり、薬草学は必ずしも正統医学による医薬品を併用できません。薬草による治療は、効果が強いものがあり、体によい作用だけでなく悪い作用も起こす可能性があります。薬草によっては、医薬品成分の一部に反応する場合が

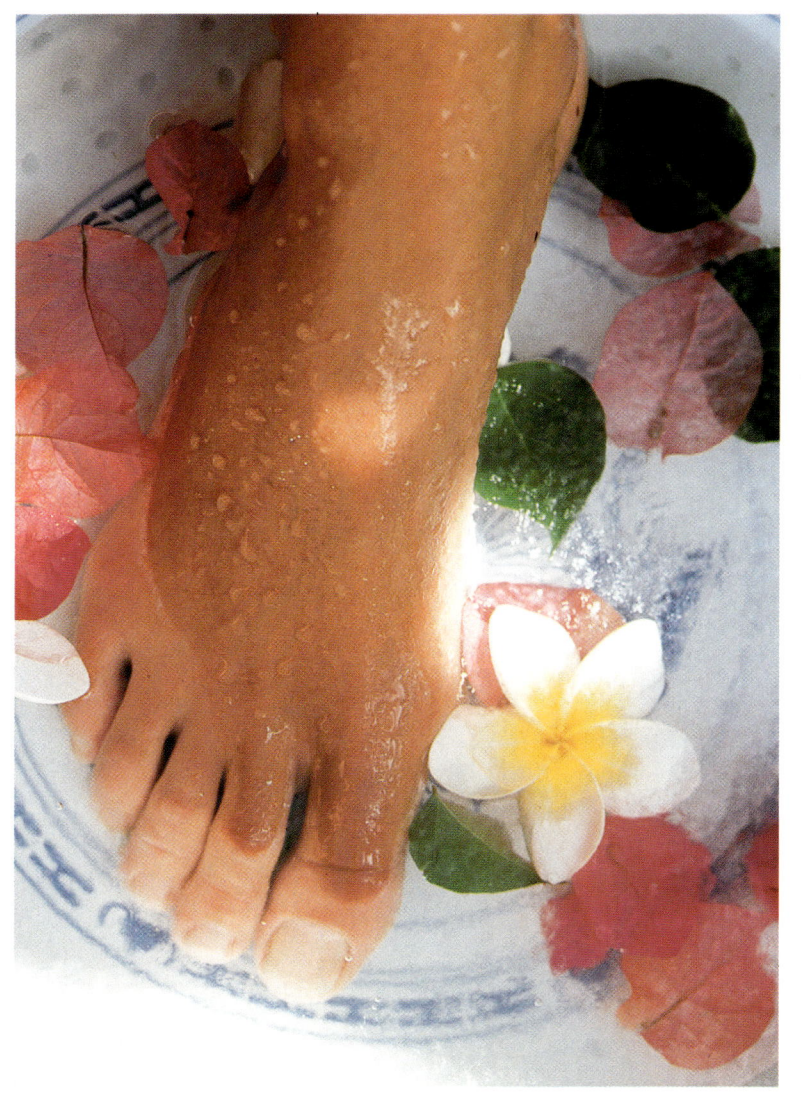

あります。

　薬草には、医薬品とはまったく異なる効果があります。薬草学の基本は、植物の力を使って体全体のバランスと調和を取り戻すことです。ただ単に症状を治療するものではありません。化学物質だけを抽出せず、植物全体を使うため、過量摂取や副作用の危険が少ないのです。

　ハーブクリニックを訪問すると、医師の手術室を訪れるよりも、きっと興味深い経験ができるはずです。他の補完療法と同様に、病歴、生活習慣、食事、運動、仕事、ストレスについて質問に答え、病状をすべて伝えます。

　特定の薬草を使った治療に加えて、食事療法、エクササイズ、ストレス緩和法などについても指示があるかも知れません。他の補完療法と同じく、現代の薬草学はホリスティック（全人的）な治療をします。

　薬草治療では、錠剤、茶、薬湯、チンキ、軟膏、煎じ薬、点滴剤、坐薬、浣腸剤、ハーブバス、湿布、シロップ剤などが処方されます。さまざまなハーブエッセンスの混合液を処方される場合もあります。これは燃やして吸入するものです。

さらに知るには

薬草学　　　　84〜85
アロマセラピー　50〜53

症　例

　58歳になるアニータは、ここ4年ほどひざの痛みとこわばりに悩まされていました。症状が徐々に悪化してきたため、テレビで薬草学に関する番組を見てハーバリストのもとを訪れる決心をしました。

　「職場が5階なのですが、エレベーターがありません。階段を昇ると症状が悪化することに気づきました。趣味のガーデニングさえ負担に感じていたのです。医師よりもハーバリストのほうが症状を緩和してくれるような気がしました。こわばりを和らげるために錠剤を服用していましたが、長期にわたって薬を飲み続けるのは嫌でした。それもきっかけとなって補完療法を試す気になりました。

　ハーバリストから食事について質問を受け、自覚していましたが、やや太りすぎだと指摘されました。

　診察はかなり綿密でした。ひざのX線撮影、血圧測定が行われ、舌や脈拍も調べてくれました。血行の悪さと太りすぎによる変形性関節症と診断されました。立ち仕事が多く、湿気が多く寒い地域に住んでいるので、症状が悪化したというのです。確かに、休暇でスペインに滞在中は楽になっていました。

　処方された薬草は、蓄積した老廃物を排出し、血行を促進し、炎症を緩和するものでした。処方箋は複雑で、薬には煎じ薬、チンキ、湿布、フットバスなどがありました。また、水泳やウォーキングを勧められ、自然食品による食事療法もすることになりました。

　診察も治療も非常に快適でした。こわばりがかなり改善しましたし、ずいぶん健康になったと思います」

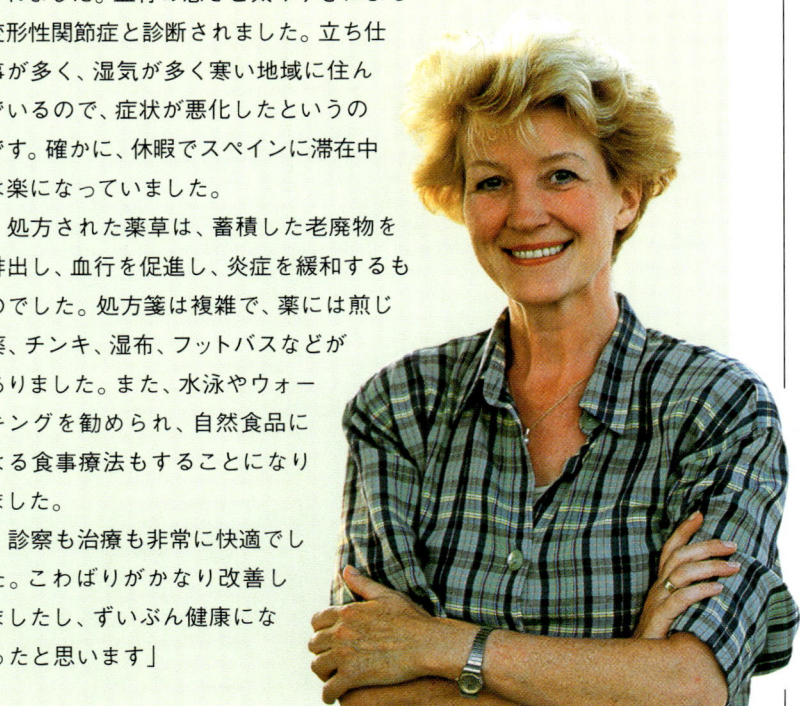

薬草学

薬草による治療は、医薬品と比べると概してゆっくりと効果が現れます。やさしく作用するので、慢性病の治療に効果的です。実際、湿疹や喘息といった治療が難しい多くの症状には、正統医学に代わって薬草治療が行われています。

薬草治療を選ぶ

薬草治療に用いる薬は、大手薬局で購入できますが、関節炎など深刻な症状を治療する場合は、自己療法を避けるべきです。薬草による治療は複雑ですから、十分な訓練を積んだハーバリストによって実施されるべきです。療法士の選択は、誰かに推薦してもらうのが一番ですが、それが無理な場合、管理機関に問い合わせて、資格をもつハーバリストが地域にいるなら紹介してもらいましょう。個人的に紹介を受けた場合も、管理機関に資格を問い合わせるべきです。

正統医学であれ補完療法であれ、その他の治療法と同じですが、薬草による治療で関節炎は治癒しません。症状の緩和を永久的に保証するものではありません。

診断に際して

ハーバリストは、病気の症状だけでなく、全身を診察します。薬草を処方することで、体の機能（例えば消化や血液の循環）を刺激・鎮静化し、エネルギーの活性化を図ります。自然食品の摂取を増やす、コーヒーや紅茶、コーラの消費を控えるなど食事について指示されるでしょう。症状を抑えるというよりは、体の自然治癒力を促進するのが目的です。

イギリス人ハーバリスト、マイケル・マッキンタイアはこう語っています。「長年にわたって蓄積された毒素は、体の奥

基本的なハーブ治療は自宅で簡単にできます。忙しい毎日の数分間を使ってハーブティーを入れるだけでリラックスでき、治療効果があります。

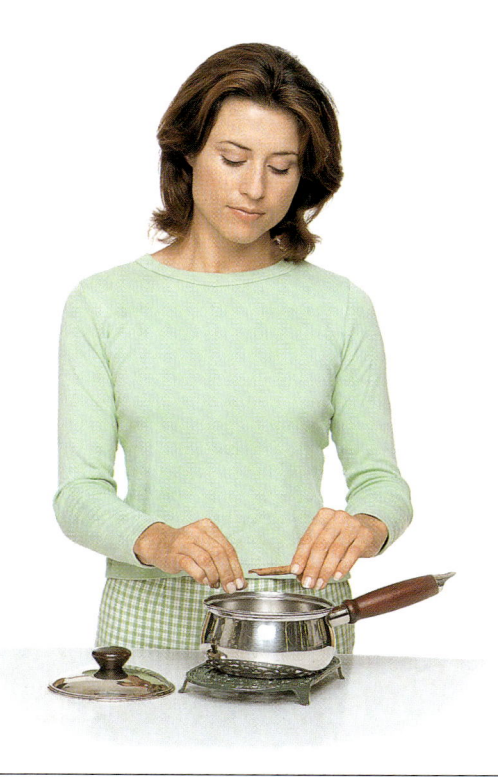

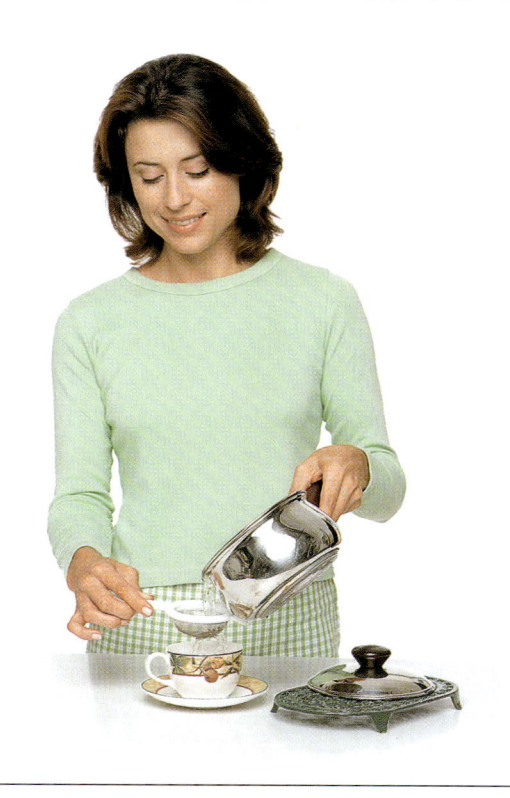

深くまで作用するハーブを使ってやさしく排出できます。また、特殊なハーブを使って、肝臓や腎臓など排出器官の正常な機能を回復させます。これは、最近特に重要です。というのも、薬草治療を受ける患者の多くが長年にわたって効き目の非常に強い、危険な中毒性の薬を服用しているからです」

安全に関する注意
- 副作用があれば、治療をストップして下さい。
- 指示された服用量を超えないようにしましょう。
- 指定期間を過ぎたら服用をやめて下さい。長期の服用は危険を伴う場合があります。
- 野生のハーブを使用しないで下さい。
- 海外で購入しないで下さい。

さらに知るには
療法士を選ぶ　106～107
食事　142～147

薬草治療

以下のハーブは、関節炎の治療に効果があります。

シモツケ	関節炎治療に最もよく処方されます。（アスピリンに似た）サリチル酸グリコシドを含み、強力な抗炎症作用があります。
デビルズ・クロー	抗炎症作用があり、科学検査では、主流医学でよく処方される抗炎症剤フェニルブタゾンに匹敵する効果が実証されています。
ゴボウ	組織を奥深くまで洗浄するために使用します。
セロリーの種子	尿酸の排出を促すため、特に痛風の治療に効果的です。
コーンシルク（トウモロコシの毛）	腎臓を強くします。
トクサ	腎臓を強くします。
イラクサ	よくある雑草ですが、血行を促進し、過剰に蓄積された有害な酸を体内から取り除く働きがあります。
サルサパリラ	体内の毒素を排出します。
アメリカサンショウ	血行を促進します。

ハーバリストによっては、牛膝(コシツ)（関節の「湿気」を取り除く）、アンゼリカ、大葉竜胆など漢方植物を使用する場合があります。

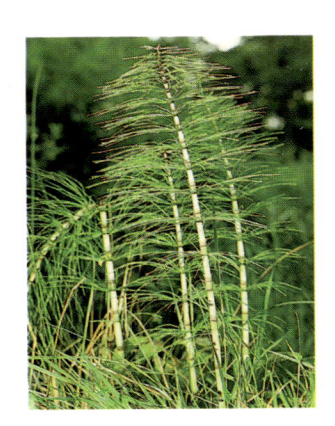

トクサは、腎臓の治療に昔から使われます。

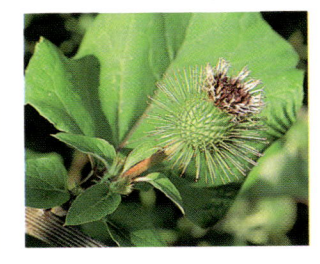

ゴボウは大きなハート型の葉をもち、紫色の花を咲かせます。組織を浄化する特性があります。

ホメオパシー

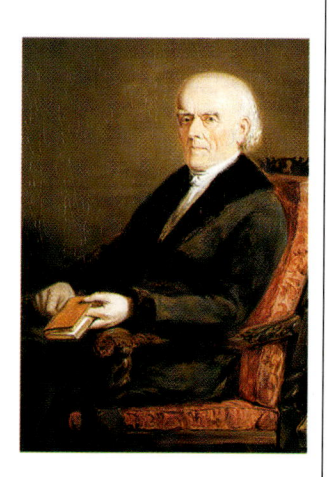

ホメオパシー（類似療法）は、「同類は同類を治す」という理論に基づくもので、200年以上前から行われています。例えば、関節がはれて熱を帯び、触ると痛い場合、冷湿布で緩和しますが、ホメオパシーでは、ハチから作ったアピスで治療します。これは、症状がハチ刺されと類似しているからです。

ドイツ人医師サミュエル・ハーネマン（1755～1843）がホメオパシーの生みの親です。ハーネマンは、いわゆる「類似」物質で病気を治療すると、患者がゆっくりと全快することを発見しました。ここで言う「類似」物質とは、ある症状を生む力が類似しているという意味で、自然治癒システムを刺激してその症状を止める力もあるということなのです。

ハーネマンは現代西洋医学を詳しく観察した結果、医学は逆の法則に基づくと理解しました。つまり、医師は、薬を処方して体を逆の状態にします。例えば、ふつう鼻水がでる場合、鼻水を止める薬を飲みます。一方、ホメオパシーでは、健康な人間であれば鼻水がでるような物質を処方します。すると逆に、鼻水が出ている患者は治るというわけです。

ホメオパシーの薬は「レメディー」と呼ばれ、材料は植物、ミネラル、動物で、なかには病変組織も使われます。それらの材料を、希釈と、振ってたたく振盪（攪拌）というプロセスにかけて、物質がもつ癒しの力を引き出し、あらゆる有害な毒性を除去します。レメディーは、自然治癒力を高め、健康バランスを回復します。治療薬は英国では、ホメオパシー医やホメオパシー薬局から入手でき、最近では大手薬局店でも扱っています。

ホメオパシーは、心と体を同様に扱い全人的な治療をするもので、病気を治すというよりは、ある特定の症状にそれぞれ悩み苦しむ患者を助けるものです。ホメオパシー医は、患者の個性を見きわめて適切な治療薬を決定します。治療薬を処方するには、症状に加えて、患者の精神状態、思考、性格、行動様式も考慮します。他のほとんどの補完療法と同じですが、ホメオパシーは、体がもつ自然治癒メカニズムを刺激するもので、有害な副作用をもたらすことなく体に作用します。

ホメオパシー理論の中心には、薬の投与量が少ないほど効き目が増すという考えがあります。これは現代西洋医学に反する考えであり、昔からホメオパシーが、医師の反発を招く最大の原因のひとつとなっています。

ホメオパシーにおける「有効成分」の量は、有毒・有害な副作用を起こさず治療効果が得られるようになっています。ですから、ホメオパシーが体に害を及ぼすことはありません。しかし、非常に繊細な治療法であるため、強い薬、食物、においによってその効果が打ち消されることがあります。

医師の多くは、ホメオパシーレメディーははっきりした有効成分を含んでおらず、偽薬に過ぎないと言います。しかし、ホメオパシーは普及しつつあり、今では医療センターなどで、少なくともひとりは、ホメオパシー医の資格も有する医師を見かけるようになっています。

ホメオパシーレメディーは動物によく効きます。特に競走馬の治療に大成功を収めています。競走馬は繊細で大切な動物であり、副作用を起こさずに、やさしく最も効果的な治療を施してやる必要があるからです。ホメオパシー治療薬は心理効果しかないとの意見がありますが、こうした治療の成功によって、批判の声も静まる傾向にあります。

ホメオパシーレメディーの多くは、英国では現在大手薬局で処方箋なしに購入

できますが、関節炎のような慢性病に悩む場合、資格をもつホメオパシー医の診察を受けるべきです。ホメオパシー医の多くは医師免許も持っていますから、両方の立場から関節炎を理解したうえで、必要であれば従来の医薬品を推薦することも可能です。

他の補完療法と同じですが、ホメオパシーは、手術を要するような構造上の損傷は治療できません。例えば、股関節置換が必要な場合、ホメオパシーでは治療できないのです。磨耗した関節の治療や変形した骨の矯正はできません。しかし、適切なホメオパシーレメディーを用いると、手術後の経過はかなりよくなります。また、予防効果もあるため、慢性の関節炎による損傷や変形を防ぐことができます。

さらに知るには

ホメオパシー　88～89
療法士を選ぶ　106～107
痛みの管理　138～141

ホメオパシー医による問診内容

動くと症状が悪化しますか？	安静にすれば治まる症状と、動くと改善される症状では、治療薬が異なります。
症状は突然始まりましたか？	ホメオパシー医は、症状が突然、おそらく急激に襲ってくるのか、一定の期間に徐々に悪化してくるのかを判断する必要があります。
日中、もしくは夜の何時頃に症状が最もひどくなりますか？	症状がいつ最悪になるかはホメオパシー診断にとって大切な要素です。夜に悪化する痛みに処方する薬は、朝に痛みがピークに達する症状には必ずしも適さないのです。
気温の変化は症状にどう影響しますか？	ホメオパシーでは、適切な治療法を決定するうえで、暑さや寒さによる影響は非常に重要です。寒いときに悪化する痛みは、暑いときに悪化する痛みとは異なる治療法を要する場合が多いのです。
何か特別な要因で症状が起こりますか？	ホメオパシー医にとって、何かが引き金となって症状が発生するのかどうかを知ることは大切です。死別など突然の精神的ショック、寒さや湿気など日常の変化などがきっかけとなる場合があります。
どんな性格ですか？	内向的か外向的か、慎重派か衝動的かなど、患者の性格が、最適な治療法を決定する大事な要素になります。症状が同じでも性格が違う場合、異なる治療薬を処方されることが多いのです。
のどの渇きはありますか？	のどがよく渇くか、温かいまたは冷たい飲料がよく欲しくなるかが診断に重要な役割を果たす場合があります。

ホメオパシー

最初の診察で、関節炎の症状について詳しく質問を受けます。母親の妊娠以降、子供時代も含めて病歴を説明することになるでしょう。生活習慣、嗜好、身体機能の調子なども質問されます。仕事や趣味についても質問があるかも知れません。現在薬を服用中、もしくは最近まで服用していた場合、必ずホメオパシー医に伝えて下さい。

診察の最後に、適切なレメディーを一種類、もしくは複数処方されます。レメディーはホメオパシー薬局で購入できます。ハーネマンは栄養も重視しましたから、おそらく栄養についても指導やアドバイスがあるでしょう。これは症状を緩和し、関節炎の再発を今後できるだけ最小限に抑えるためです。

ホメオパシーの主な解説書マテリア・メディカ（レメディーの説明）には2,000種を超える治療薬があります。レパートリー（症状による索引）を使ってレメディーを見つける場合もあります。レパートリーはコンピュータ化されているケースもあります。治療薬のほとんどは植物やミネラルを由来とするものですが、動物や人間の組織や分泌物を使う場合もあります。少数ですが、なかには病気の過程で増殖する微生物を由来とするものや、近代医薬品からつくるものもあります。ほとんどがラテン語の名前、もしくはその略語を与えられています。そうした名称は聞いても意味が不明かも知れませんが、ホメオパシー医が説明してくれるはずです。

現代のホメオパシーレメディーのほとんどは、ラクトースに染み込ませた錠剤として販売されています。錠剤は舌の上でそのまま溶けます。特に味はありません。ねじぶたの付いた小さなガラス瓶に入った液剤として店頭に並んでいるものや、なかには軟膏もあります。

オーストラリアやニュージーランドでは、医師免許をもつホメオパシー医に診察を受けた場合健康保険制度が適用されることがあります。しかし、国が運営する保険制度は適用されません。南アフリカでは、推奨料金であれば、ほとんどの医療補助制度がホメオパシー治療に適用されます。ホメオパシーや民間療法に国家保険制度を適用しようとする計画もあります。

ホメオパシーレメディーを服用中は、生活習慣を変更するように指示されるかも知れません。というのは治療薬が、ある種の物質とはうまく合わないことが実証されているからです。喫煙、飲酒、多量の紅茶やコーヒー、コーラは、治療薬の効き目を阻害する、もしくは打ち消してしまう場合があるのです。治療薬の服用前後15分間は歯を磨かないで下さい。香りの強い化粧品、においのきつい家庭用洗剤、一部のエッセンシャルオイルなどは使用を控える必要があるかも知れません。アロマセラピー用オイルはホメオパシー治療の妨げとなるものがあります。

ホメオパシーレメディーは、通常の医薬品とは反応しないケースがほとんどです。しかし、ステロイド、睡眠薬、抗ヒスタミン剤など、医薬品の多くはホメオパシーレメディーの効果を阻害するため、せっかくの治療も無駄になってしまいます。

ホメオパシー治療を試すために医薬品の服用をやめる場合、まず医師に相談し、健康に影響がないかどうかを確認して下さい。医師に相談なく通常の治療を突然止めてはいけません。

ルータは、庭によく見られるハーブ、ルーを材料とする、ホメオパシーレメディーです。

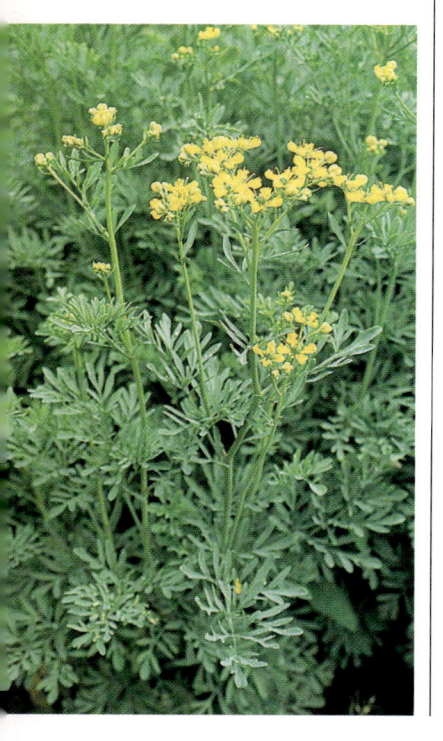

効果的なホメオパシー治療薬

関節炎の治療に有効な治療薬が数多くあります。ホメオパシー医は、症状に対してというよりも、患者個人の体質に合わせて薬を処方します。ある患者に有効な薬が他の患者にも効くとは限りません。患者ひとりひとりの診察が必要なのです。

ラストックス（ウルシ・トキシコデンドロン属、もしくはツタウルシ）	関節炎やリウマチが、温湿布で症状が緩和できるが、長い間座っていると悪化するような場合、ホメオパシーではラストックスが最もよく処方されます。立ち上がると関節がこわばる場合や、継続して動作を維持すると症状が緩和される場合は、この治療薬が有効です。
ブリオニア根（ホワイト・ブリオニア）	少しでも動かすと関節がかなり痛むが、安静にすると症状が改善する場合、ブリオニア根が効きます。
ルータ（ルー、ヘンルータ）	テニスひじなど腱や靭帯を痛めた場合、ルータが概して効果を発揮します。
リン酸カルシウム	手の関節炎に概して効きます。
カルカレア・カルボニカ（カキ殻）	変形性関節症の治療に特に有効です。
砒素（白砒）	誤って使用すると致死の危険がありますが、ホメオパシーで用いる場合は症状の緩和をもたらします。特に、夜にかなり症状が悪化し、温めると緩和する場合に効き目があります。
プルサチラ（アネモネ）	用途が多く、ホメオパシー治療でよく処方されます。温めると悪化し、戸外にでると緩和するような症状に効き目があります。
アピス（ハチ刺され）	関節炎の種類によってはよく起こりますが、突然関節がはれて熱を帯び、触ると痛く、冷湿布で緩和できる場合に効果があります。

さらに知るには
療法士を選ぶ　106〜107

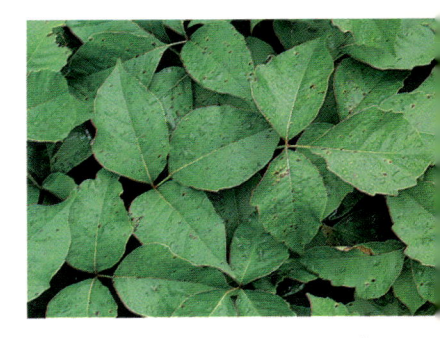

ラストックス（ツタウルシ）は多くの関節炎の治療に使われます。

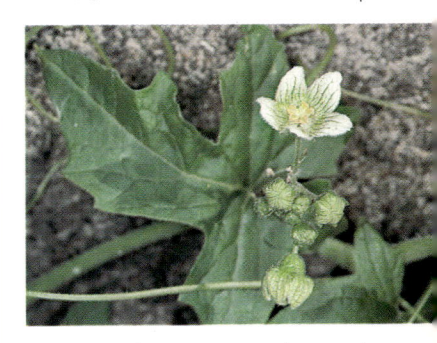

ホワイト・ブリオニアは、関節炎を含む関節疾患を治療します。

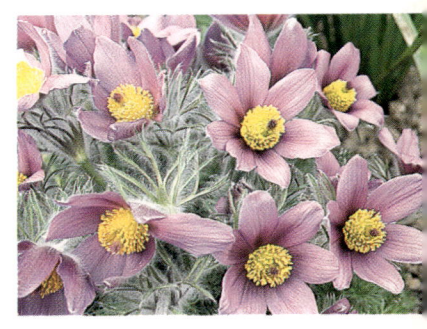

アネモネは、プルサチラとして知られるホメオパシーレメディーに使われます。

オステオパシー（整骨療法）

骨や関節の障害を専門家の手技によって矯正し、痛みを治療する技術のひとつが、オステオパシーです。その効果は主流医学が概して認めるところです。

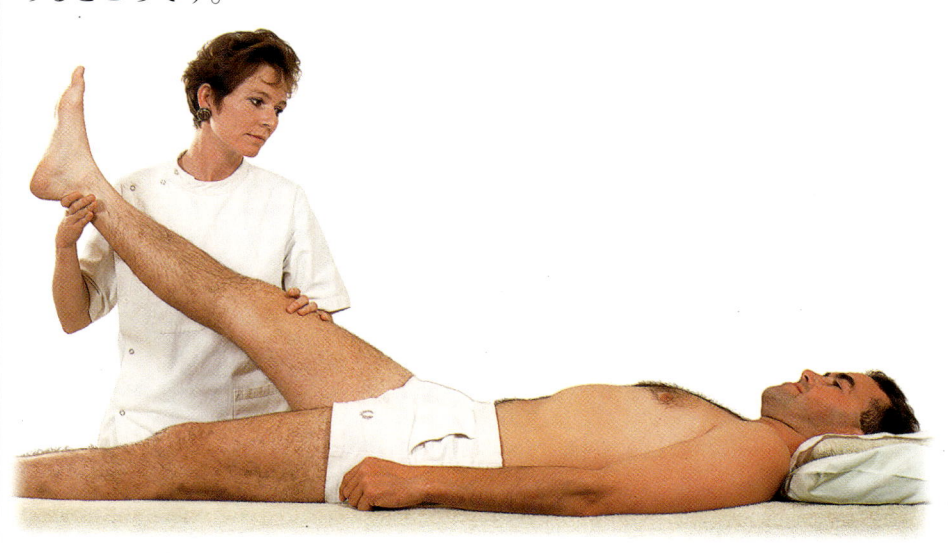

訓練を積んだオステオパスは、患者の骨格システムとその筋肉や結合組織を調べたうえで、適切な治療法を決定します。

手技にはいくつかの種類があり、オステオパシー、カイロプラクティック、整形外科が含まれます。数百年も前から関節に手技を施して機能を回復する治療法が行われてきましたが、現代のオステオパシーは、アメリカ南北戦争時の医師アンドリュー・スティルが考案したものです。

スティルは、脊柱こそ健康の源であり、脊柱を治療すれば体の他の部分にも効果があると考えました。椎骨のずれや関節の機能不全といった症状は、血行を阻害し、神経系の働きに影響し、結果として病気と闘う力が体から奪われると考えたのです。スティルが初めて健康回復を目的として関節に手技を行ったのは1874年のことです。オステオパシーが、骨や関節の不調を治療する科学的方法と認められるまでには100年ほどかかりました。

オステオパス（オステオパシーの施術者）は、手技を使って、痛みを緩和し、痛みやこわばりのある関節を動かせるようにします。アメリカでは、オステオパスは医師に匹敵する資格をもち、主流医学の医師からもしばしば認められています。患者を他の専門医に紹介したり、手術を行ったりする場合もあります。他の欧米諸国では、オステオパスにこれほどの地位はありません。

オステオパシーはカイロプラクティックと似ており、双方ともよく似た技術を使って同じ症状を治療します。しかし、両者にはやや違いも見られます。カイロプラクティックに比べると、オステオパスは、表層と深部、両方の筋肉をマッサージし、軟組織を多く扱います。そして牽引や接合によって関節を動かします。つまり、カイロプラクティックによるスラスト（瞬間的な押圧）よりもスペシフィックな（特殊で限局された）テクニックで、受身的に関節の可動域を改善します。

関節炎の治療

オステオパシーは、変形性関節症や脊柱の磨耗の治療には適していますが、慢性関節リウマチなどの炎症性関節炎にはそれほど適していません。オステオパシーは関節炎の症状緩和に役立ちますが、医学と同様、関節炎を治癒できるわけではないのです。深刻な関節炎に悩む患者にとって痛みやこわばりがすぐに軽減されるのはうれしい限りですが、時が経てば関節はいずれまたこわばります。オステオパシーでは炎症は緩和されませんし、老廃物が関節に蓄積するのも防げません。

もはや代替療法とは見なされないオステオパシーですが、依然としてその効果に疑問をもつ医師もいます。関節炎の特徴として、急性・慢性の痛みとその鎮静化が交互に起こるので、オステオパシーに効果があったのか、それとも関節炎の痛みが単に鎮静状態に入ったのかどうか判断できないというのです。医師や患者のなかにはオステオパシーの危険性を指摘する人もいます。しかし、療法士に正式な資格があれば、関節炎治療に用いる理学療法のなかでも安全な治療法のひとつなのです。

オステオパシーの治療は概して設備の整ったクリニックで行われ、診察の際は、既往歴と現在の生活習慣を含め、病状に関して詳しい問診を受けます。1回の治療時間はほぼ1時間で、関節炎の症状によって異なりますが、ほとんどの場合、多くて6回の治療を勧められるでしょう。

関節炎治療におけるオステオパシーの最大の利点は、骨格の関節に手技を施すことであり、継続して治療を受けると、骨によっては位置を矯正することも可能です。オステオパスは、治療の秘訣は、手技に休息期間をはさむことで、体が自ら癒そうとする機会を与えることだといいます。治療後にどうすれば関節をうまく休ませることができるか、その方法をオステオパスがアドバイスしてくれるでしょう。オステオパシーに副作用はありません。治療がうまく作用すれば、体が楽になるはずです。

さらに知るには
カイロプラクティック　92〜93
療法士を選ぶ　106〜107

症例

ビルは40代半ばで関節に痛みを感じるようになりました。常にスポーツで体を動かしており、以前はサッカー、当時はスカッシュを楽しんでいました。所属するスポーツクラブでオステオパスの診察を受けることにしました。

「最初に症状に関する質問に答えると、服を脱いで下着になって床に横になるよう指示されました。どこが痛むか聞きながら、療法士は、関節を押し始めました。関節炎と診断されたときには、スポーツで体を動かしていたのにまさかと思いました。しかし、おそらくサッカーで関節が磨耗したというのです。

痛む箇所をマッサージしてもらうと、すぐに痛みが引いてきました。最初の治療は45分間で、その後は1回につき20分から30分です。結構力を加えてくれるので、自分に合っていると思いました。おかげで関節炎の進行を食い止めることができています。今も時々マッサージを受けています。一番うれしいのは、薬に頼らずに済むことです」

カイロプラクティック

カイロプラクティックは、関節に手技を施して痛みを緩和するという点で、オステオパシーや整形外科と似ています。しかし、関節を手技治療する技術については若干違いがあります。オステオパシーは、人体に関する知識を頼りに、実際に体を触って機能不全や強直を診断しますが、カイロプラクティックではX線写真を使ってさまざま症状を診断する場合があります。

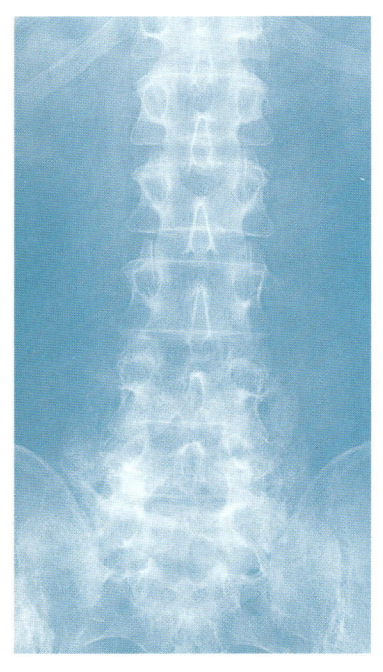

カイロプラクティックでは、X線写真を使用すると、より正確な診断が可能で、すぐに発症部位が確定できると考えます。強直した関節を手技治療する危険――もしくは過剰に手技治療を施す危険――が少なく、安心です。どちらの治療法を選ぶかは、X線写真が気になるかどうかで決まります。放射線の影響が不安なら、オステオパシーが望ましいかもしれません。

現代のカイロプラクティック治療は、1895年にアイオワ州ダヴェンポートで始まり、急速に普及しました。考案者は、カナダ人のダニエル・デビッド・パーマーです。ビジネスマンで冒険家でもあったパーマーは、最初は当時人気のマグネティック・ヒーリングに興味をもちます。パーマーは「按手」を使う治療師となり、すぐに病気の原因究明に関心を抱くようになります。

研究によってパーマーは、あらゆる病気が背骨と密接にかかわると考えました。古代エジプト人による手技治療を知っていたパーマーは、その有効性を再発見し、現代の治療に生かすことにしたのです。パーマーはまた科学の新分野としてオステオパシーも研究しましたが、脊柱が健康に果たす役割について自分なりの考えをまとめます。

まず、脊柱の手技治療によって難聴の治療を成功させると、パーマーは自らの治療法を実践するために小さな診療所を開設しました。しかし、医師免許なしに治療を行ったとして、1906年アイオワ州スコット郡で裁判による有罪判決を受け、投獄されてしまいます。その後、同様の罪で、何百人ものカイロプラクターが罰金刑・禁固刑を受けることになります。こうした状況は1960年代までアメリカで続きました。

カイロプラクティックはますます一般に広まり、非科学的だとの指摘にもかかわらず、その技法は普及に成功します。その成功の理由のひとつは、手術がかなりの痛みを伴い、時に死に至るほど危険であった時代に、カイロプラクティックは「血を流さない手術」として知られるようになったからです。さらにもうひとつの理由として、患者がしばしば治療後すぐに回復したからです。通常の医薬品や手術では副作用の心配がありますが、カイロプラクティックには有害な作用はほとんどありません。

どんな症状に効果的か？

簡単に言うと、カイロプラクティックは何らかの異常を起こした関節の正常な動きを回復するものです。ですから、筋肉や関節の機能不全に主に効果を発揮します。

損傷を受けた骨や関節を体が自然治癒できない場合、カイロプラクティックが役に立つかも知れません。治療が最適な

このX線写真は、高齢者の脊柱、特に脊髄下部を写したものです。カイロプラクティックでは、こうしたX線写真を撮って診断を行います。特に、椎骨のずれの有無が確認されます。

のは、体が回復不可能になる前の段階の痛みや機能不全です。

　カイロプラクターは、亜脱臼と呼ばれる椎骨のずれや生化学的機能不全がないか、他にも関節が正常な機能の妨げとなっていないかを調べます。カイロプラクティックは神経インパルスを刺激して、体がもつ自然の鎮痛剤ベータ・エンドルフィンの分泌を促します。そのためカイロプラクティックによる治療は鎮痛効果が高く、関節の動きを回復できないほど関節炎が進行している場合にも効果があります。

　カイロプラクティックによって体の自然治癒メカニズムが再び働き始めるので、かなり痛みのひどい関節炎にも効果的です。しかし、関節炎が深刻化し、すでに変形や障害がある場合、カイロプラクティックによる回復や治療は困難です。

　カイロプラクティックがおそらく最も効果を発揮するのは、関節炎やリウマチのなかでも、主な原因が筋骨格系や血管系で、脊柱や手足に症状が見られる場合でしょう。炎症性のタイプにはあまり効果はありません。

カイロプラクティックの働き

　カイロプラクティックの治療は3つのレベルで効果があります。第1は、機械的・解剖学的レベルで、多くの脊柱の手技治療や関節モビリゼーション技術を使って機能を改善し、動きを回復します。第2は、痛みの緩和です。第3は心や感情のレベルで、カイロプラクターはヒーリングタッチを行います。

　最初の診察では、既往歴や生活習慣について詳しく問診を行い、その後触診によって症状を調べます。治療を開始する前に、カイロプラクターは治療の有効性を見きわめます。有効と判断すれば、次にX線写真撮影を行います。

　カイロプラクティックは、骨に対して筋肉を押し・引き、「てこの原理」で動かします。症状によって治療回数は異なります。オステオパシー同様、治療効果を実感できます。痛みを感じる瞬間もありますが、激痛などはないでしょう。カイロプラクターが十分な資格をもっているか、自分の症状を正確に理解しているかを確認することが大切です。

さらに知るには
オステオパシー　90〜91
療法士を選ぶ　106〜107

カイロプラクターは、数多くの技術を使って脊柱を手技治療します。治療中、骨が鳴ることもあるでしょう。

指圧

指圧とは日本語で文字通り「指で押す」ことを意味します。しかし、指圧師は指だけではなく、手、親指、ひじ、ひざ、足も使って、マッサージの効き目の深さや強さを調節するのです。

指圧マッサージにより、おこる圧力は、"痛みを伴う快感"という独特な感覚をひきおこします。

指圧は按摩といくつか共通点があります。双方とも、重要臓器の機能にかかわる経絡に沿って位置するつぼを押します。按摩同様、指圧は体のエネルギーレベル（気）を活性化します。しかし、痛みを緩和するためにエネルギーを活性化するのではなく、指圧は、エネルギーの通路のつまりを取り除き、流れを自由にすることで、健康を増進するのです。つまり、特定の症状を治療するよりも、病気を予防するのが主な目的です。

日本では、指圧は病気の予防法であるとともに、効果的な早期診断法です。1週間に1回など、定期的に指圧を受ける人が多くいます。

指圧は、体、心、精神、気分に同時に効果があるとされます。特に、免疫システムを活性化してくれます。これは、症状に痛みが共通する、関節炎など多くの病気の治療に効果的です。指圧によるマッサージの深さや強さは、血行やリンパの流れの促進、神経系への作用、毒素排泄、筋肉の慢性的な緊張の緩和、ホルモン系の刺激に効果があります。指圧は、日本で何百年も前から行われていますが、最近になってやっと欧米にも普及し始めました。指圧は1970年代後半にイギリスに紹介され、1981年には指圧協会が設立されました。

診察

診察では、最初に詳しい既往歴や生活歴などの説明を求められます。指圧は、体、感情、心理、精神とあらゆるレベルで効果があります。患者の健康や性格に応じた治療が行われます。食事、運動、現在の生活習慣などについても質問を受けるでしょう。症状を改善するために食事や運動などを変更するようアドバイスを受ける場合もあります。

鍼治療同様、脈をはかります。右手首、左手首にそれぞれ6ヶ所。各箇所は重要臓器に対応します。脈をはかることで診断を行い、さまざまな症状を治療します。

マッサージと同じく、指圧治療は、多くの方法で力を加えていきます。特定のつぼ1ヶ所にではなく、体の各部分に一連のいろいろな動きを加える場合もあります。親指の腹、指、手のひら、手首などさまざまな場所を使います。ひじ、前腕、ひざを使うこともあります。

押す力の強さは、指圧部位、患者の反応、刺激効果もしくは鎮静効果の必要性など、多くの要因に左右されます。1回につき数秒間、もしくはさらに長く、力を入れます。場合によっては、それを数回繰り返します。治療時間はおよそ1時

間です。

　指圧は、ふつう床に横になって行われますが、それが無理な場合でも治療は可能です。

　イギリス指圧協会は、診察に際して以下のようなガイドラインを設けています。

- 治療の少なくとも1時間前に軽い食事を済まして下さい。治療日には、重い食事やアルコールの摂取を控えて下さい。
- 治療日には熱い風呂に長く入らないようにして下さい。
- 治療には、トレーニングウェアやジョギングウェアなど、できれば綿製の楽な服装にして下さい。
- 現在患っている病気の診断書や、服用中の薬のリストなどを持参して下さい。
- 妊娠中や、手術や放射線治療などを最近受けた場合は前もって療法士に知らせて下さい。

自宅で

　指圧治療を受けると、恐らく体が元気になると同時にリラックスしたと感じられるでしょう。1回の治療でほとんど効果がなくてもがっかりしないで下さい。効果が現れるにはふつう何度も治療が必要です。治療の期間や頻度は人によって、また関節炎の症状によって異なります。1日ほど頭痛や風邪のような症状がでる場合がありますが、これは体が毒素を排出しようとしているためで、よい兆候だと考えて下さい。

　指圧はもともと家庭で行う治療として発達し、その技法は世代から世代へと受け継がれています。指圧法を学んで、自宅で行うことも可能です。

　関節炎患者にとっては、導引法として知られる技法も効果があるでしょう。これは指圧に似た技法で、「自己刺激」を意味します。自分で筋肉やつぼを按摩するもので、運動、ストレッチ、呼吸法を伴います。

さらに知るには

マッサージ　68〜73
按摩と鍼　78〜81

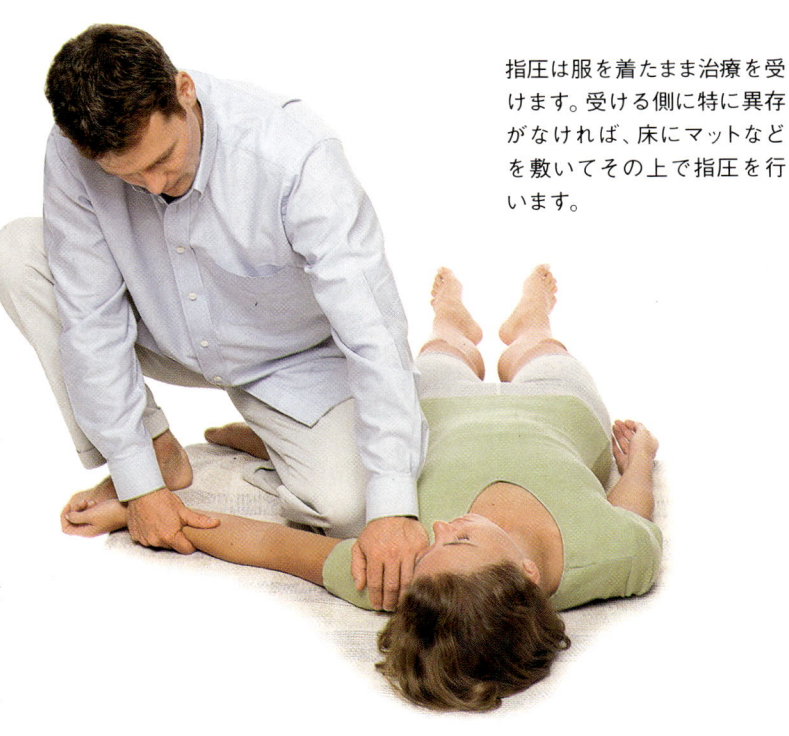

指圧は服を着たまま治療を受けます。受ける側に特に異存がなければ、床にマットなどを敷いてその上で指圧を行います。

リフレクソロジー

リフレクソロジーはエネルギー活性化、リラクセーション、痛みの緩和に効果があるとの認識が高まっています。関節炎に悩む多くの人にとっておそらく効果的な治療法です。

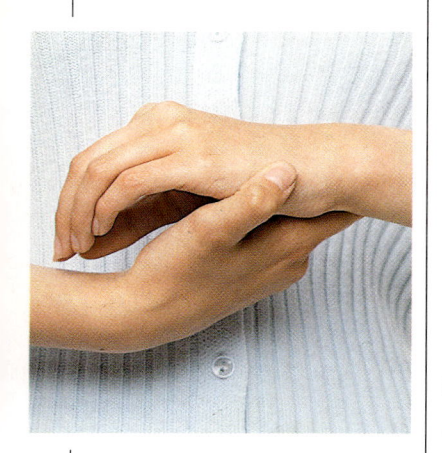

リフレクソロジーは足をマッサージするものですが、自分で行う場合は、体の器官や部位に対応する両手の反射点を刺激すると便利です。

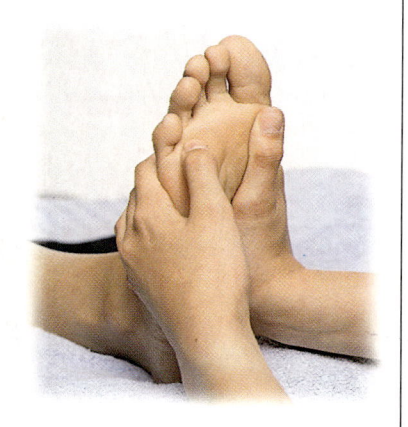

足には数多くの反射点があり、リフレクソロジーはこれらを使って自然治癒力を高めます。

鍼や按摩同様に、リフレクソロジーは、生命エネルギーが体の通路に沿って流れるという原則に基づきます。しかし、リフレクソロジーでは、エネルギーの流れる「反射区・点」は手足にあります。鍼では、つぼは体中にあります。鍼治療と違って、リフレクソロジーは鍼を使わず、指で押すだけで反射点を刺激します。（按摩は鍼のつぼに従いますが、鍼を使わず指で押します）

リフレクソロジーは、体の各部分は手足の反射区に達する通路と連結しているという基本概念から発達しました。体の一部に緊張やうっ血が起こると、対応する手足の反射区に伝わります。正確に規則正しく反射区・点を刺激することで、リフレクソロジーは体を活性化し、本来の調和と健康を取り戻します。

体には自然治癒力が備わっています。病気やストレスでエネルギーの通路がブロックされ正常に機能しなくなると、体のバランスが失われます。リフレクソロジーはこうした通路のつまりをなくすもので、足全体をマッサージすることで、全身に深いリラックス効果、癒し効果をもたらします。

足のつぼを使って自然治癒力を活性化するリフレクソロジーは、まったく新しい治療法というわけではありません。何千年も前から世界中のさまざまな国々で形を変えて行われています。例えば、中国では5,000年以上前から、エジプトでは4,000年以上前から存在したと証明されています。ヨーロッパへは5世紀から9世紀にかけて伝わりました。つぼによる治療法は中世の時代に存在したと知られています。

現代のリフレクソロジー

現代のリフレクソロジーは、1980年代にイギリスとドイツで実施された医学的・神経学的研究をきっかけに発達しました。こうして、古くからのつぼ療法は、ゾーンセラピーや交感神経系マッサージといった新しい治療法と融合することになります。

さらに19世紀末、アメリカの耳鼻咽喉科医ウィリアム・フィッツジェラルド博士がリフレクソロジーを評価し、1913年から普及に努めます。フィッツジェラルド博士は、足のある箇所を押すと、体の特定箇所に麻酔効果があること発見しました。足のさまざまな部分に手や機械で力を加えて実験しました。その結果フィッツジェラルド博士は、ある治療法を考案し、それをゾーンセラピーと名づけたのです。リフレクソロジー、もしくはリフレックスゾーンセラピーとも呼ばれるこの療法は、1930年代にアメリカで人気が高まり、1960年代にはイギリスにも普及しました。

現代のリフレクソロジーの基本理論のひとつは、人類の祖先は凹凸のある地面を裸足で歩いたり走ったりしていたため、足の神経終末と反射区が常にマッサージ・刺激されている状態だったというも

のです。しかし、現代の私たちは、ほとんどの時間を座ったままで過ごし、歩くといってもほとんど固い平らな道を、しかも足を守るために底の厚い靴を履いたまま歩きます。もはや足裏はマッサージ・刺激されなくなってしまいました。

女性が踵の高い靴を履くと、足裏にかかる体重バランスがくずれ、ある箇所に極端な加重がかかり、他の箇所はまったく刺激を受けなくなります。

どんな症状に効果があるのか？

リフレクソロジーは関節炎を治すことはできませんが、慢性の痛みを緩和し、エネルギーを活性化してくれます。関節炎の治療法ではなく、むしろ疲労と痛みの緩和法です。こうした理由から、リフレクソロジーは、補完療法もしくは従来の医学など、他の治療法と一緒に行うと効果を発揮します。処方薬の服用など、医学による治療を受けている患者の多くが、リフレクソロジーによって副作用が軽減・除去され、正統医学による治療効果が高まると感じています。手術後にリフレクソロジーを受けると、回復が早くなります。

関節炎治療にリフレクソロジーを用いる場合、最も興味深いのは、療法士のなかにはカルシウムや尿酸の結晶を見つけられると考える人たちがいることです。もしそうなら、痛風に苦しむ人たちは、リフレクソロジーによる治療を受けると特に効果があるはずです。しかし、他の療法士は、触ってわかるのは乳酸の堆積物だと主張しています。

診察

最初の診察では、リフレクソロジストが詳しい既往歴と生活歴をたずねます。それから、外見、温度、色に注意しながら、足の症状を調べます。治療を開始する前に、リフレクソロジストは、患者の足の表面にタルカムパウダーを塗って、手が滑らかに動くようにします。

治療を開始すると、リフレクソロジストは、親指の力を変えながら足のつぼを押していきます。押すと痛む箇所を集中的に治療します。痛む箇所は、体がバランスを失っている場所を示します。1回の治療は50分ほど続き、最初は週に1回ほど、その後は2、3週間ごとに治療をうけます。

治療中、体は毒素を排出しようとします。それが治療後に、いわゆるリフレクソロジーの副作用となってあらわれる場合があります。例えば、関節の痛み、下痢、頻尿、軽い風邪のような感じ、寒気などです。こうした症状のどれかが起きたとしたら、体が不純物や毒素を排出しようとしているよい兆候だと考えて下さい。いずれにせよ、こうした症状は長く続きません。

さらに知るには

鍼と按摩　78〜81
リフレクソロジー　98

一般的なリフレクソロジー治療は、靴や靴下を脱いで、リクライニングチェアなどに座る、もしくは横になるなど楽な姿勢で、足を上げて行われます。

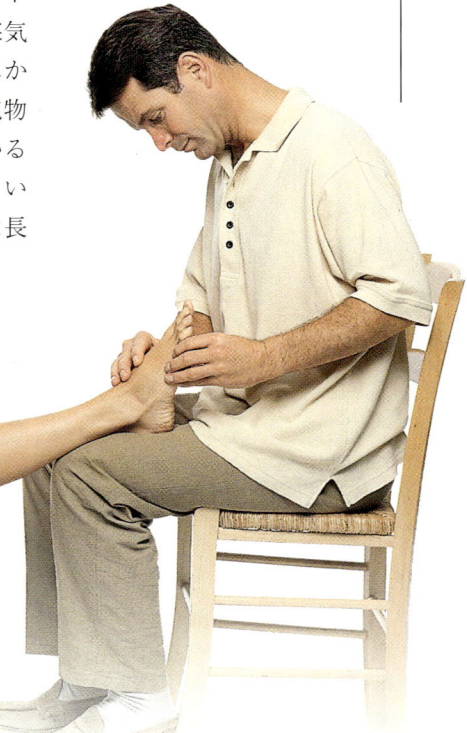

リフレクソロジー

反射点
足の各箇所は、体の特定の臓器や器官に対応しています。関連する場所は、(例えば、肺や腎臓など臓器が2つある場合)、右足が右半身に、左足が左半身に対応します。

1 脳、頭頂
2 副鼻腔、脳、頭頂
3 頭、首、側頭葉
4 下垂体
5 脊柱
6 首、喉、甲状腺
7 上皮小体
8 甲状腺
9 気管
10 眼
11 エウスタキオ管
12 耳
13 肩
14 肺
15 心臓
16 太陽神経叢
17 胃
18 すい臓
19 腎臓
20 肝臓
21 胆のう
22 脾臓
23 上行結腸
24 下行結腸
25 小腸
26 膀胱
27 坐骨神経
28 坐骨神経
29 股関節、背中、坐骨神経
30 卵巣、精巣
31 骨盤
32 腰
33 リンパ、股間、卵管
34 胸、肺
35 腕、肩
36 副鼻洞、頭、脳
37 ひざ、脚、股関節、腰
38 前立腺、子宮、直腸、坐骨神経
39 子宮、前立腺
40 仙骨、尾骨
41 腰部
42 胸部
43 胸、肺、胸、背中、(左足に限り)心臓

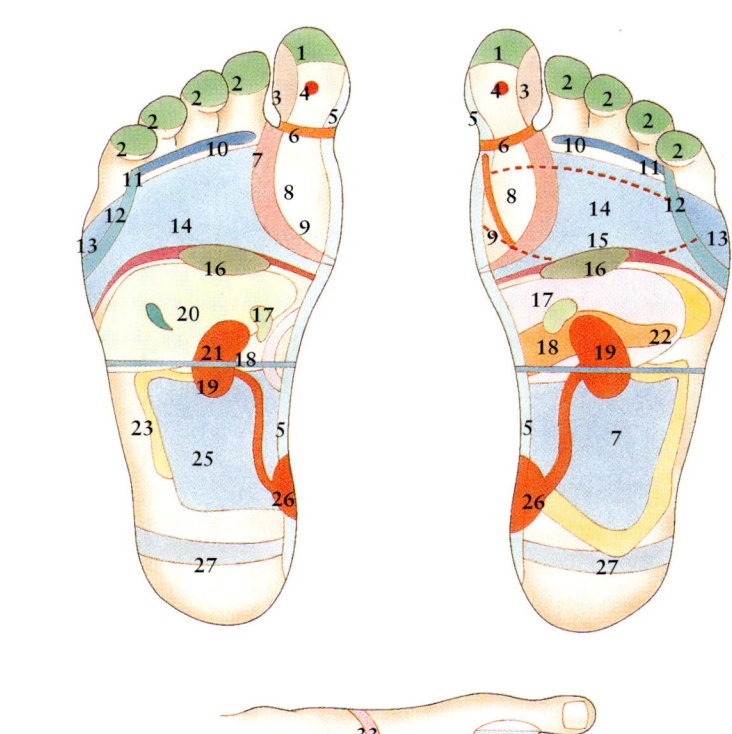

リフレクソロジーの働きは？

リフレクソロジーの働きについて、理論の一致はまだ見られません。しかし、リフレクソロジストは、以下のいくつか、あるいはすべての点から、おそらく治療が効果を生むと考えます。

- 筋肉を十分に弛緩し、緊張とストレスを緩和する。
- 心臓血管とリンパの循環を改善する。
- 特に自律神経系に関して、神経インパルスの脳への伝達を刺激・抑制する。
- ゲート制御 (痛みのゲート理論について詳しくは79ページを参照) によって痛みを軽減し、エンドルフィンの生成を促進する。
- 鍼療法の経絡にあるつぼに刺激を与える。
- 人体の電磁場に影響を与える。
- 1時間ほど安静にして休息をとることができる。
- 1時間ほど個人的なケアを受けると精神的にも効果がある。

自宅で

リフレクソロジストによるマッサージを受けることが一番効果的ですが、自分で反射点を刺激しても痛みをある程度緩和できます。リフレクソロジストにやり方を教えてもらい、自分でも安心してできるかどうか確認しましょう。

できるだけ裸足で歩きましょう。家のなかを歩くと自然に反射点がマッサージ・刺激されます。同様に、戸外でも草、砂、土、滑らかな石の上を裸足で歩きましょう。体のエネルギーレベルが上昇し、気分がよくなるでしょう。

現代のハイテク版リフレクソロジー、ヴァキュフレックス (Vacuflex) は、真空ポンプによる吸引を使ってリフレクソロジーの手による効果を再現しています。

バイオフィードバック

バイオフィードバックは、脳波など生理的活動を知ることによって、ふつうは無意識に行っている機能を意識的に制御するもので、関節炎の治療に効果があります。

> **さらに知るには**
> リラクセーション　58～59
> 自己催眠　60～61
> 痛みの管理　138～141

バイオフィードバックは、1958年にアメリカでジョセフ・カミヤが、既存の脳電図（EEG）を使って初めて行いました。EEGは脳の活動を測定する装置です。カミヤは睡眠と夢のプロセスを研究中で、人間の意識に興味をもっていたため、EEGを使って夢を見る睡眠を区別しようとしたのです。カミヤの研究によると、被験者は、隣室からのカミヤのフィードバックによって精神状態をコントロールし、アルファ波状態（安静状態に起こる脳波の規則的リズム）を達成できたのです。

バイオフィードバックを用いると、意識的・無意識に生理的変化を起こすことができます。その厳密なメカニズムは誰にもわかっていません。情報のフィードバックを受けることで体が自己制御を行い、そのプロセスを続けて、望むような状態や感覚（関節炎患者にとっては痛みの緩和）を得ると考えられています。生理的変化が、積極的な自己制御によって得られる喜びや自信とあいまって、バイオフィードバック成功の鍵になると思われます。

今日、専門的なバイオフィードバック装置は非常に高度になっています。高感度機器の視覚・聴覚反応によって、心拍数、皮膚の温度、脳波など、無意識の——もしくは不随意の——生理学的（身体的）機能を認識できます。その利点は、装置をつなぐと同時に、健康状態に関する正確なフィードバックがすぐに入ってくることです。例えば、心臓や脈が激しく打っているか、体温が正常域を超えているかなどがすぐにわかります。

経験を積んだバイオフィードバック療法士が、装置の使用法を教えてくれます。最初に、リラックスして体の機能をゆっくりと落ち着かせ、ストレスや不安を軽減する方法を教わります。その後は装置を購入して、学んだ方法を自宅で日常的に実践し、自分の健康に責任をもつことになります。

バイオフィードバックは概して、ストレスの対処とともに、特定の病状を緩和するために用いられます。さらに、リラックス効果を高めて、免疫系を活性化し自然治癒を促進できます。

関節炎の治療にとっては、痛みのコントロールと緩和が主なメリットです。フィードバック技術を使ってリラックス効果を正確に測ることができるため、どうすれば落ち着けるのか（もしくは落ち着いているかどうか）を自分の目で確かめられます。この方法で、痛みのレベルをコントロールすることができ、鎮痛剤への依存が減らせるかも知れません。

バイオフィードバック装置は、脳波・筋肉・心臓の働きを変えるわけではありません。装置を使うのは、体重計にのってすぐに体重を測るようなもので、バイオフィードバック装置によって体の働きを測定するのです。

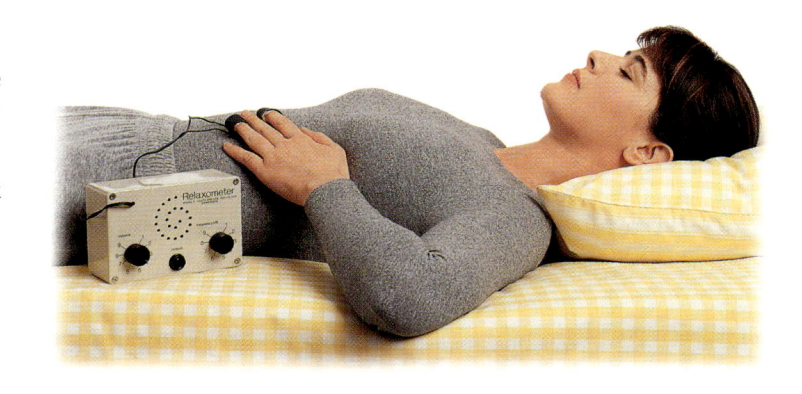

ダンスセラピー

踊るという動作には、肉体や精神の不調に大きな効果があると昔から知られています。

ダンスレッスンやダンスエクササイズに参加すると、関節炎の治療に役立ちます。音楽とリズムの楽しさは、世界中の多くの人々に愛されているもののひとつです。音楽は、体を刺激・活性化し、バランスをとって支え、肉体がもつエネルギーを解放すると思われます。ダンスによって、筋肉と関節が強化され、呼吸と循環がコントロールされます。社会的には、仲間との絆が生まれます。忙しい現代生活では、創造的なダンスの動きがもたらす効果をつい忘れがちです。

ダンスセラピーはどんな形式のものであれ、関節炎の症状や、慢性関節炎に苦しむ多くの人がよく感じる鬱状態に効果的です。

メダウ体操

音楽・体育の教師だったハインリヒ・メダウは、1929年、教師を育てるための学校をベルリンに設立しました。メダウは、健康増進のための新しいリズミカル運動の専門家であり、熱心にその有効性を説きました。こうした運動は、徐々に古く堅苦しい軍隊式の運動に取って代わるようになります。

メダウは、子供たちに運動を教える中で、その動きが自然かつ簡潔で、柔軟性に富み、「体全体を流れる」ようだと気づきました。この天性の能力を大人になってもそのまま残したいと願いました。音楽教師としてメダウは、人がリズムに自然に反応する――そしてリズムを楽しむ――ことを知っていました。「リズムは体の動きを矯正する鍵だ」と考えました。

体の動きを使った治療法のオイリュトミーを考案したルドルフ・シュタイナーや、ヨハン・ペスタロッチ、マリヤ・モンテッソーリといった教育者は、教育に対してより柔軟で楽しいアプローチを提唱しました。そのような教育法に従って、メダウは、自然回帰への熱意に触発された身体表現を編み出します。また、ダンスの世界では、イサドラ・ダンカンが、自然のリズムに合わせて自由に踊り、メダウに影響を与えました。

メダウの編み出した動きは、形式はあっても自然な動きによるダンスで、体を無理にねじったり硬直させたりすることなく、体の構造そのものから生まれたものです。そのテクニックは、力強く、リズミカルかつダイナミックで、ぎくしゃくした動きの繰り返しや無理なストレッチはありません。主な目的は、緊張から完全に解放され、調和のとれた、しなやかで強い肉体をつくることです。理学療法、治療教育、フィットネス、ダンスに取り入れられるとともに、高齢者の治療にも応用されています。さまざまな治療法にも活用されています。

初めてレッスンに参加する場合は、関節炎の症状や体の動く範囲をインストラクターに伝えることが大切です。最初のうちはうまくいかなくてもがっかりしないで下さい。継続すれば、数週間が過ぎる頃には体が動きやすく柔軟になってくるでしょう。

その他のダンスセラピー

今世紀に生まれた最新の補完療法のひ

さらに知るには
理学療法　116～121
運動　148～151

とつがダンス・ムーブメントセラピーであり、ルドルフ・ラバンの理論から発達しました。この治療法は、体の動きによって感情を表現することで、心と体の調和をはかるものです。

二回と同じレッスンはなく、それがダンスセラピーの楽しみのひとつです。自分の個性、緊張をほぐし動きを取り戻す肉体的欲求、音楽に反応する人間的欲求を表現するよう求められます。ダンスセラピーではスキンシップの欲求が満たされるため、治療効果も絶大です。

他にも同様に関節炎に適したダンスがあります。近くの社会人教育センターでできるダンスとしては、2種類だけ例をあげるとジャズダンスとダンササイズがあります。社交ダンスも同じく関節炎に効果があります。やり方がわからないなら、習ってみてはどうでしょう。

ダンスセラピーには、フォーマルなものからインフォーマルなものまで幅広く種類があります。音楽に合わせて動き、楽しんで健康を回復するのに、専門家になる必要はありません。

カラーセラピー

カラーセラピストによると、色は、気分や感情だけでなく、体の健康や調子にも影響を与えるといいます。部屋の色合いによって気分が変わるのはよく知られています。ですから、色が、免疫系——感情によって作用されるという——に何らかの影響を与え、その結果として健康を左右するとしても不思議はないでしょう。

カラーセラピーの基本理論は、光の電磁気エネルギーとして色を吸収すると、今度は体そのものが電磁気エネルギーのオーラを出すというものです。このオーラはある振動パターンを発し、熟練のカラーセラピストにはそれが目に見えるといいます。健康な体はバランスのとれた振動パターンを出しますが、不健康な体は、振動パターンのバランスがとれていません。カラーセラピストは、不足している1色もしくは複数の色を施術することで、オーラ・パターンのバランスを回復します。

人間のオーラは卵形で、7層から成るといいます。第1の層が肉体です。各層は互いに浸透し合い、絶え間なく変化する色で満たされています。色は健康状態や気分によって変化します。例えば怒ると、オーラはくすんだ赤になり、嫉妬すると深緑になります。

病気はまずオーラにあらわれ、エネルギーが灰色に蓄積するのが見えます。分散されないと、そのまま灰色の塊が残った状態になり、体に症状があらわれます。この段階になると、カラーセラピストは、体とオーラの両方に色の振動数のバランスを回復し、にごったエネルギーの塊を分散させなくてはなりません。

カラーセラピストは、自らの治療法を医学に対する補助的なものだと考えますが、なかには関節炎の治療にある程度成功したセラピストもいます。最もよく使用される色は赤、オレンジ、ゴールド、黄、緑、青緑、青、インディゴブルー、紫、マゼンタです。カラーセラピーによる治療は、フィルターとしてステンドグラスなどの道具を使う場合と、接触治療による場合があります。接触治療では、セラピストが自分の体を道具として使って、患者に色を送り込みます。

プラーナ

インドやスリランカで昔から行われている治療法は、プラーナの観念に基づきます。プラーナとは、文字通りは呼吸を意味しますが、生命エネルギーを指しま

カラーセラピストは、時に懐中電灯を使い、カラー・ステンドグラス・フィルターを通して体の特定のチャクラに光をあてます。

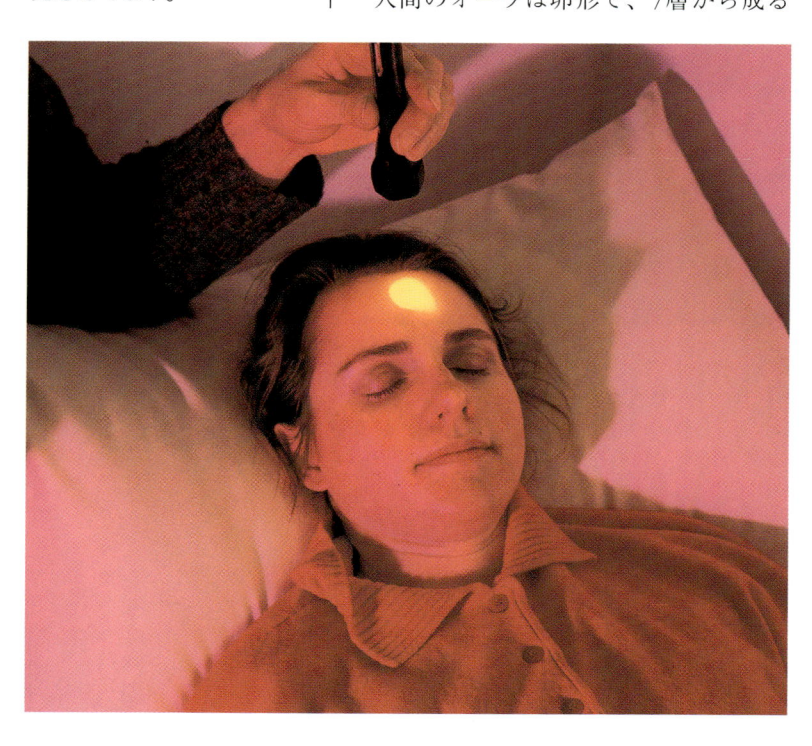

す。中国や日本の「気」と同じです。体内で最も重要な機能は、プラーナの流れです。プラーナは、呼吸や食事など、さまざまな形で体内に吸収されます。

プラーナは、肉体を包み互いに浸透しあうオーラというエーテル層を活性化します。エーテル層は肉体の状態を写し出す青写真で、大小含めたチャクラとナディから成ります。チャクラとはサンスクリット語で「エネルギーの輪や渦」を意味します。ナディはエネルギーの通路で、体中のチャクラをつないでいます。

主要な5つのチャクラは脊柱に沿って位置し、6番目は眉に、7番目は頭骨の頂部にあります。プラーナは脾臓のチャクラを通して吸収されます。ここに入る際に、プラーナは屈折されて色のスペクトルになり、それから適切なチャクラへと流れます。チャクラはそれぞれすべての色のスペクトルを含み、主要な色が各1色あります。体の各部分と対応するだけでなく、各チャクラは内分泌腺のひとつと関係します。そのため治療において内分泌腺が重要になるのです。ナディは神経系と関係し、プラーナが流れるエネルギーの通路です。

天気のよい日には、大気中にプラーナがあふれています。晴れた日に元気がでるのは、ひとつにはそのためです。どんよりと曇った冬の日には、プラーナはかなり減ってしまいます。

診察

カラーセラピストは、患者の詳しい既往歴や生活歴を聴取し、関節炎の症状、生活習慣、食事、運動について質問します。

治療を開始するにあたって、脊柱のカラー分析チャート（右の囲みを参照）を作成します。さまざまな色のクリスタルやカラーボトルを使う場合もあります。

カラーセラピストは、オーラを感じ取って治療し、エネルギーの滞りを解消します。それから患者の体に手を置いて、適切な色を送り込みます。

自宅で

最適な色がわかったら、その色の服や絹・綿の布地を身に着けることで、自宅でも治療が継続できます。合成繊維はオーラを制限するので、天然繊維を用います。好きな色を室内装飾に使うのもよいでしょう。貴石を使ってカラーセラピーを行う場合もあります。

さらに知るには

ヨガ 44〜47
療法士を選ぶ 106〜107

カラー診断チャート

脊柱を、それぞれ8の椎骨を含む4つのセクションに分けます。各セクションはいろいろな健康の側面に関連します。第1セクションは精神、第2セクションは感情、第3セクションは代謝、第4セクションは体の健康です。各セクションの椎骨にはそれぞれ色のスペクトルが与えられます。チャートは全体として必要な色を決定し、健康状態を示すために使われます。

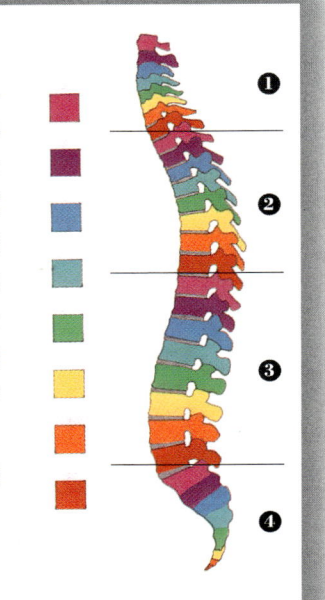

カウンセリングと心理療法

カウンセリングの効果は広く認められており、事実、精神的外傷や不治の病に苦しむ人たちが誰でもすぐにカウンセリングを受けられる制度ができています。

カウンセリングや心理療法は、関節炎の治療法というよりは、むしろ補助的に効果を発揮するものです。実際、多くの——すべてとは限りませんが——現代西洋医学に携わる家庭医や病院のコンサルタントは心が体に及ぼす影響を認めており、患者が深刻な慢性病の治療にカウンセリングの助けを求めるなら、反対しないでしょう。

補完療法士は、治療を成功させるには、体だけでなく心の扱いが大切だと認識しています。親友など信頼できる誰かに悩みを相談することは、健康を取り戻す第一歩なのです。

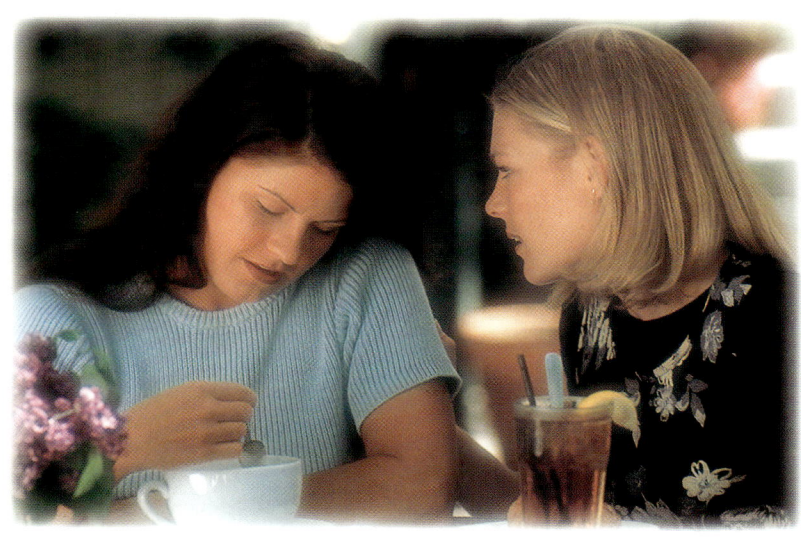

心と体の結びつき

現在、心と体の働きには密接な関係があると証明されています。精神神経免疫学という新しい科学の分野では、免疫系など体の一部がプラス・マイナス思考や思考パターンに反応するとわかっています。研究によると、ストレス、特に死別や離婚など精神的ショックの大きいものは、免疫系に悪影響を与え、体内で化学反応を引き起こします。こうした変化は科学的に測定できます。また、心理療法は免疫系を強化し、病気の予防に役立つと証明されています。

本書で取り上げた治療法はすべて、心が体に影響を与えるという概念が基本にあります。誰もが病気から解放されて健康体を手に入れる力をもっていると主張する療法士もいます。しかし、健康によくない生活習慣、環境の悪さ、否定的な感情や思考パターンがすべて病気を招くのです。

この理論は逆にも働きます。いったん関節炎を発症すると、気分や感情が左右されます。いつも痛みに悩まされると、疲れてストレスがたまります。長期にわたってストレスを抱え込むと、鬱などの精神状態を起こす原因となり、症状の緩和には専門家の助けが必要になります。慢性の痛みを緩和するためのペインクリニックやプログラムには、精神面でのサポートも含まれます。精神的な健康が、痛みのとらえ方や対処法に大きく影響するからです。心理療法は基本的に「問題を話して解決する」もので、3種類に分かれます。

- 支持的心理療法
- 探索的心理療法
- 専門的心理療法

支持的心理療法

心理療法のなかでも最も簡単で精神的な負担の少ない治療法です。患者は、秘密が漏れる心配なしに安心して自分の悩みを語るだけです。これは、症状が急

性・慢性、治癒可能かそうでないかにかかわらず、補完療法や医師の診察における重要な要素です。

探索的心理療法

患者は、単に悩みを話すだけでなく、悩みの原因を探るよう求められます。途中、セラピストが積極的に、問題に関する一貫性の欠如、回避、見逃している点を指摘します。これをうまく――支持的心理療法のように思いやりを忘れず、偏見なく――行うと、探索的心理療法は、関節炎の痛みの認識や対処法を変えるための強力かつ有効な手段となります。

探索的心理療法を始める前に、まず計画を立てましょう。達成したい目標、そのために必要な治療の回数や長さをセラピストと話しあうべきです。

専門的心理療法

行動療法、認知療法、精神分析、ゲシュタルト、心理劇（ドラマセラピー）やその他あまり一般的でない治療法も含めて、これらはすべて専門的心理療法です。関節炎に最も適切な心理療法は、認知療法です。これは健康に悪い習慣やマイナス思考を認識して、問題を解決し、プラス思考を可能にする治療法です。慢性の痛みや体の障害・不自由と闘うための最も強力な手段です。

認知療法は、およそ30年前にアメリカの精神科医アーロン・ベックが提唱しました。これは、プラス思考を使って患者自らの認識、記憶、思考を変え、もっと生活に適応できるようにするものです。

プラス思考とは、基本的に生活のよい面に目を向けて、悪いことには極力注意を払わないようにすることです。これは、多くの心理療法で使われるアファメーション（自己肯定宣言）の基本となるものです。前向きなものなら、どんな自己肯定でも構いません。プラス思考は自尊心を高めることになり、結果として健康状態が改善されます。

心理療法医は、毎朝以下のように自分に言い聞かせることを提案するでしょう。

- 私は生きている。生活を楽しむことができる。
- 私は～を楽しんでいる（肯定内容は自分で考えましょう）。
- 私は～に会うのが楽しみだ（友人や家族の名前を入れましょう）。
- 私は～を見るのが好きだ（絵、映画、テレビ番組などを選びましょう）。
- 今日は～が楽しみだ（自分で決めましょう）。

好きなものや楽しみなことをリストにまとめて、毎朝、そして痛みに襲われたらいつでも自分に繰り返しましょう。痛みを考えないようにして下さい。プラス面だけを考えましょう。

心理療法医を見つける

かかりつけの医師や病院のコンサルタントの紹介、友人の推薦などで、心理療法医を見つけるとよいでしょう。心理療法医を見つけたら、管理機関で資格を確認して下さい。

さらに知るには

痛みの管理　138～141
療法士を選ぶ　106～107

その他の心理療法

体の治療に心が大事な役割を果たすと考えるなら、次のような治療法も試すとよいでしょう。

- アロマセラピー（50ページ参照）
- 瞑想（54ページ参照）
- イメージ療法（56ページ参照）
- 自己催眠（60ページ参照）
- バイオフィードバック（99ページ参照）

療法士を選ぶ

よい補完療法士を選ぶことは、大切なステップです。事前にしっかり調査してこそ、確実な療法士が見つけられますし、信頼関係が築けるかどうか最初から判断できます。

高額になりそうな治療を始める決心をする前に、療法士について徹底した調査を行いましょう。

医師や歯科医師は、専門機関に登録する必要があります。こうした機関は、大学の視察を行い、専門家としての基準や規律を管理する責任を果たします。オステオパスやカイロプラクターは、同様の機関によって管理されていますが、他の療法士については必ずしもそうではありません。特に、関節炎のような慢性病・重病の場合、かかりつけの療法士の資格・研修・経験を管理機関に確かめることが大切です。壁にかかっている免許状が実際の経験や技術を保証するとは限りません。自分の直感に従って判断しましょう。資格に納得できない点があれば、他の療法士を探しましょう。

多くの医療センターや病院には専属の補完療法士がいます。見知らぬ療法士を頼る前に、医師には手術の選択について尋ねてみましょう。医療専門家のなかには自ら補完療法を実践している場合がありますし、開業医がホメオパシーレメディーを処方する場合もあります。看護婦がアロマセラピーを行ったり、理学療法士が鍼を施術したりすることもあります。

療法士を探す場合、関節炎についての知識があるかどうかを確かめましょう。療法士が個人的に関節炎を患った経験があると助かります。実際に多くの補完療法士は、その療法の効果を実感したからこそ、自分もその分野の専門家になる訓練を受けたといいます。そうした療法士による治療は、一層信頼できるはずです。

療法士に会う

補完療法による治療は繊細に作用しますから、患者と療法士の協力関係、療法士による患者への共感が大切です。ある研究によると、療法士は、治療そのものと同じくらい重要だといいます。信頼できないと直感したら、他の療法士を探しましょう。

多額の費用を要する長期治療を開始する前に、療法士が医師と進んで協力してくれるか、健康保険制度が適用されるかを確かめて下さい。最近では、特に医師の紹介であれば、保険が適用される場合が多いのです。鍼治療、オステオパシー、ホメオパシー、アレクサンダー法などの治療は、現代西洋医学に携わる医師にもその効果が認められており、保険制度も多く適用されています。必要な治療回数や費用の概算を前もって知らせてもらうべきです。治療による関節炎への効果もしっかり尋ねましょう。

診療所が立派である必要はなく——もしそうなら警戒すべきでしょう。患者に多額の治療費を請求しているかも知れま

せん——きちんとして清潔であればよいのです。何か気に入らない点があれば、治療の予約はしないこと。しつこく治療を迫られたり、食事療法のサプリメント、本やビデオなど高価な商品を勧められたりしたら、必ず疑ってかかること。

治療を開始したら、療法士が予約の時間を守るか、医師に負けないくらい有能で熟練しているかを確認して下さい。効果はすぐに期待できませんが、治療を続けるうちに症状の改善が見られるはずです。

補完療法士は、その大半が患者の健康回復に努力する、誠実で立派な人たちです。また当然のことながら、自らが実践する治療法に熱心に取り組んでいます。しかし、関節炎は現在のところ根治できない病気であり、必ずといっていいほど再発します。魔法のような治療法はありません。関節炎を完全に治癒できると主張する療法士がいても、信用して治療を予約してはいけません。

さらに知るには
補完療法を選ぶ　42〜43

質問すべき事柄

新たに療法士を決定する場合は、関連する学校、大学および（もしくは）専門機関に連絡を取って、その療法士の資格に関する情報をできるだけ集めて下さい。治療法によっては、専門機関がひとつだけではない場合もあり、資格取得の厳しさが異なる可能性もあります。少しでも疑問を感じたら、別の療法士を探しましょう。新しい療法士に初めて会う際は、治療を決定する前に次のような質問をして下さい。

- どんな資格をもっていますか。いつ、どこでその資格を取得しましたか。
- 専門機関に所属していますか（もし所属していないなら、要注意です）。
- もしその分野の専門機関がないとすれば、どんな形で資格や治療の質などが管理されていますか（例えば、何らかの形で登録されているのか、信頼できるクリニックで治療を行っているのか）。
- 開業して何年になりますか。資格をとって以来、最新の知識を常に習得していますか。
- 私のかかっている関節炎についてどこまで知っていますか。
- 何らかの関節炎の治療に成功したことがありますか。治療が成功した患者の誰かに話を聞いても構いませんか。
- 私の症状をかなり改善できると思いますか。もしそうなら、治療期間や費用はどれくらいになるでしょうか。

※本章は、特に欧米での利用を前提とした内容になっています。

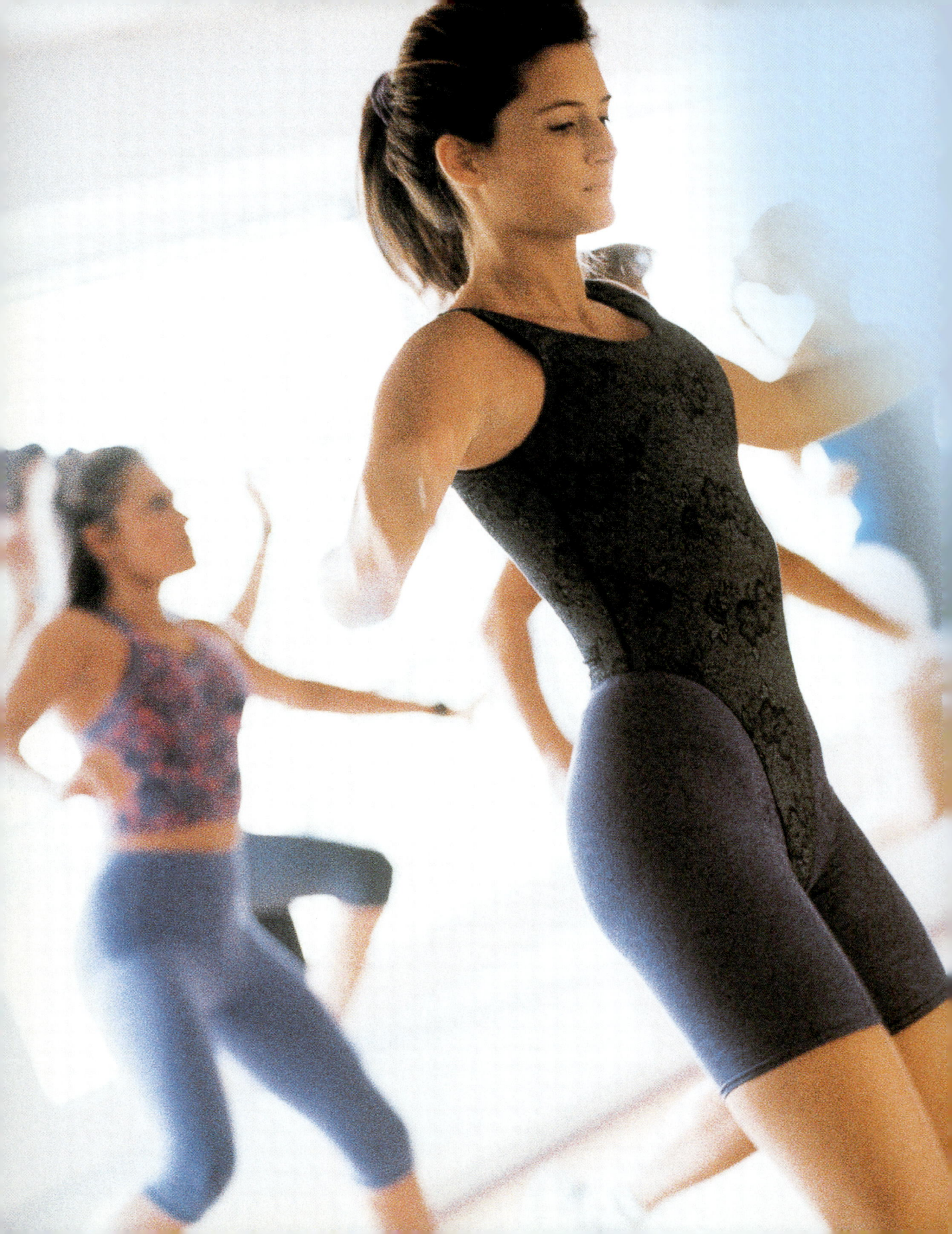

3 現代西洋医学による治療法

関節炎は治すことのできない病気です。しかし、治療には多くの選択肢がありますから、痛みに苦しむ必要はないのです。現代医学による関節炎の治療法としては、薬物療法、減量、運動、電気療法（TENSなど）、作業療法、手術療法があります。今後数年間には、おそらく新たな治療法も生まれるでしょう。

患者によっては、確かに手術しか選択の余地がない場合もあります。しかし、例えば、人工股関節置換術によって、体の不自由から解放され、補助具なしに歩ける喜びは、何物にも換え難いはずです。

薬物療法

痛みの治療に用いる薬		
薬の種類	名称	効果と副作用
鎮痛剤	アスピリン	筋肉、靭帯、関節など体の組織における、特に炎症性の痛みを緩和する。錠剤で、もしくは最も効果的には水に溶かして服用することが可能。胃炎を起こす恐れがあり、長期に服用すると胃潰瘍の原因になる場合もある。
	パラセタモール	効果的な鎮痛剤だが、炎症には効かない。アスピリンやNSAIDsと比べて副作用が少ないため、変形性関節症の治療によく用いる。過量摂取は肝臓と腎臓に深刻な機能障害を起こす恐れがある。
合成鎮痛剤	D-プロポキシフェン・パラセタモール （オーストラリアとニュージーランドではパラデックス、南アフリカではディスタルジェシック）	両方の薬（D-プロポキシフェンとパラセタモール）を規定量だけ血流に送る合成鎮痛剤。炎症も緩和する効果的な鎮痛剤であり、関節炎治療で非常によく使用される。副作用については、パラセタモールの項を参照。
麻薬性鎮痛剤	モルヒネ ジヒドロコデイン （オーストラリアとニュージーランド） コデイン ペチジン	慢性的リウマチ性疾患に定期的に使用することはないが、中度もしくは重度の痛みの緩和に処方される場合がある。副作用としては、吐き気、嘔吐、眠気、便秘があり、時には呼吸困難を起こす。非常に効き目が強いものもあるので、長期に服用すると耐性や依存を引き起こす恐れもある。

痛みの治療に用いる薬

薬の種類	名称	効果と副作用
NSAIDs （非ステロイド性抗炎症剤）	**インドメタシン（インドシド）** **ナプロクサン（ナプロシン）** **イブプロフェン** 　**（ブルフェン／ニューロフェン）** **ピロキシカム（フェルデン）** **ジクロフェナク（ボルタレン）**	関節包の内側の骨膜に起こる炎症を抑えることによって、はれをとり、痛みとこわばりを緩和する。変形性関節症などがしばしばそうだが、炎症がない場合は、鎮痛剤ではなくNSAIDsを使っても効果がないかも知れない。症状の緩和に効くため、他の薬と一緒に関節炎の治療によく用いる。しかし、病気の進行を止めるわけではない。 　NSAIDsは、概して錠剤やカプセルで経口薬として服用するが、液剤や座薬としても多く手に入る。ゆっくりと効き始め作用時間が長い持効性製剤は、朝早くの関節のこわばりによく効く。塗布薬でも手に入る。 　副作用は、潰瘍、吐き気、胃や腸の不調、胸やけ、消化不良など胃腸障害や、発疹や喘息などアレルギー反応、体液貯留、まれに腎臓障害や血液障害を引き起こす危険がある。 　副作用を最小限に抑えるために、食事と一緒に、もしくは食後に、グラス1杯の水で服用すること。アルコールやカフェインの摂取を最小限に控え、タバコをやめること。
	メロキシカム（モービック） モービックはオーストラリアやニュージーランドでは手に入らない	新しい種類のNSAIDsで、組織の炎症にターゲットを絞ったもの。胃腸への副作用も少ない。NSAIDsの服用で胃が不調なら、試してみるとよいかも知れない。

薬物療法

痛みの治療に用いる薬

薬の種類	名称	効果と副作用
ステロイド	ヒドロコルチゾン プレドニゾロン トリアムシノロン メチルプレドニゾロン	ステロイドは、副腎皮質で自然に生成されるホルモンを合成したもの。コルチコステロイドは炎症をやわらげ、免疫反応を抑制する。 ステロイドは、錠剤で服用するか、炎症を起こした関節に注射する。突然の再発に効果がある。注射による副作用には、注射後24時間以内に関節痛が再発する、関節が細菌に感染する、関節内注射による注射部位の皮膚が萎縮するなどがある。経口薬として服用した場合の副作用は、膨満感、痙攣、体重増加、ムーンフェイス（満月様顔貌）、妊娠線のような皮膚線条、皮膚萎縮、白内障、血圧の異常、睡眠障害、骨粗しょう症など。経口ステロイド剤に体が依存するようになるため、徐々に減らしていくこと。

痛みの治療に用いる薬

薬の種類	名称	効果と副作用
DMARDs（疾患修飾性抗リウマチ薬）、疾患コントロール・リウマチ療法（DCART）としても知られる。		DMARDsは、病気の進行を抑え、炎症などの症状を緩和する。
	メトトレキサート	メトトレキサートは、もとは癌の治療に用いられた免疫抑制剤。効果的な薬で、慢性関節リウマチの治療に多く利用されつつある。経口投与することが多いが、注射器も用いる。副作用には、吐き気、下痢、血液障害、肝臓障害がある。DMARDsを用いる場合はほとんどそうだが、服用開始後は定期的に検査を受けること。
	サルファサラジン	サルファサラジンは、抗生物質とアスピリンを合成したもので、リウマチ性炎症を抑える効果があるが、発疹、胃腸障害、血液障害を起こす恐れがあり、コンタクトレンズにしみをつける可能性もある。
	金剤 金チオリンゴ酸ナトリウム（ミオクリシン） オーラノフィン（オーストラリアとニュージーランドではリドーラ）	金剤は注射器で注入するか、もしくは経口投与される。注射による場合は、まず試験的な量を投与し、その後週単位で投与を続ける。経口投与は注射ほど効果がなく、効果があらわれるまでに数ヶ月かかる場合がある。副作用には、血液、腎臓、皮膚の障害、発疹、口内炎、咽喉炎、発熱、挫傷、息切れ、下痢がある。
	ペニシラミン	食事の少なくとも1時間前に飲む。味覚が変わることがあるが、数週間もすれば治る。他の副作用は上記参照のこと。
	抗マラリア薬 ハイドロキシクロロキン クロロキン	慢性関節リウマチや全身性エリテマトーデスに効果的。副作用はまれだが、最も深刻なものは網膜の損傷。

理学療法

関節炎に影響する因子のいくつかについては、自分でコントロールする方法がたくさんあります。体重を減らすと、症状をかなり軽減できる可能性があります。

人間の体は、太っているよりはやせているほうがうまく機能するようにできており、欧米での肥満の増加は、関節炎を含めて多くの病気を生む結果になっています。肥満は、関節炎の危険因子です。体を支えるシステムに負担が多くなり、磨耗が早くなります。肥満は、関節に過剰な負担をかけてしまうのです。腱と靭帯が脂肪層によって分離され、骨との結合にゆがみが生じる場合があります。肥満になると概して運動量が減りますが、これも関節炎に悪い影響を与えます。適度な運動を定期的に行うことが関節炎には大切です。

体重を管理するといくつかの点で関節炎に効果があります。荷重がかかる関節、特に股関節、ひざ、脊柱の椎骨と椎骨の間にある椎間板への負担が減ります。若々しく感じられるかも知れません。体重管理は、関節炎に悩む人にとって、健康を回復するとともに大きな心理効果があります。

肥満かどうか

肥満かどうか判断する方法のひとつとして、かかりつけの医院や病院の外来を訪れると、たいていの場合体重計が置いてあるので、測ってみましょう。身長や性別に対してやや肥満かかなり肥満かなどがはっきり表示されるようになっているはずです。体重に応じて、どれだけの期間

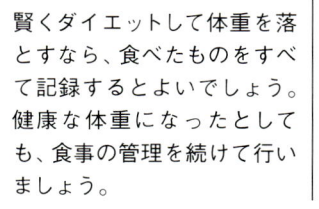

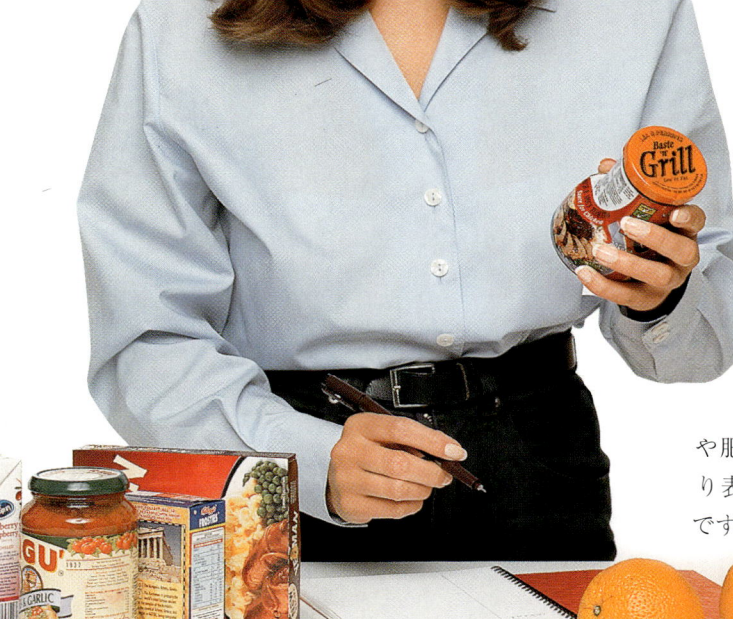

賢くダイエットして体重を落とすなら、食べたものをすべて記録するとよいでしょう。健康な体重になったとしても、食事の管理を続けて行いましょう。

でどれだけ減量すればよいのか、アドバイスが受けられるでしょう。他には、BMI（下の囲みを参照）を計算する方法があります。

標準体重であれば、関節炎の治療や予防のために減量しないで下さい。効果よりも害の方が大きい可能性があります。

どれだけ減量するか

体重を短期間にいきなり減らさないようにしましょう。研究ではっきりと証明されていますが、急激に体重を減らすと決まって急激なリバウンドが起こり、時にはダイエット以前よりも体重が増加してしまいます。つまり、無理なダイエットや極端な食事制限をしても効果がないのです。理想的には医師、専門の看護士によるアドバイスや管理に従って、賢くダイエットすることが必要です。

肥満の場合、最初にかなり体重が落ちるかも知れませんが、その後1ヶ月ほどすると、長期的には毎週0.5～1.0キログラム（1～2ポンド）ずつ減らしていくのがベストです。若く、背の高い人は、最高目標を楽に達成できるでしょう。年齢が高く、背の低い人は、最低目標が達成できた時点で満足せざるを得ないかも知れません。体重やBMI値を毎週記録して表にすると、やる気がでますし、常に減量を意識できるでしょう。サポートグループに参加するのもよいでしょう。

体重管理には根気が必要です。目標を達成しても食事制限を続ける必要があります。パートナー、家族、友人からのひとことが励みになるでしょう。誰でも外見をほめてもらえるとうれしいでしょうし、ダイエットの決意や努力を認めてもらいたいのです。

断食

補完療法のなかには、関節炎の治療に断食を勧めるものもあります。これは体のシステムを浄化し、蓄積された老廃物を除去するためです。医師による指導を受けている場合を除き、断食は、3日以上続けないで下さい。断食中は1時間に1杯の水を必ず飲みましょう。関節炎治療における断食の効果はまだ証明されていません。

> **さらに知るには**
> 関節炎の原因は？　36～37
> 食事　142～147
> 運動　148～151

BMI（ボディ・マス・インデックス）

BMIは、身長に対する体重を表す方法のひとつです。信頼性の高い理想体重を示すと考えられ、現在、従来の身長をもとに標準体重を求める方式に代わってよく利用されています。BMI値は、体重（キログラム）を身長（メートル）の2乗で割った数値です。例えば、体重が60キログラムで身長が1.6メートルなら、計算式は、1.6×1.6＝2.6、60÷2.6＝23.1となります（インペリアル法からは、ポンドに0.45をかけてキログラムに、フィートに0.3をかけてメートルに換算して下さい）。

健康な体重は、BMI値が25未満とされます。BMI値が25になると、生命保険会社が定める優良体基準のボーダーラインにそろそろ近づいています。BMI値が18から25未満だと、肥満と死亡率にはなんら因果関係が見られません。しかし、25以上になると、死亡率は徐々に上昇し、35になると死亡率は25の場合と比べて2倍になります。

理学療法と運動

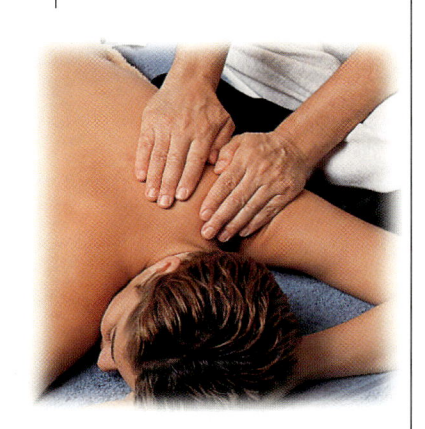

理学療法は、ある種の関節炎にとって主な症状である関節のこわばりを治療するために広く用いられています。専門家による適切な指導に従って行うと、慢性関節リウマチと変形性関節症の治療に大きな効果を発揮します。

ある種の関節炎の痛みは、資格をもつ理学療法士による治療で緩和できます。症状に合った治療を適度に行うことが大切です。

関節炎による運動不足で筋肉が衰えている場合、理学療法が効果的です。理学療法には、療法士が発症部位を動かして関節の可動域を維持する受動運動、療法士から指導を受けて運動が必要な筋肉を患者自身が動かす能動運動があります。ある程度自分でも実践できます。こわばりが最もひどくなる朝に関節を動かす、風呂で体を温める、適度な運動をするなどです。

理学療法は、伸びた靭帯の治療、滑らかな関節機能の維持、変形の予防に効果があります。手技治療も有益です。有資格者による治療マッサージは、特に筋肉の痛みなど関節炎の症状を緩和します（68～73ページ参照）。

理学療法はしばしば関節炎による腰の痛みに施されます。理学療法が適さない部位については安静が一番ですから、関節をいたわり支えながら「ふつうの」運動をして下さい。

理学療法は、重症の関節炎による体の障害に効果があるとしても、可動域の制限は解消されないかも知れません。こうした場合には、日常生活の助けとなる補助器具がたくさんあります（152～153ページ参照）。

水中でエクササイズを行う水治療法も効果的です。

運動

運動が必要な理由は、関節炎にかかっている場合でも他の人と変わりありません。運動は、筋力を維持し整え、関節の可動域を保ち、心身のバランスをよくします。健全な精神状態を保ち、エンドルフィン（自然の鎮痛剤）レベルを上昇させ、痛みを最小限に抑えて活力を維持します。

慢性関節リウマチに苦しむ人にとってエクササイズは難しい選択です。安静にすると炎症はおさまりますが、長期にわたって関節を休ませると筋肉が弱って、関節がこわばり、骨が衰えます。解決策としては適度に運動することですが、体に負担をかけすぎないよう慎重に体を動かしましょう。

変形性関節症は、慢性関節リウマチと比べると症状が概して一定しています。肥満が関係することは間違いなく、症状の緩和には体重管理が大切です（116～117ページ参照）。定期的な運動も併せて行いましょう。しかし、関節の負担によって障害が起こった恐れがある場合、あまり熱心に運動して悪化させないようにしましょう。

自分に適した運動レベル——できる事とできない事——が、常識や経験からわかってくるでしょう。筋力を鍛える運動よりも、筋肉の調子を整える運動を行うべきです。例えば、ウォーキング、水泳、植木の剪定や水やりなどのガーデニングは、腕立て伏せやウエイトリフティング、重い土を掘るといった作業よりも適切です。

ある程度痛みがあっても適度な運動を続けていく努力が、精神的にも肉体的にも必要です。定期的に運動し、できれば、

深刻な痛みにつながらない限り、徐々に運動を強化していきましょう。毎週3回から4回、20分～30分の運動を目標にして下さい。例えば、毎日同じ時間に運動するなど、自制心をもって定期的に運動することで、関節の極度のこわばりを予防できます。

指関節のリウマチに苦しむ人は、定期的な運動の必要性をよくわかっているはずです。これには意志の力がある程度必要ですし、ほぼ自由に指が動くときもあれば、まったく動かないときもあります。大事なことは、どんな関節炎であれ症状が見られる部位を1日につき数回やや不快感を覚えるまで可能な限りストレッチすべきです。そうすれば、こわばりがずっと続くようなことはありません。体に気をつけながら努力することが大切です。

症状を緩和するために副子（スプリント）を装着して関節を固定している場合、装着を夜だけにすることも可能でしょう。そうすると、日中に適度な運動を行って筋肉がさらに衰えるのを防ぐことができます。

さらに知るには
運動　148～151
作業療法　122～123

医療専門家の多くは、毎日30分間のウォーキングが最適な運動だと考えます。誰かと一緒に楽しく歩くと、定期的に運動する励みになり、退屈せずに快適な時間を過ごせます。

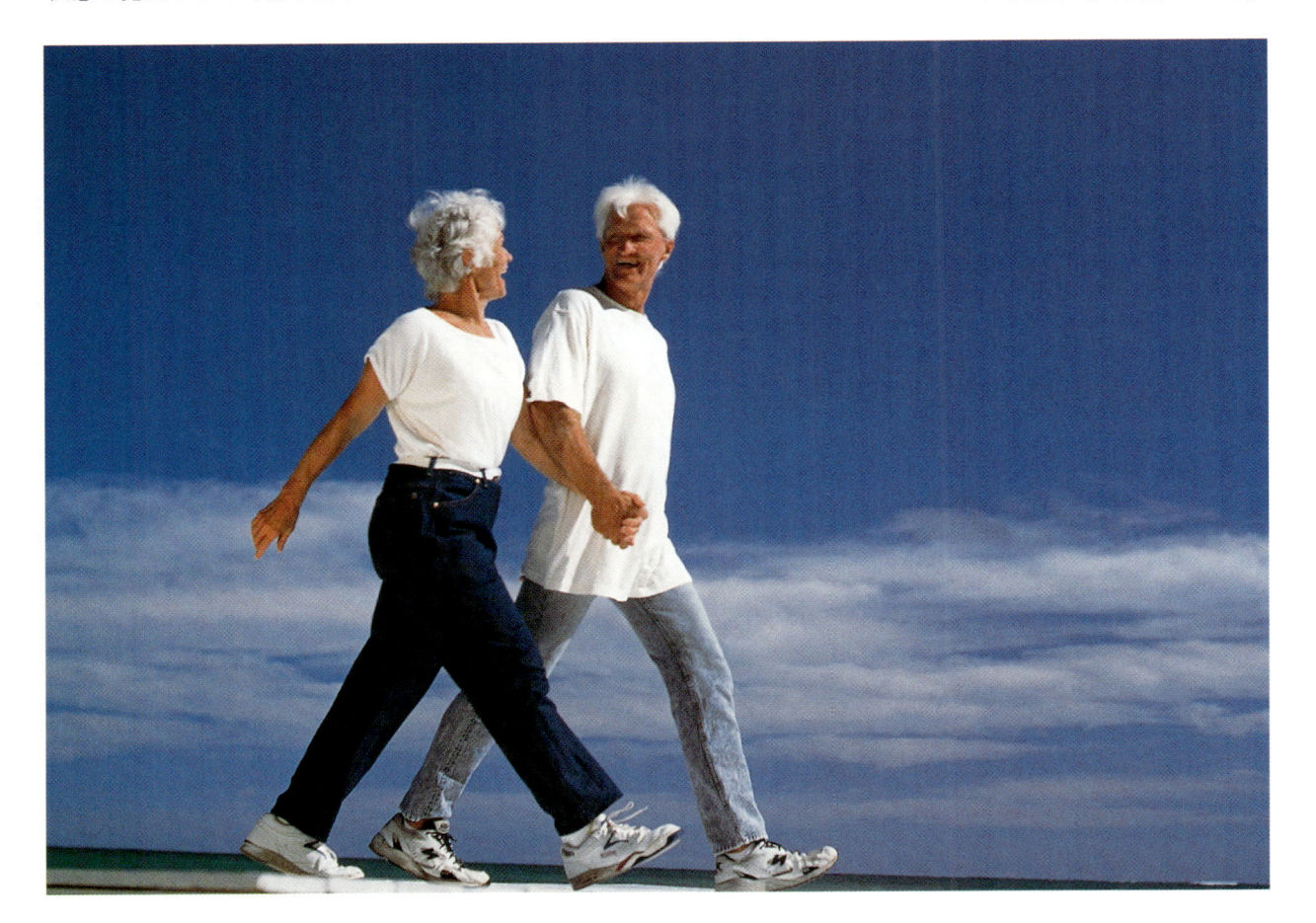

電気療法

関節炎が発症した部位を刺激する電気療法は、主に2種類あります。経皮的神経電気刺激（TENSまたはTNS）と超音波療法です。

経皮的神経電気刺激は、TENSと省略して呼ばれますが、慢性の痛みをコントロールする総合治療の一環として、ある種の関節炎を含めた慢性の痛みの緩和に世界中で利用されています。皮膚の神経繊維を電気的に刺激することで、脳へ痛みのメッセージが伝わるのを防ぎます。

TENS装置は、たいていの場合電池で動きますが、小型のポータブルステレオの大きさで、使用する電流の周波数と振幅が調節できます。電流は、再利用可能なゴム電極、粘着式電極を通して皮膚に送ります。手の関節炎に苦しむ患者用に大きな回転式のコントロールノブを備えた装置もあります。

電極を患部に取り付けて、低いボルト数の電流を流します。最初は低いレベルから始めます。振幅を徐々に上げ、痛みがかなり感じられるまで電流の周波数を変更していきます。痛みが感じられるちょうど直前にレベルを調節します。治療を行う理学療法士が、異なる周波数を試しながら、痛みの緩和に最も効果的なレベルを探っていくでしょう。治療時間は20分から2時間とさまざまで、痛みが軽減されるには3回から5回の治療が必要です。

およそ60パーセントの患者がこの治療法で痛みが緩和されたといいます。短期的な効果しか得られなかった人もいますが、患者によっては数時間、数日、数週間と効果が持続したといい、それぞれのケースで異なります。

TENSで効果が見られた場合、装置を購入して自宅でも治療したいと願う人もいるでしょう。担当医師に相談して安全かどうか確認したうえで使用して下さい。妊娠初期、ペースメーカーを装着している場合などは利用できません。

超音波療法

超音波療法は、一種のマッサージを行うもので、体の組織に送られた音波がやさしく高速で振動し、局部をやや温めます。音波が体の組織を通過すると、さまざまな周波数が体の多くの箇所で吸収されます。例えば、皮膚、脂肪、筋肉、骨といった箇所です。ある周波数がある特定の組織でよく吸収されるひとつの理由

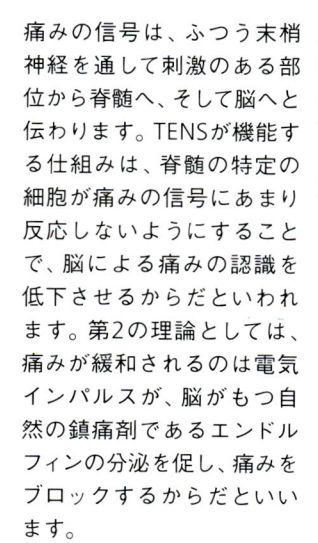

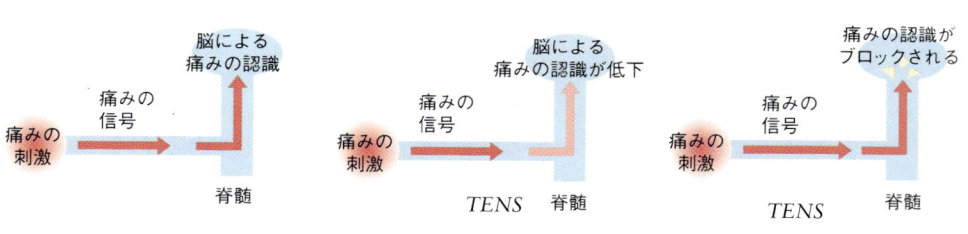

痛みの信号は、ふつう末梢神経を通して刺激のある部位から脊髄へ、そして脳へと伝わります。TENSが機能する仕組みは、脊髄の特定の細胞が痛みの信号にあまり反応しないようにすることで、脳による痛みの認識を低下させるからだといわれます。第2の理論としては、痛みが緩和されるのは電気インパルスが、脳がもつ自然の鎮痛剤であるエンドルフィンの分泌を促し、痛みをブロックするからだといいます。

痛みに対する通常の反応　　第1理論　　第2理論

は、その組織の分子が振動する周波数と一致しているからです。

　超音波マッサージ装置は、さまざまな組織と共振する（つまり、共鳴振動を起こす）周波数で作動するように設計されています。音波が組織を通過すると、振動によって細胞壁が伸縮を繰り返します。それが代謝機能を刺激し、血行を促進するのです。音波は、関節炎による影響がある組織を含めて、他の方法では治療が難しい皮下組織を効果的に治療できます。

> **さらに知るには**
> マッサージ　68～73
> 薬物療法　110～115
> 痛みの管理　136～141

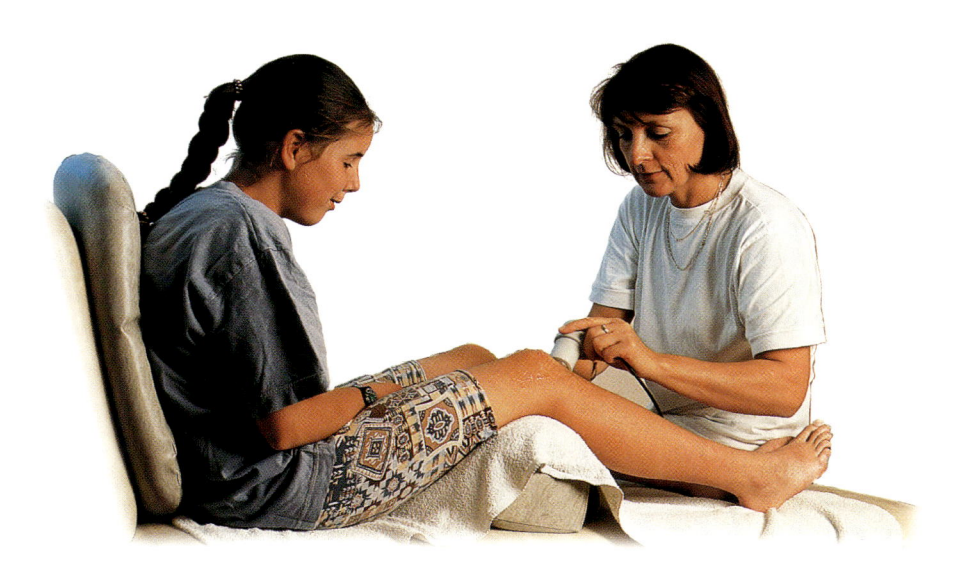

超音波療法によって関節のこわばりを解くことが可能です。この治療法は、ひざや腰の痛みに効果が実証されています。

症　例

　60歳になるジョージは、長年にわたってひざのこわばりや痛みに悩まされていました。立つ、座る、歩くといった動作が困難でした。肩にも慢性的な痛みをかかえており、例えば、腕を伸ばして高い棚から物を取ったり、電球を交換したりするのが大変でした。

　「私の症状は手術をするほど深刻なものではなかったのですが、生活にかなり支障がありましたし、鎮痛剤や抗炎症剤は効果的ですが、便秘などの副作用に悩まされることもありました。

　何か他の治療法で痛みを緩和しようと決心しました。理学療法士が、TENSが肩に効くのではないかと提案してくれて、その後何度も治療を受けることになりました。数回治療を受けると痛みが緩和され、肩の動きが楽になってきました。ひざには超音波治療を受けており、痛みやこわばりが解消されました」

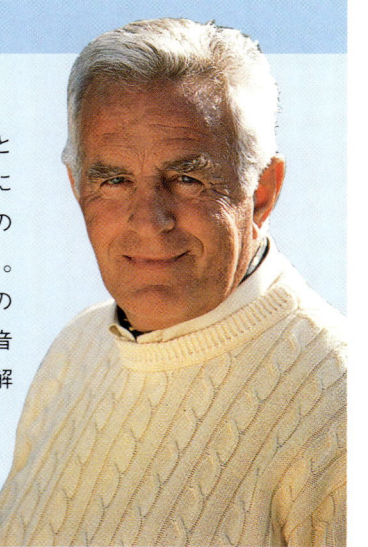

作業療法

　自信と自尊心をもって生きるためには、関節炎を治療しながらふつうに生活し、自立を維持することが大切です。作業療法は、これまでと同じ生活ができるように患者を助けるものですが、生活に根本的な変更が必要な場合もあります。作業療法士の助言に従って、自分に合った生活様式を見つけましょう。

　関節炎の治療に病院やクリニックを訪れるなら、治療の時間を一部割いて、体の障害にどう対処するかを学び、その知識を自宅での生活にも生かして下さい。日常の動作をできる限り維持できるはずです。自宅環境を整えることで、自立した生活を送る満足感が得られます。

　病院に勤務する理学療法士からアドバイスを受けるのがひとつの方法ですが、かかりつけの医師に頼んで作業療法士を紹介してもらうこともできます。作業療法士は日常の動作や補助器具に関するアドバイスを行います。その一部をここに紹介しますが、療法士に相談すると自分の症状に適したアドバイスが受けられるはずです。

　作業療法士は、患者の症状に合わせて貴重なアドバイスを与えてくれます。運動上の問題や繰り返し起こる痛みに対処する方法を教えてくれます。怪我や関節の衰えを防ぐために装具の使用を勧められる場合もあります。サポートシューズやリストサポーターの着用などです。自宅での生活に関する問題にも対処してくれます。家具の配置を変える、日常的に使用する備品をどこに置くかといったアドバイスから、動作を楽にする補助器具の紹介までを行います。

服を着る

　朝起きるとすぐに問題が待っていますが、選ぶ衣服によって動作がかなり楽になります。基本的に、脱ぎ着が楽な服装にして、指の細かい動きや足元まで屈む動作を不要にして下さい。例えば、ゆったりしたクルーネックの上着を選ぶと、ぴったりしたタートルネックのものよりも楽に頭からかぶることができます。

　締め具のないスリップオンシューズ、ボタンではなく、大きく簡単につかめる引手のあるファスナー、バックルではなくマジックテープ式の留め具やベルトなど、すべて動作を楽にしてくれます。取っ手の長い靴べらや小さなボタンをかけるのに便利なボタンホックなどを購入する必要があるかも知れません。背中にボタンやファスナーがある服はやめましょう。

　服をしまっておく場所も大切です。屈んでかたい引き出しを開ける動作はできるだけ避けて下さい。ベッド、風呂やシャワー、たんす、鏡台への移動に邪魔になるようなものは置かないこと。衣服は、カーテンをつけたオープン型の棚に置くなど、できるだけ扉を開ける必要のないオープンな場所に保管しましょう。

衛生面

　関節炎にかかると、風呂で体を洗う動作が、痛みを伴い困難になります。作業療法士が、どういった問題が生じるかを正確に理解して、簡単で効果的な解決策を提案してくれます。浴室の壁に手すりをつけるとよいでしょう。浴槽への出入りが大変なら、すぐに浴槽の縁にも手すりをつけましょう。浴槽の床には滑り止めゴムマットを敷くの

が安全です。蛇口は、回転式よりも上下に押すプッシュ式が楽です。手首や肩が痛む場合、背中洗い用のボディーブラシは使いづらいでしょうから、代わりに背中をこすって洗うためのストラップを選びましょう。足を滑らせるような場所に石鹸を置かないこと。

　指が関節炎を発症すると、軽い症状でもふつうの歯ブラシやかみそりを使うのが大変です。長い柄を歯ブラシに取り付けることができます。プラスチック製のものよりも電気かみそりを使うほうが簡単で安全でしょう。

　ひざ、股関節が痛む場合や足が弱っている場合、トイレに座る、立ち上がるといった動作が大変になります。補高便座は体の曲げ伸ばしが少なくて済みます。トイレに前もって取り付けるか、付属品として購入することもできます。トイレに肘掛をつける、手すりなどをつけると立つのも座るのも楽です。こうした補助器具は正しく装着することが大切です。

食事とその準備

　キッチンでは、毎日使う備品は、簡単に取り出せる場所にしまっておきましょう。極端に体を曲げ伸ばしする必要がないようにして下さい。生活を楽にするにはさまざまな補助器具が必要かも知れません。例えば、缶詰を開けるには電気缶きりが購入できます。コルク栓抜きは、引っ張る必要のない2方向に開くタイプのものがよいでしょう。

　食事に関しても作業療法士が多くの補助器具を提案してくれるでしょう。ギザギザの刃がついたセレーティッド・ナイフが食材を切るのに役立ちます。下にハイフリクションプラスチックやゴムマットを敷くと、皿が安定して滑りません。持ち上げやすい特別製マグカップなどの家庭用品も役に立ちます。

さらに知るには

痛みの管理　138〜141
運動　148〜151
補助器具装置　152〜153

指や手首に軽くても関節炎の症状があると、瓶のふたが固くてとれずにイライラしたり痛みを感じたりする場合があります。しかし、作業療法士が、毎日の生活を快適にする補助器具——瓶のふたをはずすものを含めて——をたくさん紹介してくれます。

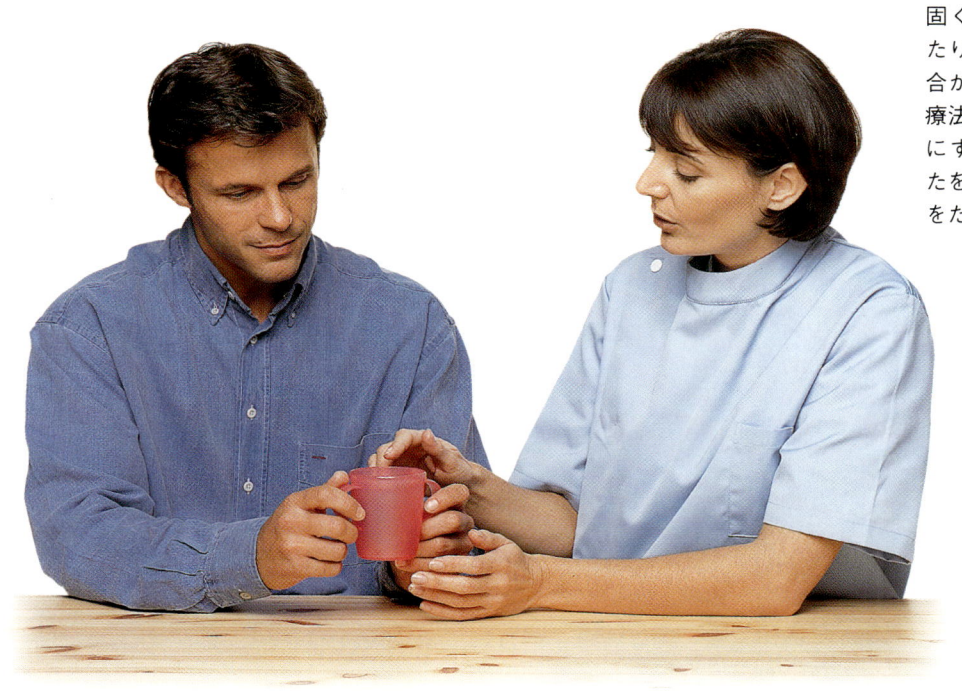

禁煙する

喫煙は関節炎を引き起こす直接原因にはなりませんが、危険因子となることが現在わかっています。喫煙がもたらす健康上の害はあまりに多く、どんな病気もほとんどの場合、非喫煙者に比べて喫煙者のほうが重症です。喫煙の害のなかには、関節炎患者にとって特に有害なものがあるかも知れないのです。

研究によると、喫煙の有害さを驚くほど理解していない人が多く、今でも付き合いや広告に負けて吸っているということですので、ここでタバコの危険性をいくつか要約しておきましょう。

- 喫煙者は、肺、口、喉、食道、膀胱、腎臓、脾臓、子宮頸などの部位にがんが発生する危険が大きくなります。
- 喫煙者は、高血圧、心臓冠動脈疾患、凝血を誘発しやすく、足の血行が悪くなるため、時には壊疽を起こして手足を切断することになります。他にも循環系統の病気を招く恐れがあります。
- 重度の慢性関節リウマチに苦しむ人の場合、循環系統の病気を発症する恐れがあります。喫煙によってリスクは2倍になります。関節炎は概して関節の可動域を制限しますが、喫煙も循環系統に損傷を与えることで、最終的には同様の障害を引き起こします。

受動喫煙——喫煙者のそばにいると、非喫煙者がタバコの煙を自然に吸ってしまう場合——の危険性は現在はっきりと証明されており、特に子供を持つ親などほとんどの人が受動喫煙による害に気づいています。喫煙者が、子供たちや他の非喫煙者と過ごす機会をいつのまにか失ったとしても、不思議ではないのです。

禁煙する

ニコチンは脳に作用し、ヘロインと同じように中毒を起こすと以前からわかっています。ニコチンは中毒性がかなり高いのですが、禁煙することは可能です。タバコをやめるには自分なりの動機づけが必要でしょう。禁煙の第一歩は、自分からやめると決心することです。自分が決心しないと始まりません。

禁煙する動機として、お金のことを考えるとよいでしょう。毎年いくらタバコに使っているかを計算して下さい。タバコをやめて残ったお金を貯金して、1ヶ月、1年など禁煙の目標日数を達成したら、自分に何か褒美をあげましょう。

禁煙を支援する慈善団体クイットは、タバコをやめるためのガイドラインをつくっ

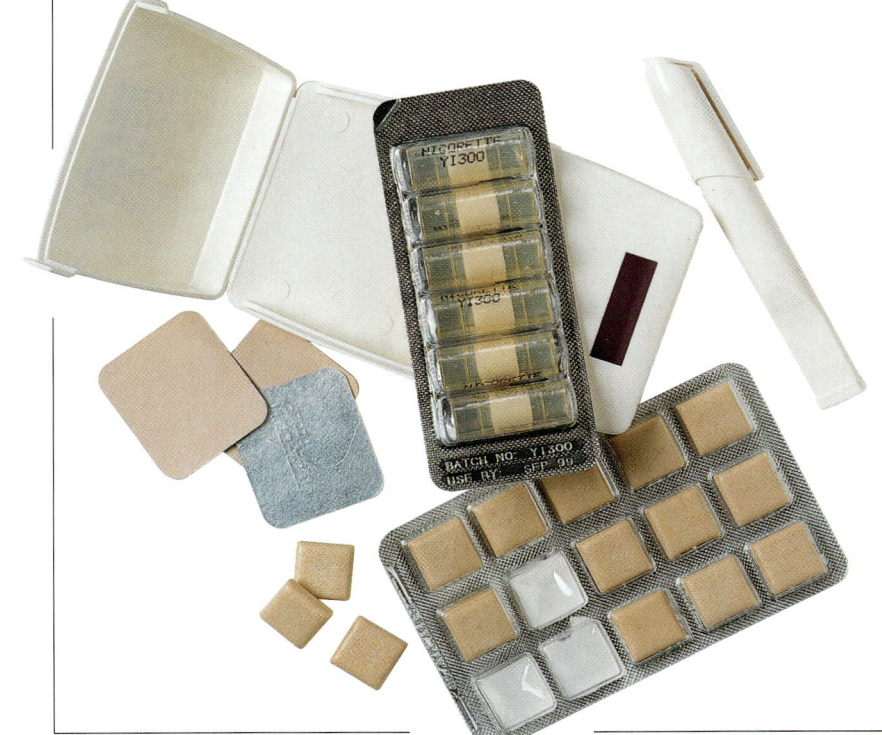

自分で禁煙できないなら、専門家に助けてもらいましょう。医師が、膏薬、チューインガム、タバコ代用品など中毒を徐々に解消するための商品をどれか勧めてくれる場合があります。

喫煙習慣をやめる

タバコをやめるためには、タバコを吸えない場所へ出かけましょう。
- 泳ぎに行く
- 劇場や映画館に行く
- タバコを吸わない友人と週末を過ごす
- 週に1度、数時間ほど病院でボランティアをする
- 喫煙できないと承知のうえで、友人や親戚にベビーシッターを申し出る
- 車をやめて公共交通機関を利用して旅行する
- お気に入りのデパートに行く
- 関節炎の症状に差し支えないなら、ジムに行ったりエクササイズレッスンに参加したりする
- 近くの小学校に、例えば、読み聞かせボランティアなどの手伝いを申し出る

さらに知るには
自己催眠　60～61
食事　142～147
運動　148～151

ています。
- 節約できたお金で自分に何か褒美を与える。
- 禁煙開始日を決めて守る。少しずつ本数を減らすのではなく、きっぱりとやめることで禁煙に成功する例がほとんどです。
- 禁煙後最初の数日間は、とにかく忙しくすること。まだ開封していないタバコ、灰皿、マッチ、ライターを捨てましょう。
- 水分をたくさんとること。オレンジやレモンをスライスして入れると飲みやすいでしょう。グラスをそばに置いて、少しずつ飲んで下さい。
- 体をもっと動かしてリラックスする。関節炎に影響がないなら、エレベーターではなく階段を使いましょう。近くのスポーツセンターで泳ぐ、エクササイズレッスンに参加するのもよいでしょう。
- 怒りっぽい、イライラする、頭や喉が痛いといった禁断症状に悩まされても、心配しないこと。こうした症状はすべて、体がニコチンなしの生活に慣れようとしている証拠です。体が適応すれば不快な症状は消えます。
- 喫煙につながる行動を避ける。回り道をして、いつもタバコを買っていた店を避けるようにして下さい。特に、(ほんのしばらくの間ですが)タバコを吸う友人と飲みに行くのをやめましょう。
- お祝いを口実に1本だけだからと吸わないこと。研究によると、ほとんどの人が1本吸うと続けて吸ってしまうといいます。
- 禁煙開始後、いつも以上に体重に注意すること。禁煙すると甘いものが欲しくなることがあります。これは仕方のないことですが、健康によい食事で糖分のとりすぎを防ぐことができます。
- 1日ずつ我慢すること。タバコをやめると1日ごとに健康改善が実感できます。やめてからほんの数日でも、呼吸が楽になってエネルギーが活性化されます。

もし吸ってしまっても、「もうこれで終わりだ」と自分を責めることはありません。もう二度と吸わなければよいのです。1度や2度の誘惑に負けたからといって、タバコとの戦いに敗北したわけではないのです。

ストレスがあってもタバコを吸うとリラックスできる。これが禁煙に失敗する一番の理由です。タバコの代わりに何かリラックス法を見つけましょう(58～59ページ参照)

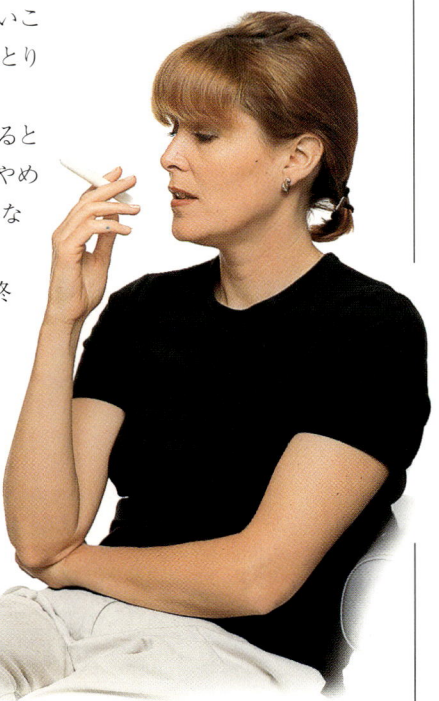

手術

あらゆる治療を試したが失敗した、または効果がなかったという場合、手術が唯一残る選択肢になるかも知れません。手術には、関節炎が発症した関節を完全に置換する場合と、まずはそれほど大がかりではない予防的処置をとる場合があります。

滑膜切除術

滑膜切除術とは、外科的に滑膜を切除するものです。滑膜は、関節包の薄い内膜です。関節包は通常、関節液で満たされており、その内部の空洞になったところで関節の骨と骨が連結しています。この手術は、ほとんどの場合、かなり重症の慢性関節リウマチが他の治療法では改善されなかった場合に行います。例えば、コルチコステロイド剤や非ステロイド系抗炎症剤（NSAIDs）、その他の抗リウマチ剤を注射しても効果がなかった場合です。

滑膜切除術は、滑膜の炎症である慢性的な滑膜炎を緩和するために施されます。関節が正常な状態にあると、滑膜は、関節の潤滑油の役目を果たす関節液を分泌します。滑膜が炎症を起こすと、関節液は薄くなって粘り気が少なくなり、潤滑油としての特性が衰えます。滑膜切除はかなり思い切った処置になりますが、その効果は非常に高いはずです。例えば、慢性関節リウマチの場合滑膜が病変しますが、それをそのまま放置すると、いずれ症状を悪化させる可能性があるからです。

慢性関節リウマチ

慢性関節リウマチで最初にそして最悪の影響を受けるのが、滑膜です。滑膜が分泌する関節液は体にあるすべての可動関節をおおっていますが、慢性関節リウマチはどの可動関節にも発症する恐れがあります。しかし、特に発症率の高い関節とそうでないものがあります。例えば、患者の95パーセントまでが手の指、手の関節に発症しています。一方、股関節、ひじ、ひざの関節に発症するのは50パーセントまでです。

最初にあらわれる症状は、滑膜の炎症です。これは滑膜に白血球が遊走するためで、原因はわかりませんが、危険な感染が発生しているかのように免疫系が滑膜を攻撃するのです。滑膜は、関節内でしばしば増殖します（滑膜切除術によってこれらの一部は除去されますが、一部は残ります）。パンヌスという肉芽組織の異常な増殖が起こり、しばらくすると発症した1ヶ所もしくは複数の関節をとりまく組織、滑膜全体、ときには骨に筋肉を付着する腱、これらすべてにはれが生じます。

慢性関節リウマチは必ずここまで進行するわけではありません。炎症はNSAIDsでしばしば抑えられます。NSAIDsはプロスタグランジンの生成を予防・抑制する効果があります。プロスタグランジンは局部的に働くホルモンで、慢性関節リウマチの初期に関節周辺に放出され、炎症、はれ、痛みを起こします。NSAIDsなどを使って炎症を治療すると、滑膜炎を抑制できるため、手術の必要はありません。

変形性関節症

変形性関節症において、滑膜の損傷は、軟骨の損傷のために二次的に生じる可能性があります。肥満、突然の精神的な打撃、仕事や生活によって絶えず不自然な緊張を強いられ、徐々に関節に疲労が蓄積された場合など、すべて軟骨に損傷を

起こす要因となり、変形性関節症の症状があらわれます。

軟骨がすり減ると、表面がざらざらになって穴があいてきます。軟骨が衰えると、クッションを失った骨の端が直接摩擦する恐れがあります。すると、体はもっと軟骨をつくって骨と骨の間をうめようとします。ところが、余分につくった軟骨は、正常なものと比べると質が悪く、衝撃を吸収する力がありません。

滑膜切除術が、変形関節症の治療に行われることはめったにありません。

手術の方法

滑膜切除術は、全身麻酔を使って行われ、関節を開いて病変した組織を切除します。最近ではキーホールサージェリー（鍵穴手術）を行う場合が多く、関節鏡という特殊な装置を使って、小さな穴を通して滑膜を除去します。関節鏡による手術だと、入院は短期間で済みます。滑膜を切除するというと、大がかりな処置だと思いがちですが、人間の体は適応力に優れていますし、最も悪化した部分を取り除くことで、関節は驚くほど機能を回復する可能性があるのです。

創面切除術（デブリードマン）

デブリードマンは、「片付ける」を意味するフランス語が語源です。関節の荷重がかかる面や内膜が磨耗・損傷すると、その一部がはがれて関節に入り、はれを起こします。そうした場合に創面切除術を行います。創面切除術は、関節の体重を支える面の磨耗など機械的な問題がある場合に効果的です。関節炎の治療においては、創面切除術を行う部位は、およそ95パーセントがひざです。こうした損傷にもっとも弱い関節だからです。現在、創面切除術の多くは、関節鏡を用います。外科医は、関節鏡を使って関節内をのぞき込みキーホールサージェリーを行います。切開部分が少なくて済む手術です。

関節の骨の表面は、正常な場合滑らかで白く光っています。異常が起こると、関節の表面の一部が裂けてはがれ、まるでカニ肉のように見えます。その表面をなめらかにするのが目的です。関節鏡を通して関節内部を観察し、外科手術用電動器具を使ってザラザラやでこぼこした部分を切除します。表面をなめらかにするこの処置は、軟骨とともに骨にも施す場合があります。

創面切除術には全身麻酔をしますが、局部麻酔を用いる場合もあります。概して、入院は1日ほどで済みます。術後、ある程度はれが見られますが、おそらくすぐに歩けるようになるでしょう。

効果は？

創面切除術の結果はほとんど良好ですが、効果は長続きしないようです。手術を受ける患者はたいていの場合40代から50代初めで、関節置換術が必要となる年齢に近づいています。関節置換術の必要性を1年半、2年もしくはそれ以上先に延ばすことはできるかも知れませんが、関節の損傷による症状はいずれ戻ってくるでしょう。創面切除を再び施すことも可能ですが、手術を受けるごとに、症状を緩和する効果は短期間になっていきます。

創面切除術は現状維持処置であり、もっと複雑な手術を先送りするために、軽度に磨耗した関節に施すものです。今後、関節置換術がさらに進歩すれば、創面切除術の必要性はどんどん減っていくでしょう。

さらに知るには

薬物療法　110〜115
手術　128〜129
関節置換術　130〜135

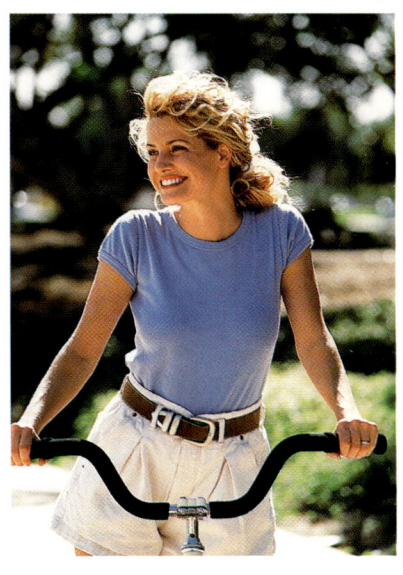

創面切除術を受けた後、若い患者であれば、脚への衝撃のない運動を行って体力をつけることが大切です。サイクリング、水泳、ボートこぎは、どれも適した運動ですが、手術後しばらくの間、ジョギングはお勧めできません。

手術

骨切り術

骨切りとは文字通り骨を切ることを意味しますが、骨の関節が正常位置にない場合、骨切り術が必要になります。

基本的に、骨切り術は骨を切ってその位置を変えるものです。この処置は股関節に必要になる場合があり、しばしばひざに、そしてよく足にも施されますが、その他の関節にはまれです。骨折後、骨が正常な位置で治癒しない場合にも行われる可能性があります。この場合、外科医は骨を切ることでそれらが正常な位置で治るようにするわけです。

どんな症状に効果が？

生まれつき股関節がずれている場合、骨きり術を行う場合があります。その場合、大腿骨の骨頭があまりにまっすぐで、股関節（ボール＆ソケット関節）のボール部分が関節から外にずれる——股関節脱臼——ことがあります。骨きり術では、大腿骨の骨頭を切って内側へ倒し、矯正します。それから、ソケット部分（股関節の臼蓋窩）の中へ戻します。大きな骨に行う場合、これが骨切り術の最も一般的な処置です。

ひざの骨切り術は、対象年齢が高くなる場合があります。これは患者が子供の頃からO脚だった場合です（これは、しばしば、くる病によるもので、ビタミンDの不足が原因ですが、今ではまれです）。その結果、関節の一方に過度の荷重がかかり、磨耗が進んでしまう可能性があります。

こうした場合、整形外科医は、脛骨の一部をくさび形に切り取って接合します。この処置で、磨耗したひざ関節から磨耗していない方へと体重がかかるようになります。

小さな関節にも骨切り術を行う場合があります。最も一般的なものは足の骨です。足首と足指の付け根の間にある中足骨が下がってしまうことがあり、するとまるで足指の付け根部分が石の上を歩いているかのように感じられます。こうした症状を治療するために、手術で骨を切断して矯正し、地面を押していた先端が上がるようにします。

その効果は？

骨折の場合と同じですが、骨切り術は骨がつくまでにおよそ4週間から6週間かかります。手術の結果は、短期的には概して良好です。しかし、他のほとんどの手術と同様、その効果が保証されるわけではありません。症状の緩和が続くのは平均7年から10年です。その後は股関節・ひざ関節の置換術が概して必要になります。

関節置換術が増加しており、また手術に頼らずに早期に異常を治す技術が発達しているため、現在、骨切り術はかつてほど一般的ではありません。しかし、ある特定のケースにとっては依然として重要な処置です。骨切り術はふつう全身麻酔で行われます。

骨切り術を繰り返し行う必要はたいていの場合ありません。時には金属プレートを使って固定し、骨を新しい位置に安定させる必要があります。その場合は、長くて2週間は入院することになります。しかし、ふつうは数日間で退院できます。

関節固定術

関節固定術とは、関節を全部切り取って、関節内で連結していた骨の切断面を接合するものです。思い切った処置ですが、関節炎による深刻な痛みを取り除く効果的な方法です。病変した組織を完全に除去し、患部で関節炎がさらに広がる可能性がなくなります。

外科技術が現在ほど発達していなかった時代、関節固定術は、慢性関節リウマチや変形性関節症の治療に多く用いられました。この方法は、初めは結核の治療に幅広く使われました。結核は関節に影響を与え、こわばりや痛みを引き起こしました。結核そのものが関節を癒着させ、痛みが消えたことがあり、外科医が同じことを人工的に施すようになったのです。

どんな症状に効果が？

今日、関節固定術は、ごくまれに重症の変形性関節症の治療に用いられます。痛みや体の障害がひどいため、関節の動きや自由が失われるとしても、その代償を払う価値があると判断した場合です。関節固定術を現在最もよく施すのが足の親指で、腱膜瘤を除去します。腱膜瘤は、一種の変形性関節症で、磨耗によって関節がかなり変形するものです。

非常に若い、また運動好きの人でなければ、関節固定術を選択しても、高い代償を払うことにはなりません。腱膜瘤の痛みから完全に解放されるのですから。関節固定術を受けると、歩き方がややぎくしゃくしてぎこちなくなりますが、たいていの人はこうした状態に慣れていきます。

大怪我や重度の感染症の後、ひざの――非常にまれに股関節の――関節固定術を行う必要が時折あります。感染を完全に除去し、痛みを取り除きます。しかし、脚をまっすぐで柔軟性のない固い構造にしたり、股関節に固定したりするため、体の動きがかなり制限されます。

手術を受けた患者は、たいていの場合うまく歩けるようになります。社会生活で大きく困ることがあるとすれば、それは旅行です。車、列車、飛行機に、特に混み合った場所で、不便な脚を邪魔にならないようにするのが大変だからです。

こうした問題にもかかわらず、関節固定術は、進行性の慢性関節リウマチに苦しむ非常に若い患者にとっては、最適な治療法かも知れません。若い場合、関節置換術を行うには早すぎるからです。また、高齢の患者にとっても、1、2回目の関節置換術が失敗し、さらに置換術を試みても成功の見込みがほとんどない場合には最適な治療法といえます。

関節固定術は、指や足首にも施される場合があります。関節炎による損傷をうけた上から1つめ、2つめの首の椎骨を固定するために用いる場合もあります。

関節固定術には全身麻酔を使います。入院期間は、骨がつく間に固めた関節を安定させる――ギプス固定をする――必要があるかどうかに左右されます。関節固定術を行った部位や方法によりますが、処置をやり直して、関節固定術で除去した関節を復元することもあります。

さらに知るには
手術　126～127
運動　148～151
補助器具装置　152～153

股関節の変形性関節症を治療するために、大腿部に骨切り術を行った後のX線写真です。大腿骨（太ももの骨）を関節のすぐ下で切り、大腿骨にねじで取り付けた金属の固定具で骨の両端が固定されています。大腿骨を事故で骨折した場合とほとんど同じ方法です。

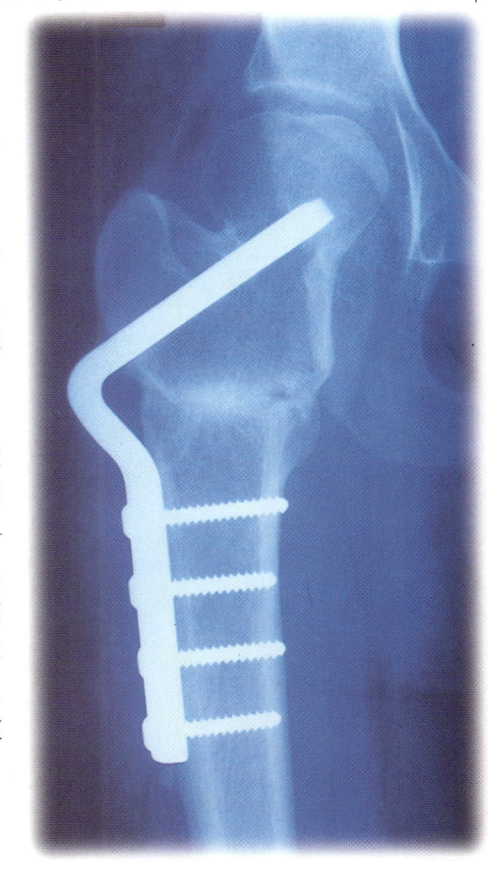

関節置換術

関節置換術の歴史は、ドイツ人外科医らが象牙製の股関節をニッケルメッキのねじで固定する実験を行った1891年にさかのぼります。現在、多くのさまざまな種類の人工股関節があり、毎年何千もの人工股関節が世界中の人たちにはめ込まれています。

関節が悪化し、関節置換術の必要性を考える場合、最も一般的な原因は変形性関節症です。しかし、関節置換術は、慢性関節リウマチによる関節の病気にも効果的な場合があります。痛みの程度や障害の度合いを考慮し、痛みや障害が生活の質や日常生活に深刻な影響を与えているかどうかを担当医が判断します。

置換術を提案されたとしても、憂鬱にならなくてもよいのです。正しい判断に基づく決定なら、置換術はほとんどの場合かなりの成功をおさめます。何もかも変化すると期待しないように警告を受けます。しかし、置換術の際にこうした注意がされるのは、新しい関節をもらった患者の生活の質があまりに大きく改善されるからなのです。関節の自由を新たに得て、痛みから解放されると、何でもできると思いがちで、新しい関節に大きな期待をかけすぎるからです。

毎年、関節がぎしぎし鳴るような耐え難い激痛から多くの患者が解放されていますが、こうした人たちにとって関節置換術はまるで魔法のように感じられるかもしれません。関節置換術が90代の人たちにも行われている事実は、外科医がこの手術にもつ自信を示しています。

股関節の置換

股関節の置換は、外科手術のなかでもっとも成功をおさめているもののひとつです。股関節置換術を実際に受けた人であれば、本当の意味でその効果を実感できます。標準的な人工股関節は、概してクロム・チタン合金でできたメタルボールから成り、一端に長いスパイクがつい

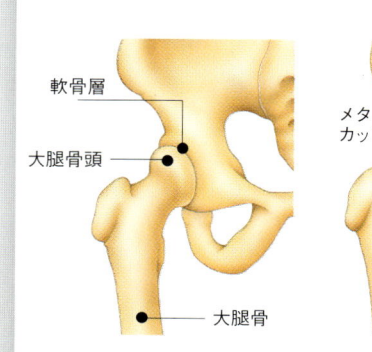

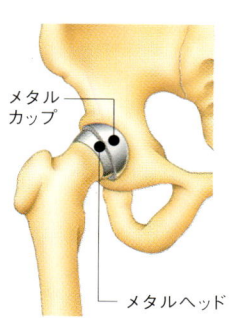

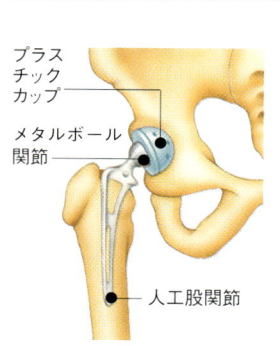

股関節

大腿骨と骨盤腔の軟骨（左端）が衰えると、関節を治療するために手術が必要な場合があります。患者に負担の少ない新しい方法では、メタルカップとメタルヘッドを骨盤腔と大腿骨の表面に装着します（中央）。標準的な方法は、メタルボールとプラスチックカップを使います。

ています。ボールが回転する骨盤側のソケットは、非常に高密度のポリエチレンプラスチック製の人工ソケットと取り替えられます。

　全身麻酔を施して、骨盤部分を切開します。骨に到達するために、周辺の筋肉を押し広げるか切断します。それから関節をはずします。大腿骨頭のボール部分を除去し、金属製のスパイクをはめ込むためにシャフトを大腿骨の奥深くへ入れます。人工ソケットがはめ込めるように骨盤腔を大きくします。スパイクとソケットを固定するには特別製のセメントを使います。ボールをソケットにはめると、必要な筋肉や腱の修復をすべて行い、切開部分を閉じます。

再置換術

　股関節置換術の成功によって、新たな問題が発生します。股関節置換術は生活の質を向上させるため、さらに若い人たちに行われつつあります。しかし、それは、人工関節の耐久性が患者の存命中に限界に達することを意味します（人工関節の平均耐用年数は10年から15年です）。つまり、再置換術の必要性が増しているわけです。

　股関節再置換術を施せば、患者は継続して痛みから解放され、手術を受ける前よりも関節の動きをかなり改善できますが、その効果は第1回目の手術ほどではないのです。再置換術を受ける患者は歳をとって体も弱っていますから、可能性は少ないとはいえ大きな手術による危険を考えると、以前ほどこうした処置を受けるのに適していません。

関節置換術の将来

　現在、研究者や技術者は、現在よりも耐用年数のずっと長い人工股関節の開発に取り組んでいます。なかには欠陥が見つかった人工関節もありますが、人工関節が故障する最近までの主な理由は、大腿骨に埋めたスパイクが徐々にゆるんでくることでした。セメントの改良でこの問題はほぼ解決されました。

さらに知るには

薬物療法　110〜115
手術　126〜129
関節置換術　132〜135

このカラーX線写真は、人工股関節のメタルスパイクとプラスチックソケットを示しています。

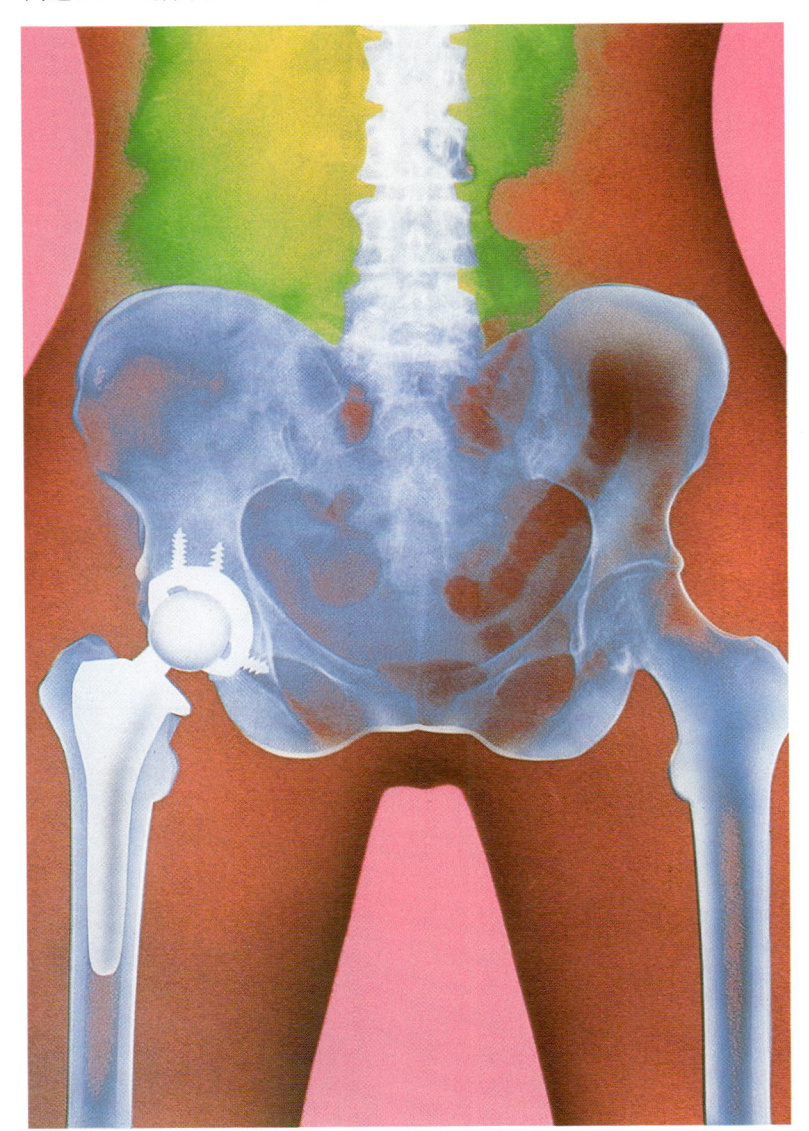

第三章　現代西洋医学による治療法

関節置換術

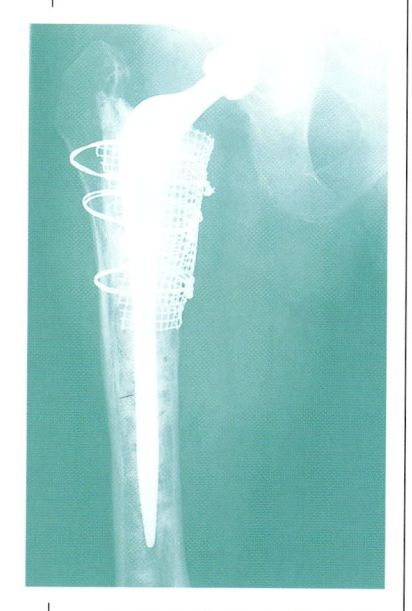

股関節を置換した例を示すX線写真です。大腿骨（太ももの骨）を切ってメタルシャフトを埋め込み、骨盤に穴をあけてソケットをはめます。ワイヤで固定したメタルケージが関節の上部をおおっています。大腿骨頭の一部分をケージ内に置いて骨の癒合を助けます。

次に問題となるのは、人工関節の磨耗です。特に問題になるのは、内部でボールが回転するポリエチレンカップの表面における磨耗です。プラスチック面が少しずつ磨耗すると破片が生じ、生体反応を引き起こし、周辺の骨が弱くなり、確実に関節が衰えていきます。

研究者らはこの問題にさまざまな方法で対処しています。新しく試験的に利用されている人工関節は、金属部品だけを使って大腿骨頭と骨盤腔の表面をおおいます。この方法は若い患者に適しています。骨の質がよくないといけませんから、骨粗しょう症の女性には無理でしょう。

さらに今後期待される処置として、イギリスの研究チームによるダイヤモンドに似た物質を使ったものがあります。硬い炭素物質を使って人工関節の表面をコーティングするものです。この物質は、ダイヤモンドと同じくらい硬く（つまり磨耗に強く）しかも別の炭素であるグラファイトと同様に滑らかでよい潤滑剤となる優れた特性をもっています。

研究チームは、この新しい材料を使って、人工股関節のまずボールを、それからソケットをコーティングした場合の効果を試しています。また、炭素物質でコーティングすると、股関節腔の内側にしっかりと装着でき、人工関節を使っていくうちに有害な生体反応を起こす心配がないとわかりました。まだ実験段階ですが、この新しい方法で人工股関節の耐用年数を5年から10年延ばすことが可能かも知れません。

手術前に

関節置換術を受けるなら、最終的に決断するのはもちろん患者自身です。手術前に説明を受ける機会があるはずですから、手術について疑問があれば専門家に尋ねましょう。手術に十分適した健康状態にあるかどうか検査を受けることになります。必要があれば、体重を減らす、さらに運動するなど、アドバイスされるでしょう。

恐らく、手術前日に入院することになりますが、心臓など何か特に注意すべき症状がある場合はもっと早く入院する必要があります。手術当日はリラックスするために錠剤を服用、もしくは注射を受けることになります。手術室に入ると、全身麻酔を施されるか、腰から下の感覚を無くすために局部麻酔を受けます。局部麻酔の場合は、手術中に鎮静剤も与えられるでしょう。

手術後の回復

手術後点滴を受けることになります。点滴は、腕の血管にチューブを通して流体と必要な薬剤を血流に直接流し込むものです。腰からも1本か2本チューブが出ているはずです。これは、手術後に体が回復する際に出る体液を排出するものです。

回復室か集中治療室に移され、安定した状態にあると医師が判断するまでそこにいます。その後一般病棟に戻ることになります。両脚を離して、正しい位置に置くためにパッドや枕を脚の間に固定される場合があります。手術後は痛みを緩和するために鎮痛剤を与えられます。

手術後、ほぼ24時間から48時間で点滴とチューブは取り外されます。適度な運動は回復を早めて健康を増進するため、その後できるだけすぐに歩くように勧められます。最初はおそらく歩行器を、それから杖を使って歩くことになります。

症　例

　61歳になるリチャード・デューイングは、数年前から背中に繰り返し痛みを感じていました。

　「股関節が関係しているとは最初のうち思いもしませんでした。しかし痛みが悪化するにつれて、鎮痛剤の量が増えていきました。やっとオステオパスのところに行くと、股関節の手術がよいかもしれないと初めて提案されました。最初は半信半疑で、手術を受けるにはまだ若い──当時55歳でした──と思っていましたが、外科医に診てもらいX線写真をとりました。

　X線写真で関節を見たときは本当にショックでした。股関節のボールがかなりでこぼこして、関節全体がぎざぎざに見えました。股関節はどちらも同じくらいひどい状態でした。かかりつけの医師は手術を受けるのが一番だと熱心に勧めてくれましたし、手術内容を説明してくれた担当外科医もずいぶん信頼できました。それで股関節置換術を受ける決心をしました。

　手術後最初に感じたのは、股関節置換を受けたことで痛みがかなり軽減されたことでした。股関節と関係するとは思っても見なかった痛みです。患部がどうなっているのかはよくわかりませんが、以前は非常に辛くて、腰周辺や脚に痛みが走っていたのです。しかし、手術後2日ほどするとかなり症状が改善され、もう一方の手術が待ちきれないほどでした。実際は6ヶ月から8ヶ月ほど待たなくてはなりませんでしたが。

　最初に股関節の手術を受ける頃には、痛みであまり遠くまで歩けない状態でした。座るには高い椅子が必要でしたし、腰を落ち着けるのについ取っ手など何か頼るものを探していました。生活でかなり不自由がありましたし、いろいろな動作が大変になっていました。2回目の手術を受けてから数年が経っていますが、以前はできなかったことがたくさんできるようになりました。何マイルも歩いたり、あまり勧められてはいませんが、必要なときは走ったり、慎重に選んだ高い椅子だけでなくどんなところにも座り、足のつめを自分で切る、靴紐を結ぶといった動作もできます。ほんとうにうれしいことです。

　股関節置換術による効果があると医師が判断するなら、ぜひ手術を受けることをお勧めします。日常的に行われている、危険の少ない手術です。悩みの種であるひどい痛みを取り除き、生活を改善してくれます。若返った気がしますよ」

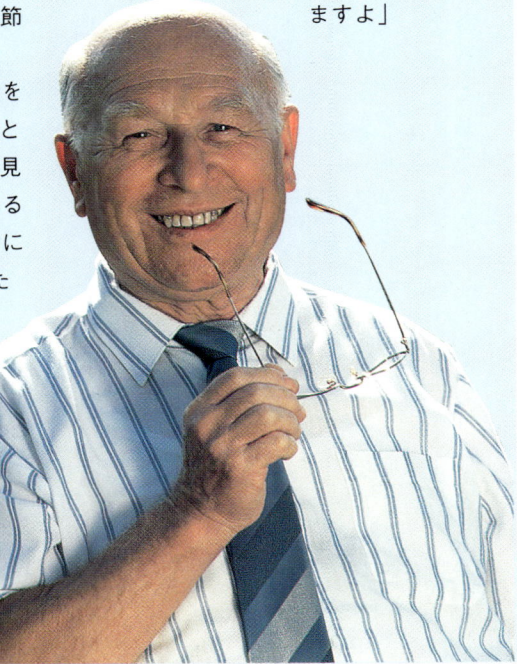

第三章 現代西洋医学による治療法

関節置換術

ひざ関節置換術

　股関節全置換術が初めて成功すると、他の関節の置換術も発達することになりました。股関節に次いで最もよく関節が置換されるのはひざです。

　ひざに関節炎を抱えるほとんどの患者にとって、関節置換術はまったく必要ないでしょう。必要な場合はもちろん手術を行いますが、医師が積極的に勧めることはないはずです。というのは、人工ひざ関節は股関節に比べると耐用年数が短く、取り付ける処置もより複雑だからです。

　さまざまな方向に動く必要のある股関節と異なり、ひざは主に一方向に動くと考えられていました。初期のひざ関節置換術は、簡単なヒンジをピンでつなぐものでした。しかし、その後明らかになったのですが、人間のひざ関節は、ヒンジで動くとともにやや回転もするのです。つまり、一方向にしか動かない典型的な初期の人工ひざ関節は、耐久性がすぐに限界に達しました。現在、多くの患者のニーズに合わせて、さまざまな種類の人工ひざ関節が開発されています。

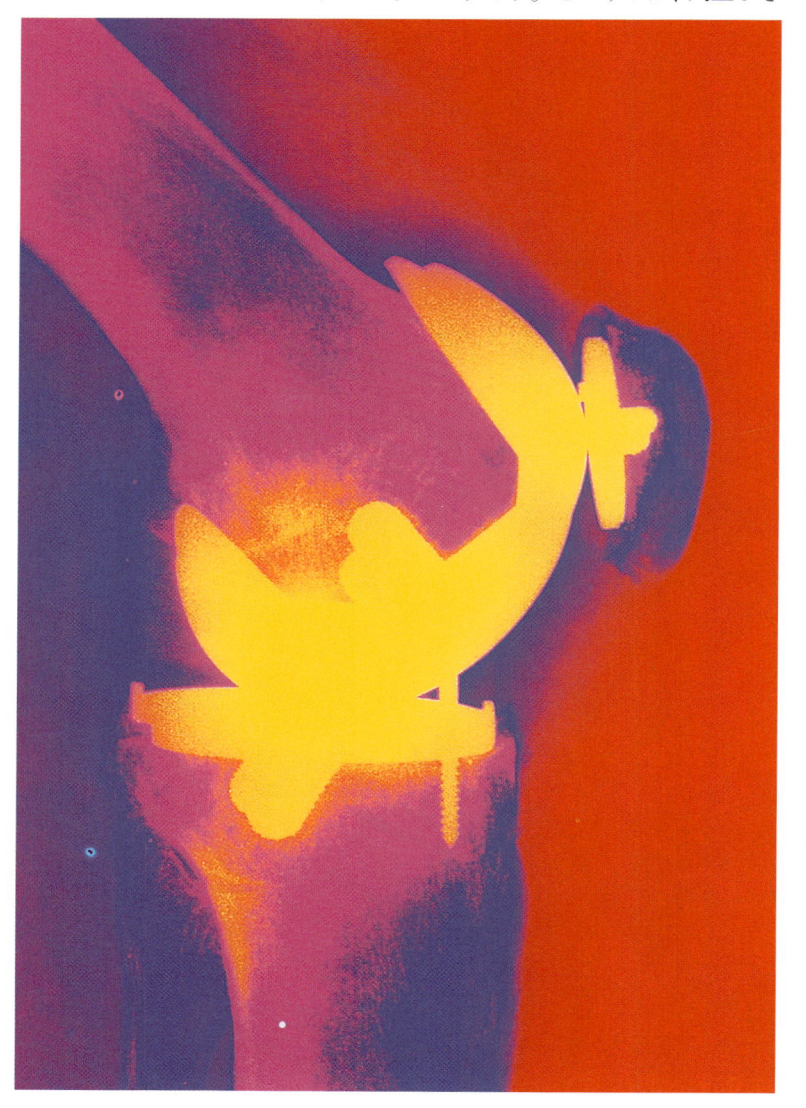

ひざの手術

　ひざ関節の置換術に納得したら、両方のひざに障害がある場合には、両方を同時に置換することも可能です。しかし、片方を先に置換した方が術後の回復は順調です。また、片方のひざがもう一方よりもかなり悪化している場合も多いので、一度ではなく二度連続して手術を受ける方がたいていの場合望ましいのです。

　手術前後の処置は股関節置換の場合と同じです。装着された人工関節の種類によりますが、手術後2、3日以内に新しい関節を動かすよう求められる場合もあれば、1週間もしくは2週間は動かさないように指示される場合もあります。

　しばらくして、受動運動機器を使って、自分で動かさずにひざを曲げたり伸ばしたりするように指示されるかも知れません。ほんの2、3週間後には新しい関節で歩ける場合もあります。しかし、もし固定に使ったセメントが固まるのにもっと時間がかかるようなら、しばらく待つ必要があるでしょう。

カラーX線写真に、ひざ関節の置換に使った人工コンポーネントが写っています。

ひざ関節を置換した患者の多くが結果に満足しています。ひざを新しくすると痛みから解放されます。術後に体が回復すれば、ほとんどの動作をかなり自由にできるようになるでしょう。

その他の関節置換術

指関節も現在頻繁に置換されています。試験的にではありますが、肩とひじの関節も置換されています。さらに、指や足首の関節が新たに設計され、急速に進歩しつつあります。

退院

手術後いつ退院して日常生活——手術前よりもきっとよい生活になるはずです——に戻れるかは、多くの要因に左右されます。年齢、置換した関節の種類、他の関節の状態、筋肉の調子などです。

特別なケースでは長期入院が必要になりますが、ほとんどの場合、6日から10日以内に退院できます。関節の痛みからは解放されますが、何事もやり過ぎは禁物です。新しい生活に徐々に慣れてくる間、術後8週間から12週間は特に注意して下さい。

できる事・できない事

担当医師から、もしくは担当医師・理学療法士・作業療法士から置換した関節でやってはいけない事を記したリストを受け取ることになります。指示に必ず従って下さい。取り付けた関節の種類や患者個人の症状によって、できる事とできない事は違います。

人工関節は元の関節と比べると性能が落ちるという事実を忘れないで下さい。例えば、股関節を置換した場合、股関節をあまり曲げすぎないように注意を受けます。また、つい忘れがちですが、脚を組まないようにも注意されます。これは、新しい股関節は元の関節ほどしっかりと固定されておらず、脱臼する恐れがあるからです。

担当の理学療法士が、患者個人に対応した運動プログラムを作成してくれます。これは患者に適した運動で筋肉を強化するものです。歩いたり泳いだり（股関節やひざに無理をかけるので平泳ぎはやめましょう）、自転車にのることができるでしょう。ランニングや固い地面での運動などはやめましょう。関節に負担をかけ、酷使してしまう可能性があります。しかし、適度な運動であればどんなものでも効果的ですし、新しい人工関節はそうした動きに耐えられるようにできています。

4週間から6週間もすれば車の運転も可能でしょう。しかし、乗り降りの際に、股関節を曲げ過ぎたり、脚を上げ過ぎたりするのはよくありません。

危険は？

関節置換術、特に股関節置換術は、日常的に実施されている手術ですが、どんな手術にもつきものの合併症の危険が多少あります。血液の凝固が起こると、移動して肺にいたる場合があります。まれではありますが、こうした事態が起こると、肺血管のつまり、呼吸困難、虚脱、死亡にまで至る恐れがあります。

珍しいケースとしては、関節の周囲に感染が起こる場合もあります。この場合、置換コンポーネントを除去して感染を治療する必要があるかも知れません。数週間後にコンポーネントを再び取り付けます。

さらに知るには

手術　126〜129
関節置換術　130〜133
理学療法　116〜119

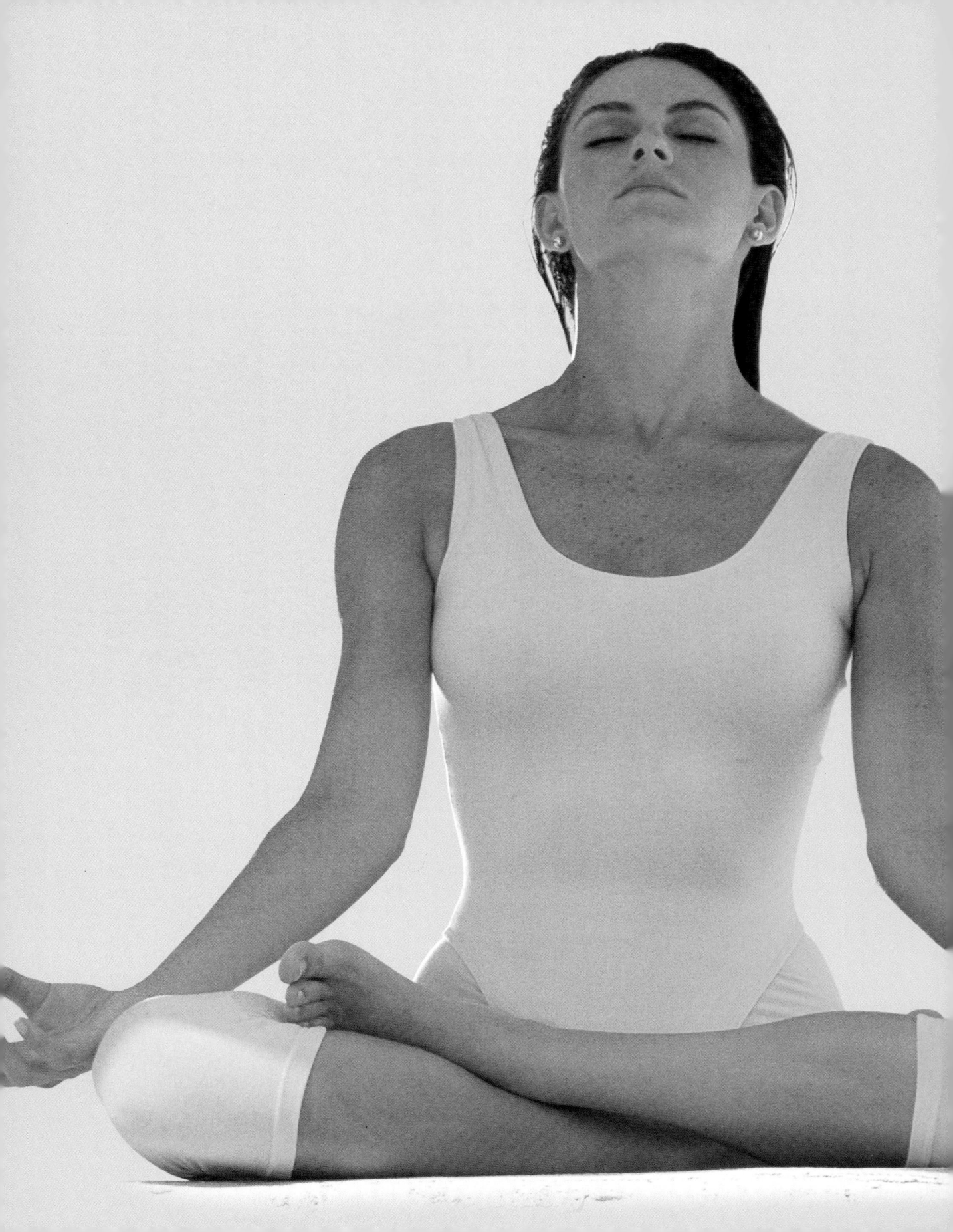

4

関節炎と
ともに暮らす

関節炎は、肉体的にも精神的にも克服していかなくてはなりません。毎日の生活で関節炎と向き合うとなると、食欲を失い、眠れなくなり、鬱状態に陥るかも知れません。自立して暮らせるかと将来に悩むこともあるでしょう。しかし、症状に振り回されず、自らが症状をコントロールすれば、関節炎に対処できます。つまり、症状について学び、肉体的な限界を知り、家族や友人に率直に話し、現実的な目標を設定するのです。健康を増進・維持する方法があります。この章では、関節炎による精神的・肉体的障害に立ち向かう手助けをします。

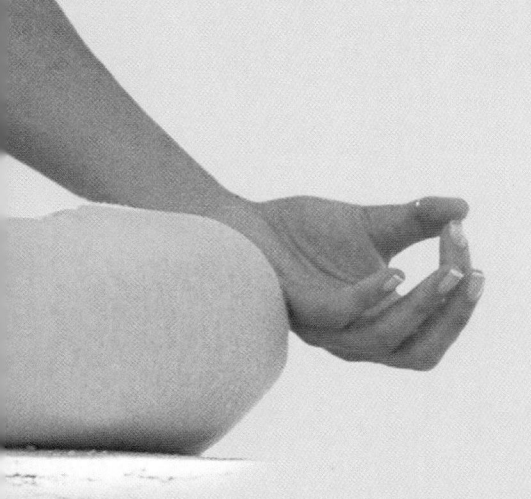

痛みの管理

関節炎に苦しむ人にとって最大の課題のひとつが痛みです。痛みは一定ではありません。時にひどくなったり軽くなったりします。しかし、薬物以外に痛みを緩和する方法が多くあるのです。人によって効き目は違いますから、いくつか自分で試してみることが大切です。

関節炎の痛み

患者によって痛みの感覚は大きく異なります——痛みの引き金や緩和法が異なるのと同じです。痛みを感じるのは、関節で炎症が発生し、はれ、発赤、局所発熱、可動域の減少を起こすからです。損傷や磨耗によっても痛みは起こります。どちらの場合も動かすと痛む関節を保護しようとするため、筋肉に負荷がかかって筋肉痛を起こす恐れもあります。

治療せずに放置すると、痛みで活力が奪われて何もできなくなってしまいます。怒りや自己憐憫の感情で一杯になるかも知れません。痛みを事実として受け止める必要はありますが、痛みに負けてしまうと、気分・思考・人間関係に影響し、取り返しのつかないことになる危険があります。不安・鬱・ストレス・疲れを感じると、痛みは悪化してしまいます。気をつけないと、痛み・鬱・ストレスの悪循環に陥ってしまい、生活の質が損なわれかねません。しかし、痛みを管理する術を学べば、こうした状況が起こる可能性は低いのです。

自然の鎮痛剤

脳と脊髄は、エンドルフィンという痛みの緩和物質を出します。エンドルフィンは、モルヒネと呼ばれる強力な鎮痛剤と同じ化学構造をもちます。運動によって——例えば、ランナーズハイはエンドルフィンが分泌された結果です——体内

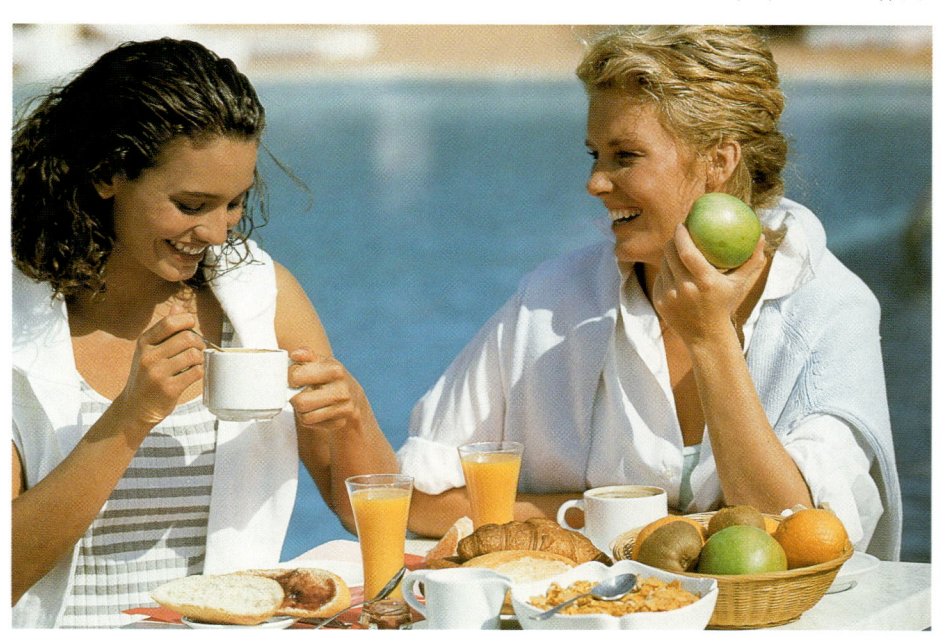

健康的で快適な生活習慣によって、ポジティブな精神状態を保つことができます。

効果的な治療法

補完療法がもつ最大の効果のひとつに痛みの緩和があります。以下の治療法を参考にして下さい。

- 太極拳　　　（48〜49ページ）
- 薬草学　　　（82〜85ページ）
- ホメオパシー　（86〜89ページ）
- オステオパシー　　　（90〜91ページ）
- カイロプラクティック（92〜93ページ）
- リフレクソロジー　　（96〜98ページ）

さらに知るには
理学療法　116〜117
食事　　　142〜147
運動　　　148〜151

のエンドルフィンの増加を促すことが可能です。また、マッサージ、温湿布、冷湿布、水治療法、心理療法、セックス、積極的思考によっても同様の効果があります。

痛みに積極的に対処する

積極的な態度をとっていれば、生活が痛みと病気中心に回ることは避けられるでしょう。時には苦しいこともあるでしょうが、痛みにとらわれてしまうと、痛みが辛くなるばかりです。好きなこと——ユーモア、よい食事、毎日の運動、友人と出かけるなど——をして痛みから気をそらしましょう。自分に褒美をあげて、毎日何か楽しみにできるものを見つけましょう。好きなことを楽しんで、毎日満足してベッドに入るようにしましょう。

ストレスと疲れにお勧めの対処法として、定期的な運動、リラクセーション、無理をしないでノーと言う、十分な休息、自分のペースを守る、よい姿勢を保つ、十分睡眠をとるなどがあります。

関節を守る

毎日の行動に気をつけて関節への負担を減らし、関節を守りましょう。

- 姿勢に注意する。きつく握ったり、指に負荷をかけたりする動作を避けること。長時間にわたって同じ姿勢をとらないこと。
- できる限り、一番大きく強い関節や筋肉を使って日常の動作を行うこと。どれかひとつの関節に負荷がかからないように、荷重を分散させること。
- やっかいな動作は補助器具を使うこと（152〜153ページ参照）。
- 体重を管理することで、体重を支える関節への過剰な負担を避け、痛みや損傷がさらに悪化するのを防ぐこと（116〜117ページ参照）
- 必要な場合は助けを求めること。ひとりで苦しまないこと。

活力を蓄える

- 休みが必要だと体が訴えるメッセージに耳を傾けること。
- 自分のペースを守り、無理をしないこと。やり過ぎは疲労につながり、症状が再発する可能性があります。
- つまらないことにエネルギーを消費しないこと。エネルギー消費を最小限に抑える方法を考えましょう。
- 活動と休息のバランスをうまくとること。座れるときは座り、休みが取れるなら計画的に休みましょう。しかし、筋肉がこわばるので、休みすぎは禁物です。

痛みの管理

	薬を使わずに痛みを管理する方法
温熱療法	温熱療法は、慢性的な関節炎の見られる関節や組織に最適です。 湿式加熱：風呂で体を温めましょう。オイルかエプソム塩を加えてください。・関節炎の症状に効くホーム・スパ機器がいくつかあります。例えば、特性マットレス。その上に寝て下さい。マットレスには空気を送る機械がホースでつないであります。空気を送るとバブル・バスが楽しめます。・必要な箇所に温めたタオルやホットパックを置きましょう。1日につき3回、15分から20分までにすること。乾式加熱：電気パッドを使って患部を温めます。電子レンジに入れて温める必要があるものもあります。・電気毛布や電気マットレス・パッドは快適です。・綿ネルのシーツは肌に温かく感じられます。・湯たんぽをタオルに包んで体の一部を温められます。・着る前に電気暖房機で衣服を温めるとよいでしょう。・ディープヒートマッサージャーは関節深くまで温められますが、皮膚がやけどする危険はありません。
冷湿布	再発における関節の急性炎症に最適で、はれを抑え、筋肉の痙攣や鈍痛を緩和します。薬局で冷湿布を購入するか、自分でつくります。凍った野菜を入れた袋を湿った布やタオルで包みましょう。1回につき10分から15分の間、湿布します。血行が悪いならやめること。
温冷交代浴	温冷交代浴：温熱・寒冷療法を組み合わせたものです。手や足を温かい湯につけて、それから冷水に、また湯にと繰り返します。
水治療法	水治療法は、体を重力から解放してやさしい運動を可能にし、関節のこわばりを軽減し、痛みを抑えるものです。多くのヘルス・スパには、温泉や温水プールがあり、エネルギーを活性化し、リラックスさせてくれます。水治療法は、多くの理学療法センターで提供される標準的な治療法です。近くの水泳プールでエクササイズやアクアロビクスを受けるのも関節炎に効きます。(66～67ページ参照)
マッサージ	マッサージは、患部の筋肉を揉み解すことで、血行を促進して体を温めます。自分でもできるかも知れません。できなければ、パートナーや仲のよい友人に頼むか、専門のマッサージ師を見つけましょう。オイルを使うと手のすべりがよくなりますし、痛みが緩和されると感じる人もいるようです。マッサージをしている最中に痛みを感じたら、すぐにストップすること。関節がすでに炎症を起こしている場合は、マッサージをしないこと。(68～71ページ参照)
ディープヒートマッサージ	発赤薬または抗刺激剤としても知られます。これらは痛みの感覚をブロックし、皮膚の局部的な血液の流れをよくします。
副子(スプリント)	スプリントは関節を支えて炎症と痛みを緩和します。関節が衰える可能性があるので、慎重に使う必要があります。

薬を使わずに痛みを管理する方法

TENS	TENS（経皮的神経電気刺激）は、低レベルの電気インパルスによって神経を刺激するものです（120～121ページ参照）。痛くはありませんが、チクチクする感覚があるかも知れません。局部的な痛みの治療に特に効果があります。
銅ブレスレット	ある研究によると、銅ブレスレットを身に着けていると、微量の銅が皮膚を通して浸透し、痛みとこわばりを緩和するといいます。この民間療法の効果についてはまだ議論の余地があります。
リラクセーションセラピー	リラックスすると、心身が落ち着いて、筋肉の緊張が解けて痛みが軽減されます。静かな場所で20分ほど独りになる時間をとりましょう。何か音楽をかけるか、水など自然の音を聞きましょう。楽な姿勢になって深く呼吸し、落ち着いて心地よい情景を思い浮かべます。ゆったりとリフレッシュして満ち足りた気分がよみがえります。その他のリラクセーション法にはガイドつきのイメージ療法があります。これはテープの音声に従って美しい情景をイメージするものです。（58～59ページ参照）
瞑想	瞑想によって気分をリフレッシュし、体を活性化できるといいます。心を静めてストレスを軽減し、痛みを緩和します。マントラを唱え、呼吸を意識しながら、もしくは花など小さな何かに意識を集中しながら瞑想します（54～55ページ参照）。祈りでリラックスでき、気分が落ち着くという人もいます。
催眠	催眠によって深いリラックス状態に入り、積極的な変化を自らに促すと、それに体が反応して痛みが緩和されます。
睡眠	一晩ぐっすりと眠ると体力を取り戻し、痛みに対処する力が増します。関節を休ませることもできます。毎晩、大体同じ時間に寝るようにしましょう。快適な寝具をそろえましょう。
鍼と按摩	経絡に鍼を打つ、または経絡を押すことで、感覚神経を深く刺激し、脳に鎮痛作用をもつエンドルフィンを分泌させます。（78～81ページ参照）
アロマセラピー	エッセンシャルオイルを使ってマッサージを行い、リラックスして痛みを和らげます。ローズマリー、安息香、ジャーマンカモミール、樟脳、ジュニパー、ラベンダーなどを使います。イトスギ、ウイキョウ、レモン、ヒメコウジは、体を浄化し、炎症を緩和する場合があります。（50～53ページ参照）
食事療法	人間の体は、オメガ3必須脂肪酸を使ってプロスタグランジンという化学物質を生成します。この化学物質は関節炎による炎症を和らげるといいます。ニシン、サバ、サーモン、マスなど脂の多い魚は、この脂肪酸を多く含んでいます。（64～65ページ、142～147ページ参照）

第四章

食事

医師が食生活に真剣な目を向けるようになっています。というのも、最近、栄養が関節炎、特に慢性関節リウマチに重要な役割を果たすという研究結果が多く発表されているからです。研究によると、食事を変えることで症状が緩和できるといいます。

食事で慢性関節リウマチを治すことはできませんが、痛みを緩和し、こわばりを短時間に抑え、握力を強くすることは可能です。食事を変えることで、患者によっては薬を減らすことができます。しかし、食事を変えてもあまり効果がない場合もあります。

慢性関節リウマチに悩む人たちの多くが健康的な食事をとっていません。*Arthritis and Rheumatism* 誌によると、関節炎を予防するセレンについては、1日あたりの推奨摂取量を守っているのは、患者の6パーセントしかいません。強い骨をつくるのに不可欠なカルシウムを十分摂取しているのは、23パーセントしかいません。他の栄養も含めて、こうした大切な栄養素をしっかりとるには、健康的でバランスのとれた食事が一番です。

肥満は、関節炎の症状を悪化させる恐れがあります。体重を減らすことが最も大切です。バランスのとれた食事と運動(148～151ページ参照)で減量しましょう。

関節炎患者の多くは、健康的な食事と薬によって症状を緩和できます。

バランスのとれた食事とは？

まずは、複合炭水化物を含むでんぷん質の食品や生野菜・フルーツの摂取量を増やしましょう。複合炭水化物はゆっくりと消化されるため、砂糖などの精製炭水化物と比べると、長時間にわたってエネルギーを補給してくれます。理想的には、カロリーの3分の2は、パスタ、穀物、野菜などの複合炭水化物からとって下さい。

いろいろな栄養素をとるために色鮮やかな生野菜やフルーツを食べましょう。野菜は、蒸すか電子レンジで調理すると栄養素を逃しません。少なくとも1週間に1度は野菜だけの食事をとってみましょう。肉を食べる場合は、主に鶏肉を選びましょう。

脂肪の摂取量をできるだけ減らして下さい——脂肪は、タンパク質や炭水化物の2倍のカロリーがあります。ビスケット、チーズ、マーガリン、菓子類、ポテトチップスなどに含まれる飽和脂肪は、摂取量をできるだけ減らすべきです。糖分はカロリーだけで栄養がないため、やはり摂取を減らしましょう。

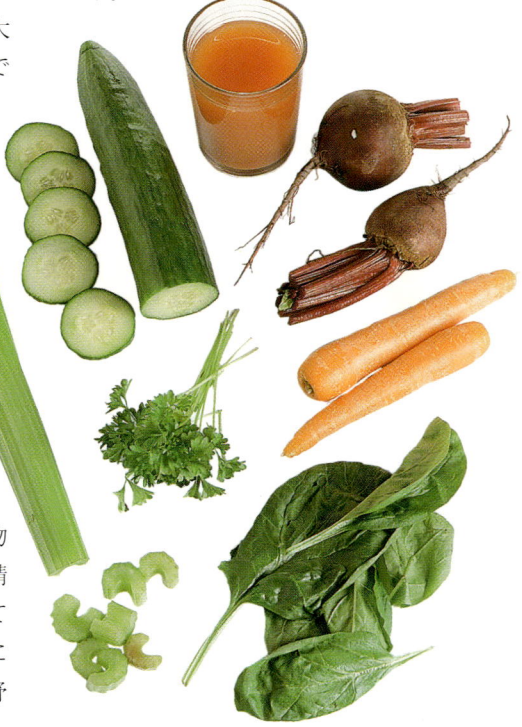

関節炎によい食事

健康によい食品

魚や魚介類	痛風の場合（24～25ページ参照）を除くと、魚はすべて健康によく、特にサバ、サーディン、ニシン、サーモン、オヒョウ、マス、マグロなど冷たい海域で獲れる、脂の多い魚がお勧めです。1週間に少なくとも5回は魚を食べて下さい。
鳥、七面鳥、子牛の肉	赤身の肉を避けて、これらの肉（七面鳥の皮は避けること）を食べましょう。
野菜とフルーツ	野菜はすべて体によいのですが、特に緑の葉もの野菜を選びましょう。フルーツはすべてお勧めできます。
全粒穀物	全粒パンや玄米は繊維を多く含みます。
多価不飽和油	ヒマワリやベニバナなどの種からつくったオイルで、必須脂肪酸アルファリノレインを含みます。亜麻仁やヒマワリの種、非精製油を食事に加えて下さい。

健康に悪い食品

脂肪、揚げ物	牛肉、豚肉など赤身肉を指します。最近の研究結果では、ある種の脂肪は、慢性関節リウマチの炎症を悪化させるといいます。
豆類	レンズマメなどの豆類は、レクチンという物質を含みます。この物質は関節炎の症状を悪化させる可能性があります。
乳製品	牛乳、チーズ、ヨーグルト、クリーム、アイスクリームなどの乳製品を指します。最近の調査で、乳製品を摂取すると、慢性関節リウマチや乾癬性関節炎の症状が患者によっては悪化する恐れがあるとわかりました。
炭酸飲料	炭酸飲料に含まれるリン酸塩が、体からカルシウムを奪います。
添加物と防腐剤	最近の研究で、患者によっては、食品着色料が慢性関節リウマチや乾癬性関節炎の症状を悪化させる恐れがあるとわかりました。

さらに知るには

栄養補助食品　146～147
薬草学　82～85

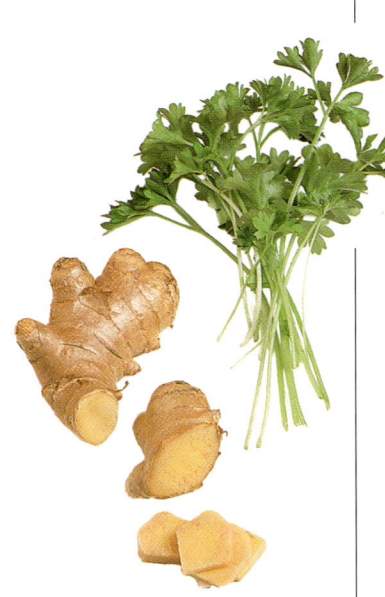

抗炎症性のあるショウガ、カルシウム豊富なパセリなどのハーブを使って料理すると、関節炎の治療に効果的です。

第四章 関節炎とともに暮らす

食事

関節炎の場合、バランスのとれた栄養価の高い食事をとっていても、特にカルシウムや鉄分などの栄養素を補助食品で摂取する必要があるかも知れません。また、ある種の食品に対して敏感になっている場合もあります。

変形性関節症とカルシウム

カルシウム食品を若い頃からしっかりと摂取して、丈夫な骨をつくることが、変形性関節症を予防する最もよい方法です。性別、年齢、もし女性であれば、妊娠中や授乳期かどうかなどの要因によってカルシウムの必要量が決まります。20歳以上の平均的な大人は1日につき700ミリグラムが必要です。カルシウムを補助食品でとる必要があるかどうか医師に確認して下さい。

カルシウムの吸収に必要なビタミンDも、変形性関節症の予防のために適量を摂取する必要があります。ビタミンDは、脂の多い魚、卵、卵の黄身、朝食用シリアルに含まれています。また、肌が白い人は、15分間日光浴をするとビタミンDをとることができます。炭酸飲料、ほうれん草、穀類のふすまなど、カルシウムの吸収を妨げる食品は避けて下さい。

なぜ鉄分が重要なのか

関節炎に関係して、しばしば貧血症が起こります。これは、慢性疾患や非ステロイド系抗炎症剤（NSAIDs）の長期使用が原因です。鉄分が豊富な食品は、サーディンなど脂の多い魚、インゲンマメやレンズマメなどの豆類、ほうれん草など緑の葉物野菜です。

ビタミンCが豊富な食品（フルーツや野菜）を一緒にとると、鉄分の吸収を助けます。紅茶は鉄分の吸収量を減らすため、食事の前後30分は飲むのを控えましょう。

食品に対する敏感度

痛風にかかっている人は、プリン体を含む食品に敏感に反応します。食品に対する敏感性が慢性関節リウマチの症状を悪化させると考える研究者もいます。慢性関節リウマチの患者は、特定の食品に対して典型的なアレルギー反応を示すわけではありません。しかし、多くの人がそれらの食品を食べると症状があらわれ、食べないと症状がでないといいます。特定の食品に対して敏感に反応する場合、免疫反応が変化しているのです。毎日同じ食品を食べると、過敏に反応する場合があります。

反応を起こす恐れのある食品は、卵、ナッツや種、たまねぎ、チョコレート、トマトを含むナス科の植物、ジャガイモ、コショウ、ナス、そしてタバコなどです。関節炎を悪化させる食品を知る方法のひとつとして、食べたものを毎日記録して、食べた後に、痛み、不快感、はれ、こわばりがあったかどう

よい食習慣こそが健康の秘訣だとほとんどの人が考えます。関節炎の場合、食べ物に注意すれば症状を改善できると理解することが特に重要です。

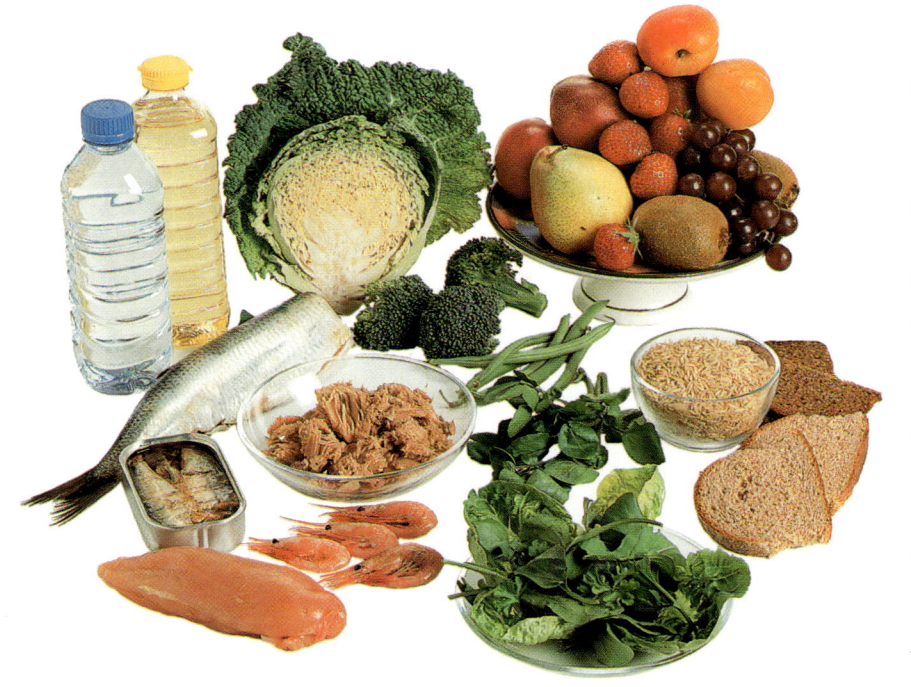

カルシウムを多く含む食品

乳製品に含まれるカルシウムは、他の食品から摂取するよりも体内によく吸収されます。とはいえ、乳製品以外の食品も有効で、特に以下にあげたものは、すぐれたカルシウム源です。

乳製品

一人分の標準量	カルシウム含有量(ミリグラム)
低脂肪牛乳(脂肪分およそ5パーセント) 250ミリリットル	408
ヨーグルト(レギュラーもしくは低脂肪) 200グラム(200ミリリットル)	330
脱脂乳250ミリリットル	325
全乳250ミリリットル	300
エバミルク(ホール)100ミリリットル	280
エダムチーズ20グラム	165
チェダーチーズ20グラム	160
ブリーチーズ20グラム	102
アイスクリーム50グラム	70

乳製品以外

一人分の標準量	カルシウム含有量(ミリグラム)
サーディン(缶詰、骨を含む)100グラム	550
カキ100グラム	190
カニ(缶詰)100グラム	120
帆立貝100グラム	120
テナガエビ(殻つき)100グラム	116
サーモン(缶詰)100グラム	93
ベークドビーンズ200グラム	90
乾燥イチジク30グラム	90
クレソン100グラム	80
アーモンド(生、皮つき)30グラム	75
イセエビ100グラム	62
イガイ100グラム	60
ブロッコリー(調理済み)60グラム	46
ダイオウ100グラム	30
ヒマワリの種25グラム	29.5

さらに知るには
栄養補助食品 146〜147
薬草学 82〜85

かをチェックします。他の方法を使って食品に対する敏感性を試す専門家もいますが、まだ有効性は証明されていません。

症状の原因となる食品がわかったら、1ヶ月間それらの食品を控えます。それから、ひとつずつ食事に戻し、症状がでるかどうかを確認します。食品への反応を確認するには、この方法が唯一正確で信頼できます。ある種の食品を食事に戻すと深刻な反応を起こす恐れがあるため、除去食試験は医師の指導に従って行うべきです。

自然療法による食事

自然療法医は、慢性関節リウマチによい食事として、全粒穀物、野菜、繊維を多く摂取し、砂糖、動物性食品、精製炭水化物を控えるよう勧めています。

断食と軽い断食

断食は、慢性関節リウマチの活動性を抑制するといわれ、症状が再発した際に行うと、効果を発揮する場合があります。つまり、食品が症状の悪化にかかわる可能性を示しています。断食をすると体の器官すべてが休息できるため、健康が回復すると考えられます。毒素が排泄され、体のシステムが浄化されます。肝臓が活性化されます。断食は血液化学的な変化を起こし、特定の酵素の働きを遅らせ、炎症と痛みにつながる連鎖反応を抑制します。断食は、自然療法やアーユルヴェーダでよく行われます。

軽い断食なら、ハーブティーやフルーツジュースなどを飲むことが可能です。除去食試験を始める前に、体のシステムを浄化するために約7日から10日の間、軽い断食を行う場合もあります。

食事

	慢性関節リウマチのための栄養補助食品
魚油	魚油は、抗炎症性のEPAとDHAと呼ばれる必須脂肪酸を含みます。研究によると、魚油を多く摂取すると（1日につき3グラム）、関節の痛みやこわばりが長期的に改善されるといいます。食事内容を変えずに、魚油だけを単独でとっても効果があります。効果を実感するには、少なくとも3ヶ月から6ヶ月間、魚油を毎日摂取する必要があります。
ガンマリノレン酸 (GLA)	月見草油、ボラージシード（スターフラワー）オイル、ブラックカラント・シードオイルに含まれるガンマリノレン酸も、やはり必須脂肪酸です。E1という抗炎症性のプロスタグランジンに変換されます。1日につき6グラムを摂取すると朝のこわばりなどの症状が緩和される場合があります。
抗酸化物質	抗酸化物質は、体内の有害なフリーラジカルを除去する栄養素で、抗炎症効果があります。抗酸化物質には、ビタミンEやセレンなどがあります。慢性関節リウマチは関節に炎症を起こし、ビタミンEを奪います。1日につき600IU（国際単位）を摂取すると慢性関節リウマチに効果があります。
ビタミンB_5	慢性関節リウマチにかかるとビタミンB_5（パントテン酸）の不足が起こる場合があります。ビタミンB_5は組織の修復を助けます。栄養学に詳しいと、ビタミンB_5を1,000ミリグラム摂取するよう勧める医師もいます。朝のこわばり、障害、痛みの緩和に効果があるということです。
ビタミンB_6	関節のはれとこわばりを緩和します。
ビタミンC	アスピリンは体内のビタミンCを奪います。アスピリンを服用中は、ビタミンCを摂取するとよいでしょう。慢性関節リウマチの場合、ビタミンC不足になる可能性があります。これは、炎症が発生した部位でフリーラジカルの生成が増加するためです。ビタミンCはフリーラジカルを除去する効果があり、また軟骨や骨の生成に必要です。鉄分の吸収も促します。
鉄分	慢性関節リウマチで貧血が起きる場合があります。貧血を防止するために、医師の指示に従って栄養補助食品で鉄分を補給して下さい。
カルシウムとビタミンD	カルシウムは、関節炎患者、特に骨粗しょう症の危険がある女性にとって重要です。クエン酸カルシウムやキレート・カルシウムを取りましょう。ビタミンDがカルシウムの吸収を助けます。ビタミンDは、日光浴や脂の多い魚で摂取できます。
亜鉛	慢性関節リウマチになると、亜鉛代謝が変化し、しばしば亜鉛不足を起こします。他の栄養素とともに、亜鉛は炎症の抑制に効果を発揮します。
セレン	微量元素セレンの不足と慢性関節リウマチには関係があります。慢性関節リウマチになると、セレンの代謝に異常が起こるようです。

変形性関節症のための栄養補助食品

カルシウムとビタミンD	カルシウムは、強い骨をつくり、維持するために必要です。カルシウムは、関節炎患者、特に骨粗しょう症の危険がある女性にとって重要です。クエン酸カルシウムやキレート・カルシウムを取りましょう。ビタミンDがカルシウムの吸収を助けます。ビタミンDは、日光浴、脂の多い魚、タラの肝臓油で摂取できます。
グルコサミン硫酸塩	グルコサミン硫酸塩は貝類からとれるもので、関節軟骨を修復するために必要な成分を含みます。1日につき3回、500ミリグラムを摂取すると、症状が緩和され、関節の損傷が治るかも知れません。
コンドロイチン硫酸塩	他の関節炎にもその恐れがありますが、変形性関節症を発症すると、関節軟骨でコンドロイチン硫酸塩が不足する場合があります。コンドロイチン硫酸塩は、関節の機能を回復するといいます。グルコサミン硫酸塩とコンドロイチン硫酸塩は併用が可能です。
ビタミンB_6	グルコサミン硫酸塩とコンドロイチン硫酸塩の吸収を助けます。
抗酸化物質	抗酸化物質を多く摂取すると、関節、特にひざ関節の衰えを抑えることができます。ビタミンEを1日につき400〜600IU（国際単位）を摂取すると、変形性関節症の症状が緩和されます。ピクノジェノール類も同様の効果があります。
鉄分とビタミンC	アスピリンや非ステロイド系抗炎症剤（NSAIDs）などの鎮痛剤を服用すると、いずれ胃潰瘍になる恐れがあり、胃潰瘍は出血や貧血を起こす場合があります。食事での鉄分摂取量を増やしましょう。鉄分の吸収を助けるビタミンCも多く摂取して下さい。必要であれば、担当医師が鉄分の栄養補助食品を処方してくれるでしょう。
ホウ素（処方されるのはオーストラリアと南アフリカのみ）	ホウ素はカルシウムの代謝に影響を与えます。ホウ素不足と関節炎には何らかの関係があると思われます。ホウ素を1日6ミリグラムずつ毎日2ヶ月間摂取すると、変形性関節症の症状が緩和できる場合があります。ホウ素はエストロゲンの量を増やすことがあるので、専門家に相談なく1日につき1ミリグラム以上摂取しないこと。
マグネシウム	骨の健康維持に必要。
魚油	慢性関節リウマチと同様に（前ページ参照）、魚油は変形性関節症の症状を緩和する場合があります。
亜鉛	軟骨の結合組織の強化と再生に必要。
ナイアシンアミド	ナイアシンアミドはビタミンB_3の一種。多く服用すると（1日につき250ミリグラムを4〜16回）関節の可動域を広げ、筋力を強化し、疲労を防ぎます。
D-フェニルアラニン	慢性の痛みの治療に使われるアミノ酸の一種。その効果はさまざまです。

運動

運動は、自分でできる治療法の中でも最も重要なもののひとつです。関節炎の症状や進行に対処するうえで効果を発揮します。関節機能を破壊から守り、関節と筋肉の働きを維持し、障害を予防します。

すぐれた運動プログラムは筋肉を鍛え、可動域を拡大し、痛みとこわばりを軽くします。体重の管理にもつながります。エンドルフィンの分泌は充足感を生みます。骨に負荷をかけるような体重負荷運動は骨密度を増やします。運動しなければ、筋力が失われ、関節がさらに不安定になって痛みがひどくなるでしょう。運動不足は関節炎の症状を悪化させることが多く、体重増加にでもなれば、症状はさらに深刻化します。

関節炎の種類によって運動の量や形式は変わります。たくさんの関節が発症しているとしても、運動が必要なのです。しかし、症状が再発した際は無理をせず、関節可動域に負担のない運動にとどめて下さい。できれば理学療法士に自分に合った運動プログラムを組んでもらいましょう。薬がよく効いて、痛みやこわばりが最も軽い状態にあるときに運動するのが一番です。

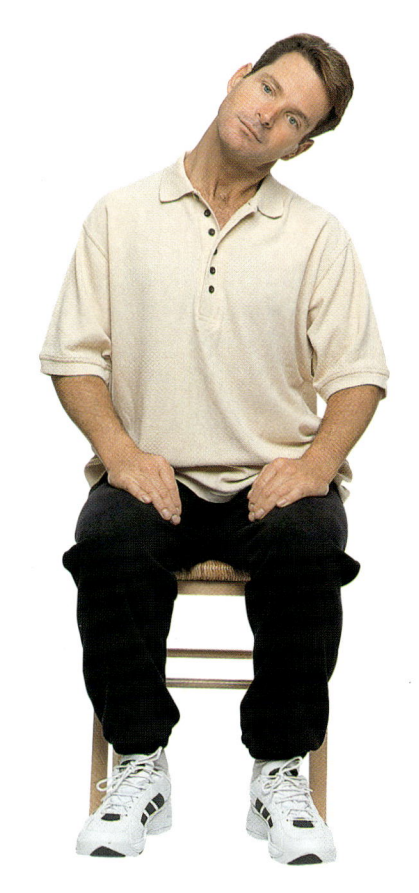

首を横に曲げる

首の筋肉をストレッチし、緊張をほぐします。

1. 背のまっすぐな椅子に背筋を伸ばして座り、首を片側へゆっくりと曲げていきます。耳が肩に触れるぐらいまで曲げるつもりでやりましょう。
2. 首をまっすぐに戻し、もう一方に同じ動作を行います。
3. 上記の動きを5回から10回繰り返します。

首を回す

首を横に曲げる場合と同じ効果があり、体全体の血行も促進します。

1. 背のまっすぐな椅子に背筋を伸ばして座り、首をゆっくりと片側へ回します。後ろを振り返るようなつもりでやって下さい。
2. 首をまっすぐに戻し、もう一方に同じ動作を行います。
3. 上記の動きを5回繰り返します。

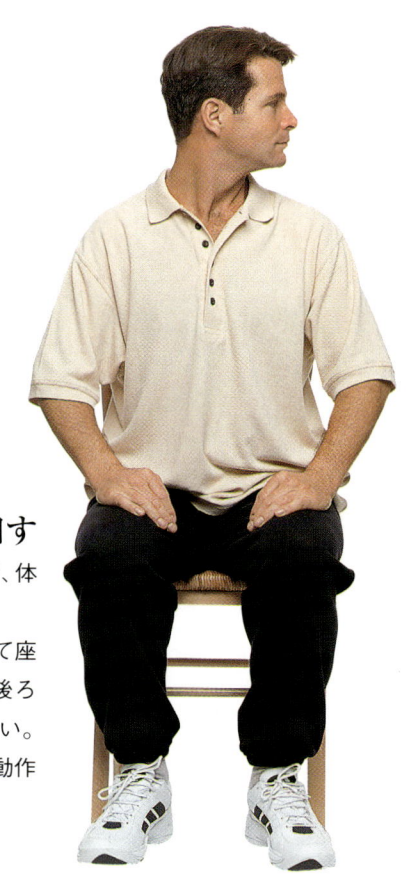

どんな種類の運動が関節炎に最適か？

関節炎に効く運動は3種類あります。
- ストレッチング（関節可動域〈ROM〉を広げる・維持する）
- 筋力強化
- 有酸素運動（持久力強化）

どれも効果は異なりますから、代用はできません。また、自分の肉体的限界も考慮する必要があります——無理をするのはよくありません。

ストレッチングは、できる限り可動域をすべて使って関節をやさしく動かします。関節の動きを維持し、こわばりをほぐし、柔軟性を増す効果があります。ストレッチングは、休憩をとって、1日に2度行うべきです。

筋力強化運動は、特定の関節の筋力が失われている場合に有効です。目標を達成するには繰り返し行うことが必要です。

有酸素運動は心臓血管系機能を向上し、代謝をよくします。

さらに知るには
理学療法と運動　118〜119
運動　150〜151

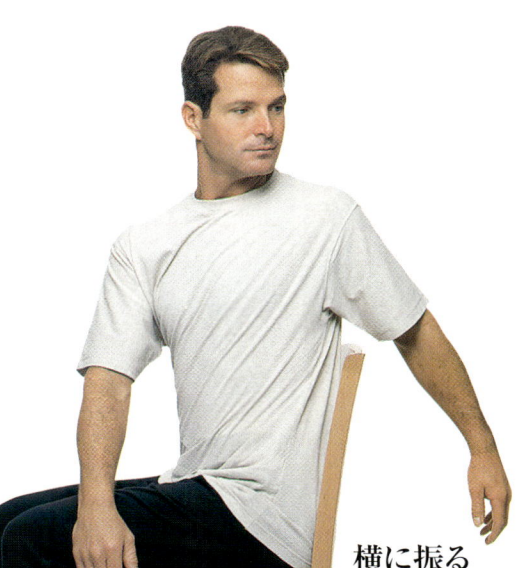

腰を回す
腰の動きをよくします。
1. 背のまっすぐな椅子に背筋を伸ばして座り、両腕をそれぞれ椅子の側面に下ろしておきます。上半身を左手の方へ回し、左腕を椅子の背の向こうへ動かし、右手を左の太ももに置きます。
2. この動作を片方ずつ5回から10回繰り返します。

横に振る
股関節の可動域を広げます。
1. 背のまっすぐな椅子の後ろに立ちます。椅子の背をもって体を支え、痛みを感じない程度に片脚をできるだけ遠くまで振ります。
2. もう一方の脚をまっすぐ伸ばし、体を直立に保ちます。振っている脚と反対方向に体が傾かないようにしましょう。
3. この動作を片方ずつ5回から10回繰り返します。

運動

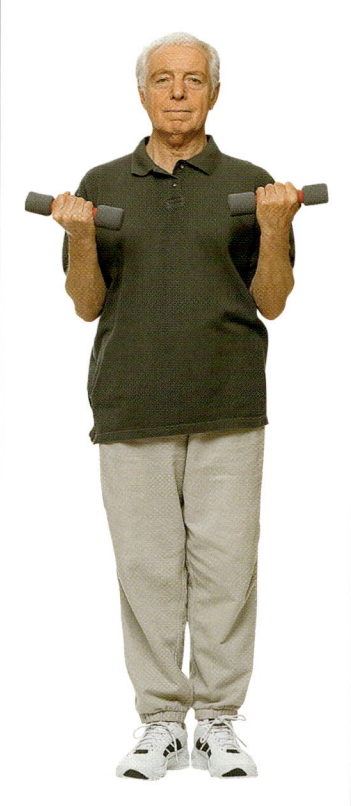

第四章

筋力強化エクササイズは、常に軽いウェイトからゆっくり始めましょう。

- 筋肉の強化とコンディショニングは、特定の関節の筋力が失われている場合に有効です。関節自体を動かさずに周辺の筋肉を収縮させて筋力を強化します。最初は1日に1度筋力強化エクササイズを行い、筋肉を1、2秒引き締めます。筋肉が強くなるにつれて、徐々に時間を増やし、6秒間とめてからリラックスします。その動作を4回、1日に2度行うようにします。
- 有酸素運動（持久力強化運動）は、体の機能全般を向上させます。心臓血管系機能を改善し、骨を強化します。疲れが残らなくなります。関節の炎症を和らげ、体重を抑えることができます。有酸素運動は、ウォーキング、ランニング、水泳、エアロビックダンス、アクアティクス、サイクリングなど活発な運動です。こうしたエクササイズを1週間に2度から3度、20分間行って下さい。

運動の効果を最大限に

- すぐに劇的な効果があると期待しないこと。すでに関節の機能がある程度失われているなら、取り戻すにはしばらく時間がかかります。
- 筋肉、腱、靭帯をストレッチして柔軟にしてからエクササイズを始めること。
- 関節可動域に無理のない、簡単なエクササイズから始めること。
- ウォーミングアップができたら、ローインパクトの有酸素運動を行うこと。
- 楽しいエクササイズなら、継続できる確率が高いでしょう。
- 必要があれば休むこと。運動と休憩のバランスをとりましょう。
- 普通に運動をしてもある程度の辛さはあるかも知れません。しかし、痛みを感じたらすぐに中止すること。

どれだけ運動すればいいのか？

健康状態と関節炎の症状によって異なります。理想としては、1週間に2度、なんらかの形で有酸素運動を行います。ストレッチングは毎日行いましょう。疲れを感じるかも知れませんが、散歩などのちょっとした有酸素運動ならそれ程疲労はないでしょう。

しかし、運動しすぎる危険もあります。運動後2時間経って以前よりも痛みが増しているなら、次は運動量を減らしましょう。いつになく疲れる、疲れがとれない、関節がはれる、関節の可動域が減少した、これらに気づくと運動のやり過ぎです。関節が痛んだり、赤くなって炎症を起こしているなら、運動をストップして下さい。

関節炎に適した運動

ウォーキング：関節炎患者にとって理想的なエクササイズです。体重負荷運動で、体の主要な筋肉のほとんどを使います。毎日の生活に取り入れやすく、関節や筋肉への負担もほとんどありません。減量にも効果的です。

ハイキングやトレッキングは、脚や太ももの筋肉が鍛えられ、脚、特にひざの関節が安定します。専門家の指導によるウォーキングプログラムに参加すると、変形性ひざ関節症の痛みが緩和できます。

10分から15分かけてウォーミングアップをして下さい——腕や脚の筋肉をやさしくストレッチしましょう。最初の5分間はゆったりとしたペースで歩き、少しずつスピードアップしてきびきびと歩けるペースまで速めます。このペースで15分から20分ほど歩いてみましょう。最後の

5分間は、再びペースダウンします。終わりに、再度5分から10分ストレッチを行い、筋肉をほぐします。もしストレッチを忘れて痛みがでると、やる気をなくすことにもなりかねません。

最初から無理をせず、徐々に長い距離を歩けるようにしましょう。始めのうちは、1週間に3回、15分から30分歩いて下さい。体力がついてきたら、時間を長くします。トレッキングもよいでしょう。痛みを感じたら無理はしないことです。

しばらくすると体に変化があらわれるはずです。定期的に歩いているなら、1ヶ月もすれば違いに気づくでしょう。体重が減って元気になり、夜もよく眠れるかも知れません。

体重が減らないとしても、筋肉が引き締まって以前よりもほっそりと見える場合もあります。痛みの緩和に自ら努力している満足感も得られるでしょう。

水中での運動：水中では痛みをあまり感じずにもっと運動ができます。

水泳は、水中で体重を気にせずに全身運動ができるため、優れたエクササイズです。近くの病院に水治療法用の温水プールがあるなら、利用が可能かどうか担当医師に相談しましょう。多くの室内プールで、公認インストラクターによる水中エアロビクス・レッスンが行われています。知人と一緒ならレッスンがもっと楽しめるでしょう。ただし水中でも運動のやり過ぎは禁物です。

ゴルフ：ゴルフをしたいが、両手に関節炎の症状があるという場合、保護パッドを使って関節の負担を減らすと、クラブを握るグリップを強化できるでしょう。バッグを自分で運ばずにカートを借りましょう。ウォーミングアップをしっかりして下さい。背中、腰、肩をストレッチし、ひじ、手首、手の可動域を広げましょう。

他にも、サイクリング、ダンスセラピー、太極拳、ヨガなどの運動がよいでしょう。

グループでエクササイズを行う

関節炎に関連する組織に連絡して、近くでエクササイズ・プログラムが実施されているか尋ねてみましょう。健康に効果があるのはもちろんのこと、グループレッスンは何より楽しいと多くの人が感じています。

さらに知るには
理学療法と運動　118～119
運動　148～149

関節炎になったからといって、ゴルフなど楽しんでいるスポーツをあきらめる必要は必ずしもありません。しかし、担当医に相談し、スポーツを始める前にはウォーミングアップを忘れずに行って下さい。

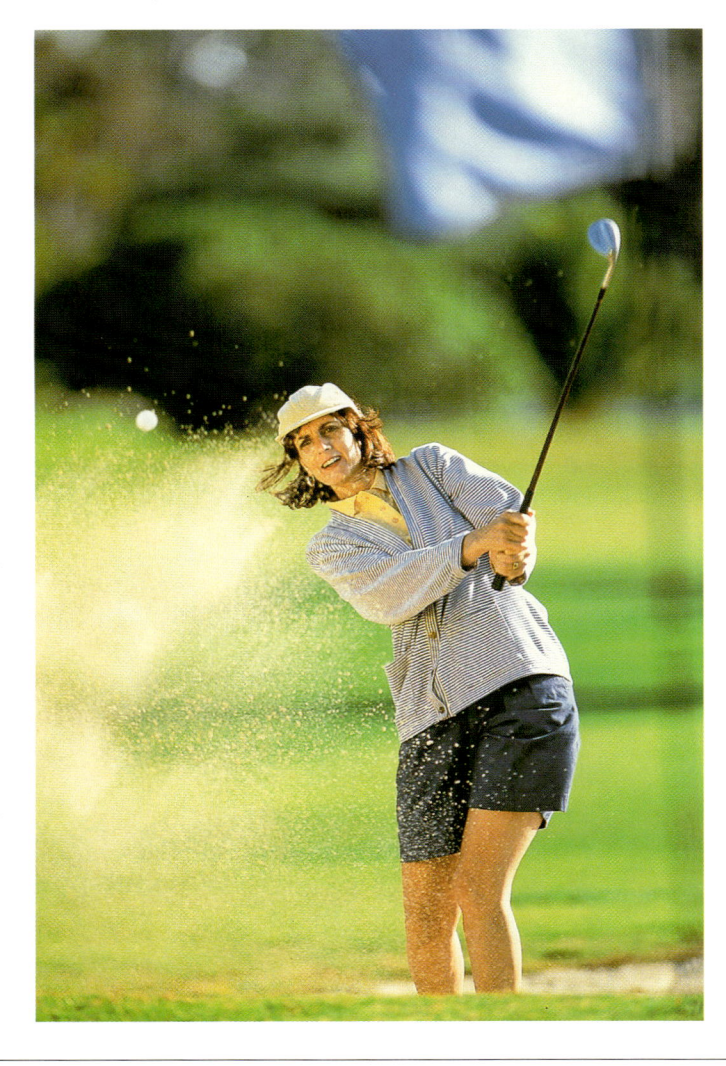

補助器具装置

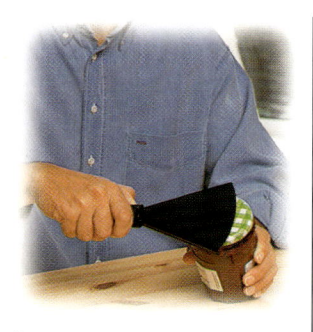

関節炎の症状に苦しめられていても、補助器具や装置を利用すれば日常の動作が楽にできるようになるでしょう。

※ここでの福祉サービスは、英国の事情を元に紹介しています。日本では介護保険制度で対応している部分が多いので、詳しくは病院や各自治体にお問い合わせ下さい。

瓶を開けるときは、ふたに取り付ける補助器具を使うとしっかり握ることができ、痛みやイライラを感じずに済みます。

柄の長いちり取りと箒を使うと、家事が楽になります。

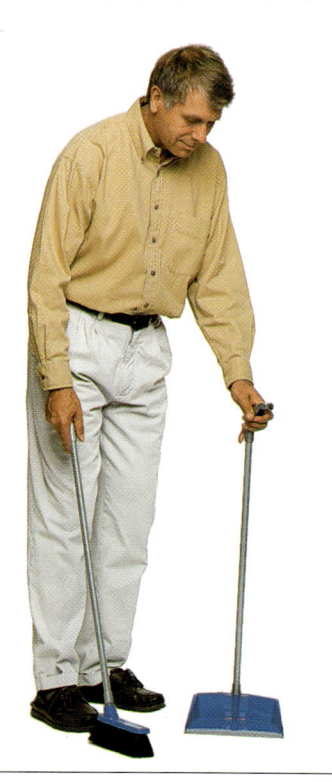

大きな装置を購入する前に、専門家のアドバイスを受けましょう。必要ならば自宅を訪問して、適切な器具や装置、その使い方を説明してくれます。例えば、手すりなど、無料で提供してもらえるものがあります。社会福祉課や地域の病院で装置を借りることもできるはずです。

福祉サービスを受ける

かかりつけの医師に依頼して、障害の程度を自治体に報告してもらう必要があります。理学療法士とソーシャルワーカー（日本ではケアマネージャー）の訪問調査を受ける手配をします。作業療法士は、症状を見て補助器具や装置を選び、最適なものを推薦してくれます。ソーシャルワーカーは、必要な介護プログラムを提案してくれます。一般家事、調理、買い物などを援助するホームヘルパーが派遣される場合もあります。

自宅の改造が必要な場合、作業療法士のアドバイスを受けましょう。大規模な改造で費用がかさむ場合、補助金が支給される可能性もあります。

家での日常生活に必要な補助器具

- マジックハンドは、先端に物をはさむトングがついた長い棒です。体を曲げ伸ばしせずに物に手が届くので、床から物を持ち上げたり、棚や食器棚から軽いものをつかんでとり出したりできます。
- 取っ手付きのプラグを使うとうまく握ることができます。コンセントの位置が低すぎるなら、電気工事店に頼んで壁の高い位置に移してもらいましょう。腰の位置に移すと手が届きやすくなります。
- 照明器具のスイッチが使いづらいなら、大型のロッカースイッチに取り替えてもらいましょう。または、電気工事店に頼んで各部屋にスイッチ用引きひもを取り付けてもよいでしょう。
- サーモスタットを取り付けてもらい、部屋の温度を一定に保ちましょう。
- 鍵やノブには、鍵開閉補助機能付キーホルダーや回転ハンドルを取り付けます。レバー式のドアハンドルは、ノブよりも扱いやすいはずです。
- レバー式自在水栓なら、てこの力をうまく使って、手の甲、ひじ、手首などで回せます。
- 郵便ボックスの下にバスケットなどを取り付けて、腰を屈めて落ちた郵便物を拾う必要がないようにしましょう。

キッチン器具

- スツールがあれば、作業中に腰をおろせます。
- やかんを傾けて湯を注ぐ補助器具があれば、熱く重いティーポットややかんを持ち上げる必要がありません。
- 瓶や缶を開ける道具もあります。
- 調理用の鍋類はすべて両側に取っ手のついたものにしましょう。
- 電気フードプロセッサー、自動洗濯機、食器洗い機など労力を省いてくれる機器を使うと、日常生活がかなり楽になり

ます。
- スパイク付きまな板を使うと食品が安定し、両手が自由になります。ジャガイモ用皮むき器を使うと手首に負担がありません。滑り止めマットを使ってミキシングボウルを安定させるか、吸着パッドつきのものを買いましょう。
- 重いトレーを運ばずに、ワゴンを使いましょう。
- 両手で持てるマグカップ、握りやすいフォークやスプーン類を見つけましょう。

風呂やトイレ
- 補高便座は、こわばったひざや股関節に楽です。便器の横に手すりをつけると座る・立つといった動作が楽になります。独立した構造の簡易手すりもあります。
- ベッドのそばに室内便器を用意しておくと、トイレまで行く必要がなくなります。持ち運び可能な尿器を使うと、横になったまま、もしくはベッドの端に腰をおろして用が足せます。
- 小さな台、手すり、滑り止めマットなどで、バスタブからの出入りが楽になります。
- 吊り上げ式リフト装置を使うと、ひとりで風呂に入ることが可能です。
- シャワーチェアーがあれば、シャワーが楽になります。障害者用専門のシャワーもあります。

自宅周辺で役立つ器具
- 歩行補助器具には、杖、ひじ支持型杖、歩行器があります。
- 階段昇降機を取り付けると、階段を滑って上り下りできます。
- 階段の両側に手すりをつけるか、傾斜路にしましょう。
- 車椅子が必要なら、玄関を広くする、傾斜路をつけるなど自宅の改造が必要かも知れません。

家具
- 背もたれのしっかりした、ひじ掛けつきの椅子を選びましょう。「起立」補助機構付き椅子は、電動式で、椅子から立ち上がる手助けをしてくれます。
- ベッドは低すぎず、適切な高さのものを選びましょう。マットレスは柔らか過ぎず、しっかり背骨を支えてくれる固さが必要です。調節可能なベッドが最適です。ツインベッドの場合、コントローラーが2つ備えてあり、それぞれに好みの位置を選ぶことが可能です。「脚上げ」装置は、衰えや痛みのある場合に、脚をベッドに上げる手伝いをしてくれます。

ハンドルがついていると、プラグは握りやすくなります。手が届きにくいなら、コンセントの位置を上げてもらいましょう。

薬瓶やボトルを開けるのに便利な補助器具を見つけましょう。

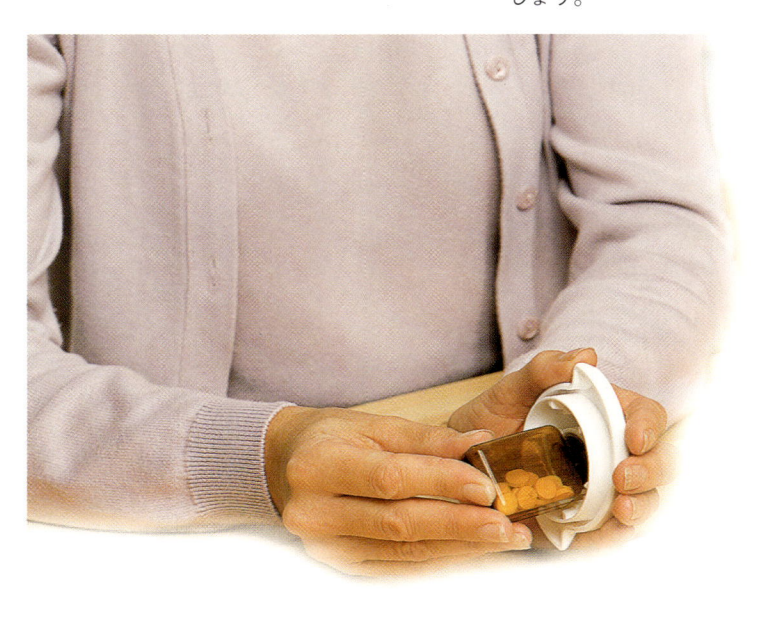

用語解説

つぼ（経穴） 経絡に沿って位置するつぼを刺激する。経絡には、宇宙の生命エネルギー「気」が流れている。

鎮痛剤 痛みを軽減する物質または薬物。

強直性脊椎炎 関節炎の一種。脊柱の関節が徐々にこわばり、固定される。

抗炎症剤 炎症を抑制し、痛みを緩和する薬物

関節鏡 外科医が関節を検査するためのファイバーオプティクス機器。体に小さな穴を開けて通す。

軟骨 関節を形成する骨の先端をおおっている強靭で滑らかな組織。

Chi（気） qiともいう。伝統的な中国医学で宇宙の生命エネルギーを意味する。

コルチコステロイド 体が生成するホルモン。また、合成して抗炎症剤として使用される。

ヘバーデン結節 指に形成される突起物。変形性関節症の兆候。

若年性慢性関節リウマチ 子供に発症する関節炎が数種類あるが、そのひとつ。

靭帯 強靭な繊維質の組織。関節を支え、その運動を制御する。

狼瘡 自己免疫疾患の一種。全身性エリテマトーデスとしても知られる。

経絡 生命エネルギーの気が流れる通路。体には、主に14の経絡がある。

変形性関節症 最も一般的な変形性関節炎。健康な軟骨が裂けてはがれ始める。

骨棘 椎骨に、またはその周辺に形成されるとげ状の突起。変形性関節症によく見られる。

プラーナ 古代インドの医術、アーユルヴェーダにおける宇宙の基本的な生命エネルギー。中国医学では「気」として知られる。

Qi（気） 伝統的な中国医学で宇宙の基本的な生命エネルギーを意味する。Chiともいう。アーユルヴェーダのプラーナと同じ。

慢性関節リウマチ 最も一般的な炎症性関節炎。滑膜がはれを起こす。

関節液 滑膜が分泌する透明な液体。関節の潤滑油の役目をする。

腱 筋肉を骨に結びつける強靭な組織。

腱炎 腱の炎症。

チンキ 薬草学で用いる治療薬の一種。植物を切り刻み、またはすりつぶしてアルコール溶液に浸して数週間そのままにした後、こしたもの。経口薬。

薬湯 薬草学で用いる治療薬の一種。紅茶と同じやり方で入れる。ポットに入れた湯にハーブを10分ほど浸してから注ぐ。ホットでもアイスでもよい。

日本の関連情報

我が国における補完代替医療および統合医療に関する学会として、下記の学会があります。
いずれも、本書の監修者である渥美和彦東大名誉教授が主催しています。

日本代替・相補・伝統医療連合会議（JACT）
連絡先
〒113-0023　東京都文京区向丘1-6-2
TEL.03-3812-5030/FAX.03-3812-5167
HP：http://www.health-station.com/jact/
E-mail:jact@jact-fff.or.jp

日本統合医療学会（JIM）
連絡先
〒113-0023　東京都文京区向丘1-6-2
Tel.03-3812-4087／Fax.03-3812-5167
HP／http://www.health-station.com/jim/
E-mail:jact@jact-fff.or.jp

補完代替医療に関する日本語の参考文献として、下記のものがあります。

「自分を守る患者学―なぜいま「統合医療」なのか」PHP新書
渥美和彦（著）新書（2002）PHP研究所

「代替医療―効果と利用法」中公新書
蒲原聖可（著）新書（2002）中央公論新社

「代替医療のすすめ―患者中心の医療をつくる」
渥美和彦（著）、広瀬輝夫（著）単行本（2001）日本医療企画

「統合医療への道―21世紀の医療のすがた」
渥美和彦（著）、上野圭一（著）単行本（2000）春秋社

索引

あ
亜鉛　146、147
足
　変形性関節症　19
　骨切り術　128
　リフレクソロジー　96-98
脚　13
　少数関節JRA　23
　脊柱側湾症　16
足指
　関節固定術　129
　痛風　24、25
　変形性関節症　16
　慢性関節リウマチ　21
足を引きずる　23
アスピリン　110、112、115
　～と痛風　25、34
亜脱臼　93
アドレナリン　54
アネモネ　89
アメリカサンショウ　85
歩く　31、150-51
　補助器具　153
　関節置換術後　135
洗う　122-123
アルコールと鎮痛剤　110
アレクサンダー法
　43、74-77
　線維筋痛　29
アレルギー　34-35
　食物　142
アロマセラピー　50-53
安息香　141
アンゼリカ　85、143
按摩　79、80、81
EEG　54、99
胃潰瘍　112
イガイ　145
椅子　153
痛み
　強直性脊椎炎　27
　背中　118
　ゲート理論　79、138-39
　～と自然療法　65
　変形性関節症　18
　慢性関節リウマチ　21
　敗血症性関節炎　29
痛みの管理　109、138-39
　鍼治療　78-81
　アロマセラピー　50-53

バイオフィードバック　99
カイロプラクティック　93
薬　25、29、34、110-15
水治療法　66-67
マッサージ　70
瞑想　54-55
オステオパシー　90-91
心理療法　104-105
リフレクソロジー　97、98
リラクセーション　58-59
自己催眠　60-61
太極拳　49
TENS　120、141
薬を使わずに　140-41

遺伝　17、31
遺伝子　31、32
　強直性脊椎炎　27
　変形性関節症　111
　研究　32
イトスギオイル　53、141
イブプロフェン　110、113
イメージ療法　43、56-57
イラクサ　85、143
医療用マッサージ　68
陰と陽　78
インドシド　113
インドメタシン　113
ヴァキュフレックス　98
ウイキョウオイル　141
ウイルス
　～と感染性関節炎　28
狼瘡　28
　～と慢性関節リウマチ
　　13、23
運動　27、37、118-19、
　148-51
　関節炎、悪化する　33
　呼吸　58-59
　創面切除術　127
　水治療法　66
　関節置換術
　　132、134、135
　変形性関節症　18、118
　リラクセーション　29
　自己催眠　60-61
　禁煙　125
　太極拳48-49
　イメージ療法　57
　減量　116

ヨガ　44-45、46、47
ANA(抗核抗体)　23
AIDS/HIV　26、73
衛生　122-123
X線写真
　強直性脊椎炎　27
　～とカイロプラクティック
　　92、93
　診断、慢性関節リウマチ
　　22、23
　変形性関節症
　　16、17、19
　オステオパシー　90
　偽痛風　25
エッセンシャルオイル
　50-53、141
NSAIDs(非ステロイド系抗
炎症剤)110、111、113
　JRA　23
　リウマチ性多発筋痛　29
　慢性関節リウマチ　126
エネルギー節約　139
エフルラージュ、マッサージ
　70
エプソム塩　140
炎症性関節炎　13、110
エンケファリン　79
エンドルフィン
　79、120、139
オーラ　102
オステオパシー　43、90-91
　～とカイロプラクティック
　　92
　骨棘　16、17
おたふくかぜ　29
オリーブオイル　53
オレンジの木　51
音楽　58、100
温熱療法、痛みの管理　140
音波　120-121
温冷交代浴　140

か
外傷　37
　～と関節炎　33、35
階段昇降機　153
潰瘍(性)結腸炎性関節炎
　26
カウンセリング　104-5
カキ殻　89

家具　153
滑膜　12、17
　変形性関節症　126-27
　慢性関節リウマチ
　　20、126
　滑膜除去術　126-27
滑膜炎　126
滑膜除去術　126-27
かみそり　123
髪のミネラル量　65
カモミールオイル　141
カラー診断脊柱チャート
　103
カラーセラピー　102-3
カルカレア・カルボニカ　89
カルシウム
　89、144-45、147
　偽痛風　25
　～とリフレクソロジー　97
がん
　～とマッサージ　73
　～と喫煙　124
　～とイメージ療法　56
肝炎、感染性　28
換気亢進　58
乾式加熱　140
関節　11、12-13
　～とカイロプラクティック
　　92-93
　～と運動　119
関節液　17、20、126
関節炎　11、12-13
　原因　30-37
　～とともに生きる
　　134-53
　罹患率　14-15
関節鏡　127
関節固定術　129
乾癬　28
乾癬性関節炎　26,28
　DMARDs　111
　罹患率　14
感染　26
　関節固定術　129
　バクテリアの
　　13、23、28
　関節置換術　135
感染症関節炎　28
感染性肝炎　29
浣腸　65

ガンマリノレン酸 146
気(生命エネルギー)
　40、78、81、94、102、103
キーホールサージェリー
　(鍵穴手術) 127
　　創面切除術 127
　　滑膜切除術 127
貴石、カラーセラピー 103
偽痛風 25
喫煙 36、37、124-125
喫煙禁止、場所 125
キッチン器具 152-53
気胸症 80
灸 81
急性反応性関節炎 23
強直性脊椎炎 13、26-27
　　～と年齢 31
　　DMARDs 111
　　～と性別 32
　　罹患率 14
魚油 146、147
金剤 23、89、110、115
クイットによるガイドライン 125
血清反応陰性関節炎 26
経絡 78、79、94
腱 11、12
　　乾癬性関節炎 28
　　腱滑膜炎 20
酵素療法 65
薬 39、40、110-115
グルコサミン硫酸塩 147
車椅子 153
経皮的神経電気刺激(TENS またはTNS) 120、141
ゲート理論、痛みの
　　79、138-39
怪我 33、35、37
外科手術 126-129
　　創面切除術 127
　　関節置換術 130-35
　　～とリフレクソロジー 97
　　滑膜除去術 127
血液検査
　　強直性脊椎炎 27
　　慢性関節リウマチの診断 22、23
血液の凝固(関節置換術における) 135
結合組織炎
　　線維筋痛の項を参照
血行
　　ハーブ 85

瞑想 54
リフレクソロジー 98
指圧 94
喫煙 124
太極拳 49
ヨガ 46
結核 129
血栓症とマッサージ 73
堅果油 53
腱瘤、関節固定術 129
コーンシルク 85
抗核抗体(ANA) 23
虹彩炎 27
抗酸化物質 146、147
抗ヒスタミン剤 88
股関節 12
　　関節固定術 129
　　～と脚の長さ 12-13
　　変形性関節症 19
　　骨切り術 128
　　置換 130-33
呼吸
　　リラクセーション 58-59
　　ヨガ 44、45
牛膝 85
腰の痛み 118
骨格 11
骨粗しょう症 132
コデイン 110
ゴボウ 85、143
小麦麦芽オイル 53
コルク栓抜き 123
コルチコステロイド薬 29、111、114
ゴルフ 151
コンドロイチン硫酸塩 147

さ

サイクリング 30、33、127、135
催眠
　　痛みの管理 141
　　自己催眠 60-61
魚 144
作業療法 122-23
　　療法士 152
サッカー 33
サルサパリラ 85、143
サルファサラジン 23、110
触る 80
　　タッチ、マッサージ 71
指圧 94-95

シェーグレン症候群 29
JRA(若年性慢性関節リウマチ) 23
　　～と性別 33
　　罹患率 14
死海 67
ジクロフェナク 113
自己催眠 60-61
　　催眠 141
自己マッサージ、導引 95
自己療法
　　アロマセラピー 53
　　水治療法 67
姿勢、アレクサンダー法 74-77
自然食品 144
自然療法 64-65
　　食事 145
室内便器 153
湿式過熱 140
ジヒドロコデイン 112
死亡率と肥満 117
シモツケ 85
若年性関節炎 23
　　罹患率 14
社交ダンス 101
蛇口 123
　　レバー式自在水栓 152
ジャズダンス 101
ジャーマンカモミールオイル 141
シャワー 153
手技 43、118
手技、首
　　アレクサンダー法 74
　　関節固定術 129
　　運動 148
　　変形性関節症 19
受動運動 134
ジュニパーオイル 53、141
ショウガ 143
少数関節JRA 23
樟脳オイル 141
静脈炎とマッサージ 73
静脈瘤とマッサージ 73
照明器具のスイッチ 152
触診 80
食事療法 141
除去食試験 145
ジョギング 27、33、127、135
食事 43、141、142-47
　　～と痛風 24、25

自然療法 65
補助食品 146-147
～と減量 117
食物
　　食事・準備 123
　　敏感度 144
真菌性関節炎 29
神経コンプレッション 71
腎臓に効くハーブ 85
靭帯 11、12、118
　　強直性脊椎炎 27
　　乾癬性関節炎 28
振盪(攪拌) 86
心理療法 104-5
水泳 27、29、67、151
　　関節置換術 135
水治療法 66-67、140
スイッチ 152
睡眠、痛みの管理 141
睡眠薬とホメオパシー 88
スウェーデン式マッサージ 68
スターフラワーオイル 146
ステロイド 111、114
　　～とホメオパシー 88
　　敗血症性関節炎 29
ストレスとその緩和
　　アロマセラピー 52
　　バイオフィードバック 99
　　免疫系 104
　　瞑想 54-55
　　痛みの管理 139
　　リフレクソロジー 96、98
　　リラクセーション 58
スパ 67
スポーツ
　　～と関節炎 33
　　～と関節 12
セージ 143
生活習慣 36-37
精神神経免疫学 104
生体化学反応の異常 13
性別
　　～と強直性脊椎炎 26-27、32
　　～と線維筋痛 33
　　～と痛風 24
　　～と若年性慢性関節リウマチ 14、33
　　～と狼瘡 33
　　～と変形性関節症 19、33
　　～とリウマチ性

多発筋痛症　29
　～と乾癬性関節炎
　　20、33
　～と療法士　106
生命エネルギー
　鍼　40、78、81
　カラーセラピー　102-3
　リフレクソロジー　96
　イメージ療法　57
脊柱
　アレクサンダー法
　　75、76
　強直性脊椎炎　26、27
　アロマセラピー　51
　体重　31
　～とカイロプラクティック
　　92、93
　カラーセラピー　103
　変形性関節症　16、19
　オステオパシー　90
　慢性関節リウマチ　21
　骨、関節、椎骨の項も参照
脊柱側湾症　16
セレン　146
セロリーの種子　85
線維筋痛　29
　～と性別　33
　罹患率　14
全身性発症JRA　23
全身性狼瘡
　エリテマトーデス　28
　～と年齢　31
　DMARDs　115
　罹患率　14
ソーシャルワーカー　152
ソケット　152

た
太極拳　48-49
タイ式マッサージ　68
体重　37
　強直性脊椎炎　27
　関節炎を発症する
　　12、30-31
　関節の保護　139
　減量　116-117
　～と変形性関節症　118
　リウマチ性多発筋痛症
　　29
　禁煙　125
大豆オイル　53
体内浄化・毒素排出
　アロマセラピー　141

補完療法　40
断食　65、117、145
薬草学　85
マッサージ　68、70
自然療法　65
リフレクソロジー　97
指圧　94、95
太極拳　49
ヨガ　46
多関節JRA　23
竹様脊柱　27
タバコ　36
食べる、補助器具　123
タポートメント、マッサージ
　71
炭素コーティング　132
ダンササイズ　101
ダンスセラピー　100-1
置換術　130-35
チャクラ　103
中国医学
　伝統的　78
　カイロプラクティック
　　41、43、92-93
　～とオステオパシー　90
中足骨　128
超音波療法　120-21
腸の洗浄　65
治療法、補完　39-43
治療用マッサージ
　70-71、118
鎮痛剤　25、29、34、110-
　11、112-13
椎間板、脊柱　12
　強直性脊椎炎　27
椎骨　12
　強直性脊椎炎　26、27
　関節固定術　129
　～とカイロプラクティック
　　92、93
　首とアレクサンダー法
　　74
　変形性関節症　16、19
　体重増加　31
痛風　12、13、24-25
　～と年齢　31
　罹患率　14
痛風結節　24
月見草油　146
ツタウルシ　89
手
　手と指のマッサージ　69
　ホメオパシー　89

変形性関節症　19
リフレクソロジー　96
TENS　120、141
DMARDs　110、111、115
DNA　32
ディスタルジェシック　112
ディープヒートマッサージ
　140
D-フェニルアラニン　147
デビルズ・クロー　85、143
デブリードマン
　（創面切除術）　127
癲癇とマッサージ　73
天気と変形性関節症　18
電気療法　120-121
トイレ　123、153
導引　95
銅ブレスレット　141
トキシコデンドロン属　89
トクサ　85、143
トリアムシノロン　114

な
ナイアシンアミド　147
ナディ　103
ナプロクサン　113
ナプロシン　113
軟骨　12
　～と体重　31
　変形性関節症
　　16-17、126-27
　慢性関節リウマチ
　　20、22
ニーディング、マッサージ
　71
肉　144、145
ニコチン　124
二次性関節炎　35
日光　28、147
入浴　122-123、153
　温冷交代浴　140
　線維筋痛　29
乳酸とリフレクソロジー　97
ニューロフェン　113
尿器　153
尿酸　13、24、25
　ハーブ治療薬　85
　～とリフレクソロジー　97
認知療法
　心理療法　105
　ヨガ　46
にんにく　51
年齢

関節炎　14、31
軟骨　12
病気　30
変形性関節症　16
慢性関節リウマチ　20
捻髪音　18
脳波　55、99
飲む、補助器具　123

は
パーカッション、マッサージ
　71
ハーブ、関節炎のための
　143
バイオフィードバック　99
敗血症性関節炎
　13、28-29、34
バイブレーション、
　マッサージ　71
バクテリアの感染
　13、23、28
白砒　89
パセリ　143
パパイン　65
歯ブラシ　123
パラセタモール　110、112
鍼、鍼治療
　40、78、80、141
鍼治療　40、43、78-81
　痛みの管理　141
はれ、種類　18
バレエ　33
パンヌス　126
反応性関節炎　26
ピクノジェノール　146
ひざ
　関節固定術　129
　創面切除術　127
　変形性関節症　19
　骨切り術　128
　偽痛風　25
　置換術　134-35
ひじ　12
非ステロイド系抗炎症剤
　NSAIDsの項を参照
ビタミン　65、146、147
ヒドロコルチゾン　114
非麻薬性鎮痛剤　110、112
　アスピリン　25、34、115
肥満　31、116
　体重の項も参照
肥満と死亡率　117

ピミエント・
　マッサージオイル　53
ヒメコウジオイル　141
ピロキシカム　113
ピロリン酸塩
フェニルブタゾン　85
フェルデン　113
風疹ワクチン　34
服
　カラーセラピー　103
副子（スプリント）
　運動　119
　痛みの管理　140
ブドウ膜炎　27
服を着る　122
プラーナ　102-3
　生命エネルギーの項も
　　参照
プラグ　152
プラス思考　104、105
ブラックカラント・
　シードオイル　146
ブラッシング、マッサージ
　71
ブリオニア根　89
プリン体　25
フルーツ　144
ブルフェン　113
プルサチラ　89
プレドニゾロン　114
プロスタグランジン
　126、146
ブロメライン　65、141
ベッド　153
ペトリサージュ　70
ヘバーデン結節　17
変形性関節炎　12-13
変形性関節症　12、16-19
　〜と年齢　31
　アレクサンダー法　76
　バレエ　33
　腱膜瘤　129
　〜と食事　144-45
　　栄養補助食品　147
　薬　111,112
　運動　118
　〜と性別　19、33
　遺伝子治療　111
　ハーブ　143
　ホメオパシー　89
　オステオパシー　91
　罹患率　91
　滑膜除去術　126-27

　〜とヨガ　45
ヘンルータ（ルー）　88、89
ホウ素　147
補完療法　39-43
補助器具装置
　122-23、152-53
補助食品、栄養　146-47
ボディ・マス・インデックス
　（BMI）　31、117
骨
　強直性脊椎炎　26、27
　骨密度　31
　ホメオパシー　89
　首、アレクサンダー法
　　74
　変形性関節症
　　12、17、19
　オステオパシー　91
　骨切り術　128
　少数関節JRA　23
　慢性関節リウマチ
　　12、20
　骨切り術　128、129
　ホメオパシー　86-89
ボラージシードオイル　146
ボルタレン　113
ホワイト・ブリオニア　89

ま

マグネシウム　147
マグネティック・ヒーリング
　92
摩擦、ディープヒート　140
マジックハンド　152
マツオイル　53
マッサージ　65、68-73
　按摩、導引　95
　アロマセラピー
　　50、51、52
　線維筋痛　29
　オステオパシー　90
　痛みの管理　140
　指圧　94、95
　治療の　70-71、118
　超音波療法　120-121
マッサージ師　71、72
磨耗　20、23
　骨、関節の項も参照
麻薬性鎮痛剤　110、112
慢性関節リウマチ
　12、20-23
　〜と年齢　31
　関節固定術　129

コルチコステロイド　111
　〜とダイエット
　　142-43、144、145
　補助食品　146
DMARDs　115
運動　118
　〜と性別　20、33
罹患率　14
研究　32
　〜と喫煙　36、124
滑膜切除術　126
　〜とヨガ　45
　炎症性関節炎の項も参照
脈　80、95
眼　115
　強直性脊椎炎　27
　少数関節JRA　23
　シェーグレン症候群　29
メチルプレドニゾロン　114
メダウ体操　100
メトトレキサート　23、110
メロキシカム　113
免疫系　30
　バイオフィードバック　99
　カラーセラピー　102
　〜と狼瘡　28
瞑想　54
精神神経免疫学　104
　〜と慢性関節リウマチ
　　126
指圧　94
　〜と喫煙　36
太極拳　49
モービック　113
モルヒネ　110、112

や

薬草学　82-85
薬物　37
　関節炎を起こす　34
　注意事項　42
　〜とヨガ　46
野菜　144
指
　指と手のマッサージ　69
　変形性関節症　19
　リウマチにかかった関節
　　119
ヨガ　43、44-47

ら

ライター症候群　26
ラストックス　89

ラベンダー　50、51、53
リウマチ因子、抗体
　23、26、36
リウマチ性疾患　13
　コルチコステロイド　111
　DMARDs　111
リウマチ性多発筋痛　29
理学療法
　116-117、118-119
　理学療法士　122
罹患率、関節炎　14-15
リチウム　34
リフレクソロジー　96-98
リラクセーション
　37、58-59
　バイオフィードバック　99
　運動、自己催眠　60-61
　線維筋痛　29
　痛みの管理　141
　リフレクソロジー　98
　禁煙　125
　水治療法、マッサージ、
　竜胆　85
療法士　62、106-7
リンゴ酢　53
リン酸カルシウム　89
リンパ系　40
冷湿布、痛みの管理　140
レモンオイル　141
ローズマリーオイル　141
狼瘡　28
　DMARDs　115
　罹患率　40

産調出版の自然療法＆自然治癒力のガイド

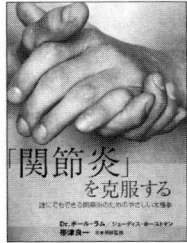

「関節炎」を克服する
誰にでもできる関節炎のためのやさしい太極拳
Dr.ポール・ラム／ジューディス・ホーストマン 共著
帯津良一 日本語版監修

「関節炎を和らげる太極拳」は、ポール・ラム博士自らの経験に基づき、ベテランのリウマチ専門医たちの協力を得て、特別に考案されたもので、効果は実証ずみ。

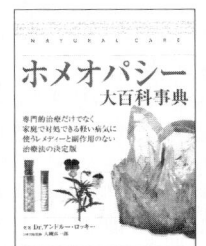

本体価格2,600円

ホメオパシー大百科事典
アンドルー・ロッキー著
大槻真一郎 日本語版監修

補完医療の一つとして広く利用され、高い効果をあげているホメオパシー。その主な理論と療法をわかりやすく紹介。さらに320レメディーについて、綿密な研究に裏付けられた詳細な説明を加えた決定版。

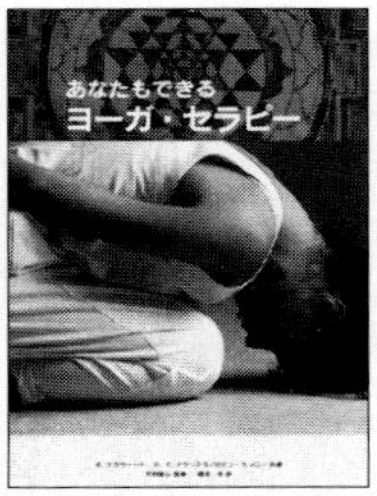

本体価格7,800円

あなたもできる ヨーガ・セラピー
肉体と精神の健康を実現する
R.ナガラートナ／H.R.ナゲンドラ／ロビン・モンロー 著
木村慧心 日本語版監修

1.呼吸をゆっくりとさせる 2.各種の筋肉をリラックスさせる 3.心の働きを静めるという、三種類のヨーガ技法により、さまざまな症状に対処する。

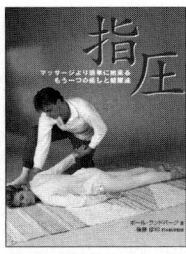

本体価格2,380円

指圧
マッサージより簡単に出来る
もう一つの癒しと健康法
ポール・ランドバーク著
後藤修司 日本語版監修

指圧の初心者向けの入門書。フルカラーの写真とイラストに段階を追ったわかりやすい解説。すぐに効果を実感できる。

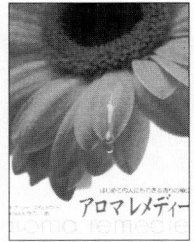

本体価格2,600円

はじめての人にもできる香りの療法
アロマレメディー
クリシー・ワイルドウッド著
今西二郎 日本語版監修

心と身体に健康をもたらすアロマセラピー。エッセンシャルオイルの購入やブレンドに必要な情報を網羅し、自宅でも簡単に行えるよう、120以上ものレシピを紹介。

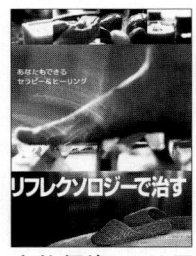

本体価格2,600円

リフレクソロジーで治す
あなたにもできる
セラピー＆ヒーリング
ジャネット・ライト著

リフレクソロジーも指圧も、身体のあるポイントを圧すと、それと関係のある筋肉や器官が反射する結果、エネルギーが刺激され、ヒーリングを促します。誰でも修得できる基本的技法とセラピーを紹介。

本体価格2,880円

Arthritis & Rheumatism
関節炎とリウマチ

発　　行　2003年10月20日
本体価格　3,300円
発 行 者　平野 陽三
発 行 所　産調出版株式会社
　　　　　〒169-0074 東京都新宿区北新宿3-14-8
ご 注 文　TEL.03(3366)1748
　　　　　FAX.03(3366)3503
問 合 せ　TEL.03(3363)9221
　　　　　FAX.03(3366)3503
　　　　　http://www.gaiajapan.co.jp

Copyright SUNCHOH SHUPPAN INC. JAPAN2003
ISBN 4-88282-336-5 C2047

落丁本・乱丁本はお取り替えいたします。
本書を許可なく複製することは、かたくお断わりします。
Printed and bound in Portugal

著　者：アン・チャーリッシュ（Anne Charlish）
　　　　ピーター・フィッシャー（Peter Fisher）

日本語版監修：渥美 和彦（あつみ かずひこ）
東京大学名誉教授。「日本代替・相補・伝統医療連合会議」（JACT）理事長。「日本統合医療学会」（JIM）代表。東京大学医学部卒業。編著書に『人工臓器』（岩波書店）、『医学これからこうなる』（集英社）、『バイオメーション』（清流出版）、『統合医療への道』（春秋社）、『代替医療のすすめ』（日本医療企画）など多数。

翻 訳 者：河井直子（かわい なおこ）
プール学院短期大学英文科卒業、関西学院大学文学部英文学科編入・卒業。通訳者を経て、現在、語学学校講師、実務翻訳家。